# 건강한 뇌는 어떻게 만들어지는가

# 건강한 뇌는 어떻게 만들어지는가

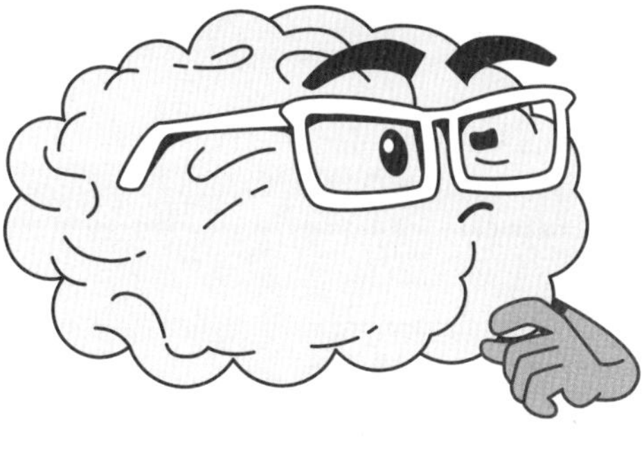

## 신경과학이 알려주는 쉽고 효과적인 뇌 건강 실천법

존 랜돌프 지음 | 이영호 옮김

圖書出版 하나醫學社

# 이 책에 쏟아진 찬사

"운동이 알츠하이머병 예방에 어떤 영향을 미칠까? 우리는 나이가 들면서 어떤 종류의 기억력 문제를 걱정해야 할까? 실제로 기억력에 효과적인 전략은 무엇일까? 랜돌프 박사는 이러한 질문들에 대해 뇌 건강을 증진시키기 위한 실용적이고 쉽게 접근할 수 있는 안내서를 제시한다. 책에 나오는 퀴즈, 사례, 잘못된 상식 바로잡기 등을 비롯한 신경과학에 대한 사용자 친화적인 설명은 이 책을 더욱 재미있고 삶을 변화시킬 수 있도록 해 준다."

**– 카렌 포스탈(Karen Postal)**

하버드 의과대학 신경심리학자 및 임상교수

"이 책은 나이가 들면서 인지능력을 유지하기 위해 알아야 할 모든 것을 제공한다. 랜돌프 박사는 방대한 양의 관련 연구결과들을 검토하여 누구나 이해할 수 있는 언어로 바꾸었으며, 독자들이 이를 행동으로 옮길 수 있도록 중요한 핵심 내용을 추출해 내었다. 습관 형성의 과학을 정리한 마지막 장이 특히 도움이 될 것이다. 이 책은 지나친 약속을 하지 않으며(자기계발서를 볼 때 불편한 것 중 하나), 독자들에게 뇌 건강에 중요한 영향을 미칠 수 있는 생활방식을 바꾸기 위한 구체적인 청사진을 제시하고 있다."

**– 페그 도슨(Peg Dawson)**

뉴햄프셔주 포츠머스 해안 정신건강 센터 정규 심리학자

『성공을 위한 현명하지만 산만한 안내서』를 포함한 다수의 실행기능 관련 책 공동저자

내 딸, 카이아(Kaia)를 위하여

# 목차

## 일러두기

- 『건강한 뇌는 어떻게 만들어지는가』는 뇌 건강에 대한 일반적인 정보를 제공하려는 목적으로 쓰였다.
- 이 책이 인지 장애에 대한 전문가의 진단 혹은 치료를 대체할 수 없다. 만약 당신이 기억력이나 다른 인지 기능 상실을 경험하고 있다면, 해당 분야를 전문으로 하는 의료서비스 제공자를 만나봐야 한다.
- 또한 당신은 새로운 운동 프로그램을 시작하기 전과 식사에 새로운 음식을 추가하기 전에, 당신이 알레르기를 가지고 있거나 아니면 가지고 있을 가능성이 있는지 당신의 주치의나 다른 의료서비스 제공자와 상담하는 게 좋다.

# 저자 서문

뇌에 대한 정보 및 뇌의 다양한 기능들을 어떻게 향상시킬 수 있는가에 관한 정보는 이제 대중문화 안에서 점점 더 많이 접할 수 있게 되었다. 신문 기사, 온라인 자료 및 대담 프로그램의 진행자들은 종종 뇌가 어떻게 작동하고 있으며, 또한 뇌를 더 잘 작동하게 만들기 위해서는 어떻게 해야 하는지를 확실하게 이야기해 주고 있는 일회성 연구의 결과들을 열성적으로 홍보하고 있다. 광고물과 광고 이메일은 뇌의 내적 작동을 마술적으로 변용시켜 준다고 알려진 보조제나 혹은 다른 제품의 효과에 대해 칭송하기에 정신없다. 그러나 실제로 도움이 되는 것은 무엇이고, 과대광고는 무엇일까? 우리의 의사결정과 전략 그리고 생활방식에 변화를 주거나 영향을 주는 설득력 있는 과학은 없는 것일까?

2000년대 들어, 나는 뇌 건강의 과학에 대해 좀 더 관심을 기울이기 시작하였다. 그러면서 나는 왜 이 주제가 신경과학 분야 혹은 학술지에서 더 자주 논의되지 않는지 의문을 품게 되었다. 뇌-행동 관계를 전문으로 연구하는 임상심리학자인 신경심리학자로서 이제까지 나는 어떻게 하면 사고력을 더 증진시킬 수 있을까보다는 인지 장애를 기술하고, 진단하는 방법에 더 많은 관심을 가지고 있었다. 수련과정을 통틀어, 나는 뇌가 한 번 손상을 받거나, 병에 걸리거나, 늙거나 혹은 다른 이유에 의해 적절하게 기능하지 못하게 되면, 우리가 할 수 있는 것이 그다지 많지 않다고 반복해서 들어왔다. 하지만 나는 이 말을 전혀 믿고 싶지 않았다.

내가 뇌의 안녕에 관한 연구들에 지속적으로 관심을 가지면서, 앞으로 있을 모임에서 동료들을 위해 이에 대해 정리하는 것이 도움이 될 것이라는 생각을 하게 되었다. 그래서 그 주제에 대해 발표를 했고, 아마도 그것이 끝일 것이라고 생각했다. 그러나 운명은 그때 내 세미나를 들은 출판사가 나에게 전문적인 독자를 위해 관련 책을 쓰는 것을 생각해보라고 제안하게 만들었다. 나는 이 제안을 받아들였고, 즐거운 마음으로 글쓰기의 고통과 보상을 느꼈으며, 내 분야에 있는 사람들을 위해 뇌건강에 대한 참고문헌들을 편집하였다.

이런 과정을 거치면서, 아마도 내가 전공하고 있는 좁은 전문 분야 이외의 사람들도 뇌 건강의 과학을 다루고 있는 책에 관심을 가질 수 있다는 생각이 떠나지 않았다. 그래서 신경과학, 신경심리학, 뇌 건강 및 관련 분야에 대해 관심을 가지고 있지만, 이 영역에서 교육을 받을 수 없었던 보통 사람들을 위해 연구결과를 잘 풀어서 쓰는 것이 도움이 될 것 같다는 생각을 하게 되었다. 과학이 너무 잡동사니처럼 되지 않도록 조심하면서, 우리가 미디어를 통해 접할 수 있는 뇌와 관련된 생각들과 용어들을 좀 더 명확히 하려 노력하였다. 이를 통해 당신은 아마도 우리에게 운동을 통해서 신경세포를 성장시킬 수 있는 능력이 있다는 것과 같이, 아주 최근까지 모든 의학전문가와 연구자들에게도 낯선 개념인, 신경과학의 최근 발달에 대해 내가 느낀 흥분의 일부를 공유할 수 있을 것이고, 이런 발달들을 일상생활에 실질적으로 적용하는 데 명확한 도움을 받을 수 있을 것이다.

이 책이 바로 그 책이다. 나는 진심으로 당신이 이 책을 재미있게 보기를 바란다. 그리고 또 나는 우리의 뇌를 더 건강하게 만들 수 있도록 우리의 능력을 변용시키는 것에 대해서 이 책에서 논의된 최신의 신경과학과 행동 연구에 당신이 매혹되고 영감받기를 바란다. 물론, 과학을 이론으로만 남아 있는 공백 상태로 두어서는 안 된다. 여기에서 검토된 것들을 자신의 뇌 기능을 호전시키는 데 그리고 궁극적으로는 당신의 삶을 호전시키는 데 즉각적으로 적용할 수 있다. 나는 또한 나와 함께 작업했던 사람들이 생활방식을 변화시킴으로써 인지능력에 긍정적인 영향을 미친 사례들을 책 곳곳에 포함시켰다. 부가적으로 만약 자세한 과학적 연구 결과에 대해 관심을 가지게 된다면, 책 뒤 부분에 가장 최신의 뇌 건강 연구를 보여주는 학술 논문에 대한 풍부한 참고문헌이 준비되어 있다. 그러니 지금은 그런 걱정은 하지 않아도 좋다.

어느 쪽이든, 나는 당신이 이 책을 읽으면서 편안함을 느끼고, 관심사에 따라 일부 또는 모든 장을 읽으면서, 뇌에 도움이 되는 대부분의 것들이 돈이 전혀 들지 않거나 저렴하고, 재미있으며, 감정적으로 풍부하고, 자극적(맛은 말할 것도 없고)이라는 것에 대해 감사하는 마음을 가지기를 바란다. 아마도 당신의 뇌는 그것에 대해 감사할 것이다.

# 역자 서문

진료실에서 환자들을 만나는 일을 업으로 하고 있다 보니, 적지 않은 환자들을 만나게 된다. 통계청의 인구자료를 빌리지 않아도, 옛날과는 달리 환자 중 연세가 많으신 사람들이 꽤 많아졌다는 것을 피부로 느끼게 된다. 고령의 사람들만 집중적으로 진료하고 있지 않아도, 이제는 80세 이상의 사람들은 일상적으로, 그리고 90세 이상의 사람들도 자주 만나게 된다. 이런 사람 중에서도 놀라울 정도로 건강한 신체뿐만 아니라 정신력을 지키고 계신 사람들이 적지 않다. 소위 말하는 슈퍼에이저 superagers에 속하는 사람들이다. 이런 사람들을 보면서, 적지 않은 나이에 들어선 역자도 어떻게 저렇게 건강하실 수 있는지 의문을 가지지 않을 수 없었다. 이런 막연한 궁금증을 가지고 있던 차에 이에 대한 답을 명료하게, 그리고 자세히 적은 책을 만나게 되었다. 책의 내용이 저자만의 독단이나 독자의 시선을 끌기 위한 비과학적인 이야기가 아닌, 많은 과학적 연구들로 검증되고 과학자들의 협의를 거친 결과들에 대해 명쾌하고, 전문가가 아니어도 쉽게 이해할 수 있도록 잘 기술한 책이었다. 그래서 이 책을 보면서, 많은 사람들이 이 책을 함께 읽을 수 있으면 좋겠다는 욕심이 들었고, 이 욕심이 번역으로까지 연결되었다. 이런 욕심을 선뜻 받아 주시고 책을 낼 수 있도록 해준 하나의학사 편집부와 임직원 모두에게 감사드린다.

이 책에 있는 내용을 읽어 보면, 결국은 잘 먹고, 잘 자고, 잘 놀고, 사람들과 잘 어울리며, 열심히 일하고, 많이 움직이고, 몸과 마음을 건강하게 하기 위해 술을 많이 마시지 않고, 담배를 피우지 않으며, 감사하는 마음으로 자신의 가치를 지키며 사는 것이 뇌에도 좋다는 것이다. 이것이 슈퍼브레인을 가지는 길이라는 것이다. 그런데 언뜻 보더라도, 이렇게 살면, 뇌뿐만 아니라 몸, 마음, 관계에도 좋지 않을 수 없을 테니, 몸, 마음, 관계, 뇌는 결국 하나의 실체의 다른 측면일 뿐이라는 대인관계 신경생물학의 기본적인 관점으로 돌아가게 된다. 즉 몸을 건강하게 하는 것이 마음을 건강하게 하는 것이고, 마음을 건강하게 하는 것이 관계를 건강하게 하는 것이며, 관계를 건강하게 하는 것이 뇌를 건강하게 하는 것이라는 등식이 생길 수밖에 없는 것이다.

그렇다면, 사람들이 이렇게 살았던 적이 인류 역사상 언제였을까? 아마도 머나먼 옛날인 수렵채취의 시대가 가장 근접했으리라 추측해 본다. 그런데, 이 시기에는 노화와 관련된 문제를 인지하기 어려웠다. 많은 다른 상황으로 인해 대부분의 사람들이 그런 문제를 인지할 때까지 오래 살 수가 없었기 때문이다. 이제 우리는 노화와 동반된 많은 문제를 가지고 있는 시대에 살고 있다. 현시대는 수렵채취 시대와 같은 삶을 살지 않도록 너무 많은 것을 제공해 준다. 너무 풍요롭고, 너무 편리하고, 혼자여도 문제가 되지 않는 시대에 살고 있는 것이다. 그렇기 때문에 우리는 건강을 위해서, 이런 시대에 살고 있어도 수렵채취 시대와 같은 삶을 살기 위해 노력해야 한다.

물론 이렇게 변화하는 것이 너무 어렵다는 생각이 들 수가 있다. 그러나 이 책을 찬찬히 읽어 보면, 생각처럼 아주 많이 힘든 것은 아니라는 것을 알 수 있다. 이 책에서 제시하고 있는 건강한 뇌를 위한 변화는 조금만 더 생각하고, 조금만 더 노력하면, 바뀌고 성취할 수 있는 수준의 문제이다. 또한 수렵채취 시대의 생활방식은 사실은 우리의 DNA에 이미 저장이 된, 우리를 건강하게 생활할 수 있도록 해주는 우리에게 익숙한 방식이다. 단지, 우리가 잊고 살고 있을 뿐인 것이다. 우리는 이런 변화를 새롭게 만들어야 하는 것이 아니라, 우리 안에 내재된 방식을 만나기만 하면 된다. 하지만, 이 시대가 제공해 주는 각종 혜택을 뒤로하고, 저 멀고도 먼 시대의 삶을 쫓기는 쉽지 않다. 그래도 그것이 우리에게 몸, 마음, 관계 그리고 뇌의 건강을 가져다준다는 것은 상식이 아니라 과학이 뒷받침해 주는 삶의 방식이다. 이제 당신의 선택만이 남아 있다. 당신의 선택은 무엇인가?

이 책을 읽어야 하는 사람들은 나이가 들어서 인지기능의 저하와 치매를 걱정하는 사람만이 아니다. 이 책에서도 지속적으로 언급되지만, 중년기 때의 생활방식이 이후의 뇌 건강에 중요한 영향을 미친다. 사실, 뇌뿐만 아니라 중년기의 삶이 어떤가는 이후 전반적인 건강과 삶의 질에 강력한 영향을 미친다. 어찌 보면 이 책을 꼭 읽어야 하는 사람들은 앞으로 노년을 준비해야 하는 모든 사람들이라고 보는 것이 좋을 듯하다. 그렇게 따지면, 어찌 중년기의 사람들만 해당되겠는가? 세 살 버릇 여든 간다고 하지 않았는가? 우리의 삶은 단계로 이루어지는 것처럼 보이지만, 사실은 지속적인 연장선 위에 있다. 이 책은 그런 의미에서 이 시대를 살아가는 우리 모두가 읽어야 하는 꼭 필요한 책이라 할 수 있다.

이 책이 건강한 삶을 고민하는 모든 사람들에게 조금이라도 도움이 되었으면 한다. 또한 이런 고민을 도와주는 전문가에게도 도움이 되었으면 한다. 어려운 과학적 연구 결과들에 대해 많은 사람들이 쉽게 접근할 수 있게 되어, 그들의 생활방식의 변화에 이바지할 수 있기를 바란다.

이 책을 번역하는 작업은 COVID-19가 기승을 부리고 있는 시간 동안에 이루어졌다. 끝날 것 같지 않은 터널을 지나는 기분이었지만, 그래도 저 끝 어딘가에는 한줄기 빛이 비추고 있을 것이라는 바람을 가지고 작업하였다. 그 빛을 머지않아 만날 수 있기를 바란다.

마지막으로 항상 옆에서 나와 함께 해주는 가족에게 고맙다는 마음을 전하지 않을 수 없다. 사랑하고, 사랑을 주는 가족이 있기에 이렇게 작업하고, 또 이렇게 글을 쓸 수 있다.

2023년 9월<br>역자 이영호

# 1부 뇌와 뇌의 작동 원리

1장

# 뇌 건강의 네 가지 영역

우리는 건강에 대해 여러 가지 방식으로 정의할 수 있다. 신체적 건강은 병이 없는 상태를 유지하거나 병에 걸렸을 때 빨리 회복할 수 있는 능력을 말한다. 심혈관계 건강은 심장과 혈관이 얼마나 잘 작동하는가와 연관되어 있다. 정신건강은 다양하게 정의될 수 있지만, 일반적으로 감정을 어떻게 조절하고 스트레스를 어떻게 관리하는지와 관련하여 논의된다. 우리 모두는 건강을 극대화하는 방식으로 살기 위해 노력한다. 하지만 이렇게 행동하기보다는 말하기가 더 쉽다.

이 책은 내가 '방 안의 코끼리'[1]로 생각하는 건강의 유형, 즉 인지 건강이라고도 알려진 뇌 건강에 대해 초점을 맞추어 이야기하고 있다.

1) 누구나 다 알고 있으나 입 밖으로 꺼내기가 껄끄러워 모른 척하는 문제(역자 주).

건강의 모든 측면들은 근본적으로 뇌 건강과 인지 건강에 달려 있다. 우리가 더 나은 결정을 내리고, 새로운 정보를 기억하고, 과제에 집중하며, 정보를 효율적으로 처리할 때, 우리의 몸은 최상의 상태를 유지하게 될 가능성이 높다. 가장 높은 수준에서 기능할 수 있는 뇌의 능력은 당신이 학교를 다니고 있든, 일을 하고 있든, 가족을 부양하고 있든, 혹은 은퇴를 했든 상관없이 매우 중요하다.

아마도 많은 곳에서 뇌 건강 혹은 인지 건강에 대한 참고 자료들을 보았을 것이다. 당신의 이메일 박스는 이미 들어 봤거나 혹은 들어 보지도 못한 보조제의 이점을 극찬하는 메시지로 가득 차서 넘쳐흐를 수도 있다. 아마도 TV에서 짧은 시간 안에 기억력을 향상시킬 수 있다고 효과를 보장해주는 제품이나 프로그램을 설명하는 정보 광고를 본 적이 있을 것이다. 컴퓨터로 하는 '두뇌 게임'이 가지는 가능한 이점은 널리, 그리고 자랑스럽게 알려져 있다. 물론 뇌 건강을 주제로 한 책도 많이 나와 있다. 어떤 책은 도움을 주기도 하지만, 어떤 책은 기껏해야 불쏘시개로 사용될 뿐이다.

이 책은 뇌의 작동 방식을 개선하는 것과 관련된 빠른 해결책을 홍보하지 않는다. 이에 대해 한번 생각해 보도록 하자. 만약 어떤 마법 약이나 기술로 짧은 시간 안에 우리의 뇌를 변화시킬 수 있었다면, 우리 모두 이미 이것을 하고 있지 않았을까? 뇌는 수십만 년을 거쳐 현재의 놀라운 상태로 진화해 왔다. 단 며칠이나 몇 주 안에 의미 있는 변화를 가져올 수 있다고 주장하는 광고는 마치 나의 할머니께서 말씀하셨던 것처럼 '잡동사니 것들'에 불과하다.

내가 말하고자 하는 것은, 오랜 시간에 걸쳐 우리의 뇌가 더 효율적으로 작동하고, 새로운 정보를 더 효과적으로 받아들여 저장하고, 눈앞에 있는 과제에 더 정확하게 집중할 수 있도록 돕기 위해 우리가 할 수 있는 것이 무엇인지를 명확하게 해 주는 많은 과학적 연구들이 있다는 것이다. 이 책이 목적하고 있는 것은 바로 뇌와 인지 건강에 대한 과학을 당신이 사용할 수 있는 프로그램으로 바꿀 수 있도록 해 주는 것이다. 우리는 기능을 잘하기 위해 뇌의 능력을 촉진시켜 준다고 알려져 있는 다양한 전략들, 일상생활 활동, 식단 선택 및 다른 요소들에 대해 이야기할 것이다. 또한 한 번에 하나씩 뇌를 건강하게 만드는 긍정적인 습관을 배워나가는 방법에 대해 이야기할 것이고, 과거에 이들 습관을 발전시키는데 방해가 되었던 장애물들을 어떻게 피할지에 대해서도 이야기할 것이다. 행동을 변화시키는 것은 어려운 일이다. 하지만 새로운 습관과 삶의 방식을 만드는 것은 특히 시간을 두고 점차 단계적인 방법을 사용하고, 과학에서 몇 가지 관련된 조언을 얻으면 가능하다.

이 책의 구성은 다음과 같다. 첫 세 개의 장은 신경과학, 인지 건강 및 뇌의 작동 방식에 대한 배경 정보를 제공해 줄 것이다. 1장의 끝 무렵에 내 생각에 뇌와 인지 건강에 대해 유용하고 쉽게 기억할 수 있는 모델이라고 생각하는 것을 소개하려 한다. 이 책 전체에서 뇌를 키워 주고 호전시켜 준다고 알려진 긍정적인 전략들과 생활방식 변화들에 대해 생각할 때 폭넓은 관점으로서 이 모델을 이용하게 될 것이다.

4장부터 각 장은 일관성 있게 3개 부분으로 구성되어 있다. 각 장을 '배경 과학The Background Science'이라는 부분으로 시작할 것이다. 여기에 나는 운동이 뇌에 미치는 이점이나 영양이 사고력에 미치는 영향 등 주어진 주제에 관해 이루어진 최근 및 과거 연구 결과들을 요약하려 한다. 이 부분에서 그 주제가 뇌와 어떻게 연결이 되는지, 그 주제의 중요성을 명확하게 설명하여 해당 주제가 이 책에 포함된 이유를 이해할 수 있도록 도움을 줄 것이다. 해당 주제에 대해 더 알고 싶다면, 이 책의 끝부분에 있는 그 장의 중요한 연구들에 대한 참고문헌을 참조하면 된다.

과학적 소견들에 대한 검토는, 각 장의 다음 부분에 '요점 정리The Bottom Line'라는 부분으로 구성하였다. 짐작했겠지만, '요점 정리'는 언제라도 빠르게 참고할 때 사용할 수 있는 핵심적인 과학적 소견 및 이와 연관된 적용에 대한 간략한 정리가 포함될 것이다.

각 장의 마지막 부분은 '실제 문제The Brass Tacks'로 구성된다. 이 부분은 각 장에서 배운 모든 것을 종합해서 원하는 방향으로 나아가기 위한 개인적인 전략을 세울 수 있도록 도와줄 것이다. 뇌를 향상시키는 습관을 발전시키는 데 필요한 자신만의 청사진을 만들 수 있도록 도와주는 훈련연습지 형태로 제공될 것이다. 여기에서 현재 활동 수준을 기록할 수 있을 것이고, 과거(혹은 아마도 미래에도)에 만들어졌던 장애물들을 명확하게 할 수 있으며, 시간을 두고 활동을 증가시키기 위한 단기 목표와 좀 더 장기적인 목표를 세울 수 있을 것이다. 이런 종류의 전략적 계획하기는 변화를 이끌어내는 데 매우 강력한 영향을 줄 수 있다. 우리 자신의 행동을 관찰하는 것은 우리가 가진 성향에 대한 알아차림을 향상시킬 뿐만 아니라 우리가 원하는(또는 필요한) 변화를 만드는 데 있어 가장 좋은 방법 중 하나라는 것을 잘 알고 있다.

이 책은 독자로 하여금 언제나 원하는 때에, 어떤 부분이나 혹은 어떤 장에서든 시작할 수 있도록 디자인되어 있다. 따라서 책을 처음에서부터 끝까지 꼭 순서에 따라 읽으려 노력할 필요가 없다. 운동에 관한 장이 특별히 관심을 끌 수도 있고, 사회적 활동과 뇌와 관련된 내용부터 시작하고 싶을 수도 있다. 뇌와 인지 건강을 촉진시키는 데는 여러 가지 방법이 있으며, 긍정적인 생활방식 변화를 위해 노력하면서 자신에게 가장 적절한 방법이라고 여겨지는 것이 무엇인지를 살펴볼 필요가 있다.

## 뇌에 대한 잘못된 믿음 및 오해

대중문화 속에서 종종, 우리는 뉴스, 지인 및 의료 전문가들로부터 뇌가 어떻게 작동하는지에 대해 듣게 된다. 이런 정보 중 일부는 그것을 지지해 주는 과학적 증거가 없음에도 불구하고 계속해서 반복되고 있다는 것은 놀라운 사실이다. 몇몇 일반적인 믿음(혹은 오해)에 대해 검토해 보고 따져 보도록 하자.

**상당한 기억력 감퇴는 노화 과정의 일부로 나타나는 자연스러운 현상이다.**

잠깐이라도 이 말을 믿지 말라. 노화 과정에 대한 가장 큰 오해 중 하나는 무슨 일이 있더라도 나이가 들면 뇌는 위축할 것이며, 우리 모두는 결국 알츠하이머병이나 다른 유형의 치매에 걸린다는 것이다. 그러나 사실, 90대가 될 때까지 대부분 사람들은 심각한 기억력 손상이나 다른 인지적 손상을 경험하지 않을 것이다. 그럴 뿐만 아니라, 50% 이상의 사람들이 그 이후 10년의 대부분 동안에도 치매에 걸리지 않은 채 유지된다.[1] 더욱이, 연구자들이 소위 '슈퍼에이저superagers'라고 부르는 일군의 노인들은 뛰어날 정도로 나이가 잘 든 뇌를 가지고 있는데, 이들 중 일부는 30년이나 더 젊은 사람들과 비교해도 뇌와 관련된 변화가 거의 없다는 것을 보여준다. 그들은 또한 중년의 성인들과 견주어도 뒤지지 않는 기억력을 보여준다.[2] 요점은, 상당한 기억력 손상은 전형적인 노화 과정의 일부분이 확실히 아니라는 것이다.

**중년기 때의 생활방식이 노년기의 기억력과 기타 사고력에 그렇게 큰 영향을 주지 않는다.**

만약 이것이 사실이라고 생각했다면, 당신은 아마도 이 책을 읽지 않았을 것이다. 우리는 활동 수준, 식단 및 건강에 대한 전체적인 관심 혹은 무관심이 미래의 인지 건강에 어떻게 영향을 줄 수 있는가에 대해 점점 더 많이 알아가고 있다. 예를 들어, 중년기 때 더 높은 체력이 20년 후의 더 나은 뇌 건강과 관련이 있다[3]는 사실을 알고 있다. 이 책을 통해서, 다양한 생활방식 활동에 참여하는 것이 어떻게 장래에 더 건강하고 더 잘 작동하는 뇌를 가질 수 있는 가능성을 증가시킬 수 있는지 논의할 것이다.

**뇌의 긍정적인 변화는 일생을 통해 일어난다.**

수년 전, 신경학자들은 뇌가 삶의 아주 초기에 근본적으로 고정된다고 생각했었다. 즉 일단 뇌가 초기 발달기를 거친 후에는 성장이 끝났다고 생각했었다. 그런 관점에서 일어난다고 생각했던 유일한 변화는 부정적인 변화밖에 없었는데, 신경세포의 소실, 대뇌 피질의 위축 및 뇌 화학물질이나 신경전달물질의 감소 등이 그것이었다. 이제 우리는 그 이야기가 그렇게 암담하지 않다는 것을 잘 알고 있다. 사실상, 그것과는 거의 반대로 뇌는 80대 이후에도 일생을 통해서 지속적으로 성장하고 적응한다. 나는 몇 년 전, 앉아서 생활하던 80대의 사람들이 운동 프로그램을 시작하면서 여러 뇌 영역 사이의 연결에 있어 상당한(그리고 긍정적인) 변화를 경험한 것을 밝힌 연구[4]에 의해 충격을 받았다. 인생의 어느 시점이든 더 활동적이고 웰빙 지향적인 생활방식을 선택하면 필연적으로 뇌를 미세 조정하여 잘 작동하게 만들어 줄 것이다.

이러한 맥락에서, 연구들은 정신적 또는 육체적으로 지속적으로 건강한 생활방식을 유지하는 사람들은 뇌의 여러 부분에서 새로운 신경세포가 나타나거나 기존의 신경세포 사이의 연결이 향상되는 등 성장을 경험하고, 이와 함께 표준 인지 검사에서 더 나은 수행 능력을 나타낸다는 것을 보여주고 있다. 이것은 **가소성**plasticity이라고 부르는 것으로, 시간이 지남에 따라 긍정적인 방식으로 변화하고 적응하며, 성장하는 뇌의 능력을 이야기한다.

**최근에 배운 것, 혹은 익숙하게 알고 있던 것을 잊어버리는 것은 치매의 초기 신호이다.**

신경심리 평가를 위해 환자들을 만날 때, 이것이 종종 제일 두려워하는 문제이다. 그들은 최근에 만난 사람의 이름을 기억하지 못하거나 몇 달 전에 계획했던 약속을 잊어버리는 문제를 가지고 있다. 아마도 그들은 몇 년 전만 해도 계속 운전했던 거리의 이름을 기억해내지 못할 수도 있다. 그러나 뇌 기능에 대한 기본 견해 중 하나가 우리는 실제로 많은 것을 잊어버리지만 아무런 문제도 없다는 것이다. 4일 전에 먹었던 저녁 음식들의 이름을 떠올릴 수 있는가? 지난달 콘서트에서 잠깐 동안에 처음 만났던 사람의 이름을 기억할 수 있는가? 간단히 말해서, 당신이 새로운 정보에 노출되었을 때, 그중 어떤 것은 지속되고(어떻게 이 과정을 호전시킬지는 나중에 이야기할 것이다) 어떤 것은 그렇지 않게 된다.

치매는 이와는 다른 이야기이다. 쇼핑몰에서 차를 어디에 주차했는지 기억하지 못하는 것은 비교적 흔한 일이다. 그러나 쇼핑몰까지 운전해서 왔는지, 버스 타고 왔는지, 혹은 택시 타고 왔는지를 기억하지 못한다면 이것은 큰 문제이다. 다른 예를 들자면, 우리 모두는 때때로 열쇠를 어디에 두었는지 깜박할 때가 있지만, 우리 중 몇몇은 집에 도착했을 때 열쇠를 냉동실에 넣어두는 실수를 저지른다. 만약 당신이 정말로 인지적 변화에 대해 걱정하고 있고, 당신이 그렇게 하고 있다는 것을 다른 사람들이 알고 있다면, 그때가 진단을 위해서 신경심리학자나 정신과의사 혹은 신경과의사를 만나야 하는 적절한 시점이다. 그렇기는 하지만, 많은 사람들이 스트레스, 수면 문제, 만성 통증, 부주의 및 아마도 뇌와 관련된 장애 그 자체를 반영하지 않는 다른 요소들로 인해 기억력이나 다른 인지 감퇴를 경험할 수도 있다는 사실을 아는 것이 중요하다.

### 기억력 문제를 치료하는 약물은 매우 효과적이다.

안타깝게도, 현시점에서 이것은 오해다. 일부 사람들의 일상적인 기능을 호전시킬 수 있는 몇 가지 약물이 있지만, 이로 인한 효과는 크지 않고 일시적이다. 간단히 이야기하면, 어떤 사람의 기억력을 이전 상태로 돌려놓을 수 있는 특효약이나 보조제는 없다. TV나 다른 곳에서 들을 수 있는 가장 최신의 '뇌 건강 보조제'에 대한 과대광고를 믿지 마라. 다행히도, 우리는 사회 참여, 운동, 정신적 자극 및 다른 생활방식의 선택들이 더 나은 인지력과 연관되어 있고, 어떤 사람들에게는 이것들이 치매를 예방해 줄 수도 있다는 사실을 알고 있다.

### 알츠하이머병이 일어난다면, 이 병은 40~50대에 흔히 시작이 된다.

비록 일상생활에 크게 문제를 일으키지 않은 정도의 기억력이나 다른 인지 기능의 어려움을 가져오는 경도의 인지적 손상은 좀 더 일찍 시작될 수 있지만, 대부분의 사람들에게 알츠하이머병이 영향을 미치기 시작하는 가장 이른 시기는 60대 중반에서 후반 사이이다. 중년기에 나타나는 조기 발병 알츠하이머병과 같이 아주 드문 형태도 있지만, 대부분의 알츠하이머병은 65세 이후에 시작한다.

**일단 기억력이 감퇴하기 시작하면, 할 수 있는 것은 아무것도 없다.**

이 또한 사실이 아니다. 우리 대부분은 중년기 어느 때인가부터 나이가 들어가면서 사고력에 미묘한 변화를 경험한다. 삶의 경험, 잘 확립된 전문적인 기술들 및 젊었을 때보다 더 효율적으로 삶을 헤쳐 나갈 수 있는 능력 등이 이런 경도의 변화에 대해 완충 역할을 해 준다. 하지만 인지적으로나 신체적으로 나이가 잘든 사람들은 활동적인 상태를 가장 잘 유지하는 사람들이라는 것도 잘 알고 있다. 과학은 또한 치매를 포함해서 인지 손상을 가진 사람들조차도 운동과 다른 유형의 활동을 통해서 그들의 뇌 기능을 향상시킬 수 있다는 것을 보여준다.

**우리는 우리 뇌의 10%만 사용하고 있다.**

단순하게 이야기해서 만약 이 말이 맞다면, 뇌 자기공명영상(Brain Magnetic Resonance Imaging, Brain MRI)과 같은 뇌주사 촬영은 죽은 조직을 광범위하게 보여주어야 할 것이다. 사람마다 자신의 뇌를 사용하는 방식은 다를 수 있지만, 뇌졸중이나 치매와 같은 신경학적 손상을 가지고 있지 않는 한, 일반적으로 하루 종일(그리고 밤까지) 다양한 방식으로 뇌 전부를 사용하고 있다.

## 뇌 건강의 C.A.P.E.SM 모델

이 책을 통해서, 뇌 및 인지 건강 개선과 연관된 네 가지 핵심 영역에 대해 쉽게 기억할 수 있는 모델인 C.A.P.E. 모델을 참고할 것이다. C.A.P.

E.는 다음을 보여주는 약어이다.

- 인지 전략(Cognitive strategies)
- 활동 참여(Activity engagement)
- 인지 문제의 예방(Prevention of cognitive problems)
- 뇌에 대한 교육(Education about the brain)

나는 다양한 방식으로 정보를 배우는 것을 아주 좋아하기 때문에, 이 모델을 그림으로 생각해 볼 수도 있다([그림 1.1] 참고).

이 모델의 네 가지 부분에 대해 논의를 시작해 보자. C.A.P.E. 모델의 'C'는 **인지 전략**으로서, 이는 일상생활에서 정보를 기억하고, 조직화하며, 관리하는 능력을 향상시킬 수 있는 다양한 기법들을 이야기한다. 어떤 사람들은 예정된 약속을 기억하기 위해 휴대폰 달력을 사용해서 기록하고, 또 어떤 사람들은 종이로 된 기록지를 사용하는 것을 선호하기

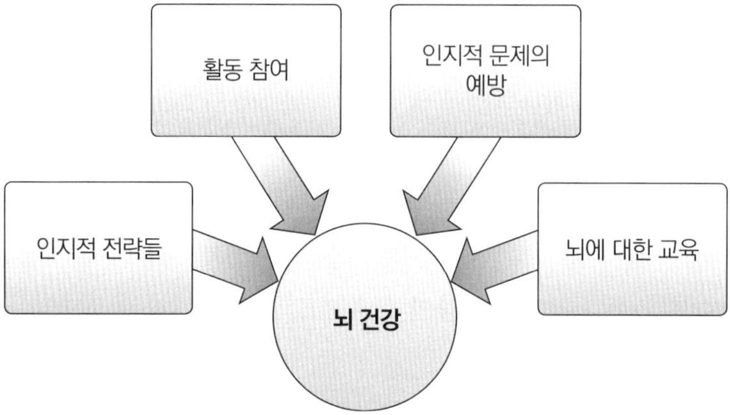


**[그림 1.1]** 뇌 건강의 C.A.P.E.SM 모델

도 한다. 소위 말하는 스티커 메모는 가까운 시일 내에 끝낼 필요가 있는 작업을 확실하게 하는(혹은 직장에서 컴퓨터 화면의 주변을 장식할 수 있는) 가장 좋은 방법이다. 주방의 타이머를 이용하면 가스 불을 끄거나, 낮 시간에 약 먹을 시간을 기억하는 데 도움을 줄 수 있다. 이들 모두가 인지 전략의 예이며, 특히 **외적 전략**external strategies이라고 부르는 것으로, 우리의 외부 혹은 우리의 바깥에 존재한다. 일상적인 정보의 흐름을 관리하는 데 도움이 되는 물리적인 도움은 어떤 것이든 이 범주에 속한다.

또 다른 유형(종종 보완적인)의 전략은 우리가 학습하고, 기억해내는 것 혹은 기타 인지 처리과정을 용이하게 하기 위해 정신적으로 생성하는 방법인 **내적 전략**internal strategies이다. 수잔Susan은 이런 내적 전략을 규칙적으로 훌륭하게 사용하는 환자였다. 그녀는 학습해서 다시 떠 올리고 싶어 하는 정보를 가지고 이야기를 만들어 내는 전략을 사용하였다. 일부 기억력 문제를 가지고 있었음에도 불구하고, 그녀는 훌륭한 이야기를 만들어 낼 수 있었는데, 이 이야기들에는 시리얼 박스가 토마토와 피망의 사교파티에 참석하기 위해 농산물 코너로 걸어가는 부분도 있었고, 이어진 애프터파티는 냉동실 코너에서 정말 차가운 냉동음식들과 함께 했다는 이야기도 나왔는데, 이것은 지루하고 특별한 원칙이 없는 식료품 목록을 기억하려 노력하는 것보다는 훨씬 재미있고, 창조적이며, 더 나은 방법(적어도 그녀에게는)이었다.

C.A.P.E. 모델 그 자체도 일종의 내적 전략의 한 예이며, C.A.P.E.와 같은 약어는 우리 뇌가 더 잘 작동하도록 돕는 더 광범위한 과정에 대한 빠른 참조로 작용해 준다. 4장에서 인지 전략에 대해 더 이야기하게 될 것이다.

C.A.P.E. 모델의 'A'는 **활동**activity을 지칭하는 것으로, 좀 더 자세히 이야기하자면 생활방식 활동에 참여하는 것을 이야기한다. 무슨 유형

의 활동이냐고? 광범위하게 연구되어 오고 뇌 기능 향상과 관련이 있다고 알려진 세 가지 유형의 주요 활동이 있다. 현재까지 대부분의 과학적 연구는 C.A.P.E. 모델에서 이야기하는 첫 번째 유형의 활동인 **신체 활동** physical activity에 많은 시간을 할애를 해왔다. 운동이 뇌에 미치는 이점은 매체들에 의해 많이 보도되었으며 지역 신문, 온라인 혹은 TV 등에서 이와 관련된 이야기를 들은 적이 있을 것이다. 연구들은 거의 모두가 같은 결과를 가르키고 있다. 더 건강하고, 신체적으로 활동적일수록 뇌는 더 잘 작동할 것이고, 처리 속도는 빨라지며, 기억력 및 다른 인지력도 그렇게 될 가능성이 높다는 것이다.

운동을 규칙적으로 하는 사람들이 나이가 들어 특정 유형의 치매를 비롯해서 인지 손상이 발생할 가능성이 낮다는 증거들도 있다. 만약 중년기에 이 책을 읽고 있다면, 40~50대의 신체적 건강이 노년기의 인지 건강과 밀접한 관련이 있다는 것을 명심할 필요가 있다. 근본적으로, 운동은 뇌를 건강하게 유지하고 인지력 저하의 위험을 줄여주는 데 있어 우리가 알고 있는 것 중 가장 최선의 방법일 수 있다. 이 주제에 대해서는 5장에서 더 자세히 이야기할 것이다.

C.A.P.E. 모델에서 이야기하는 두 번째 유형의 활동은 **사회 활동** social activity이다. 과학자들이 최근 사회 참여가 정서 건강에 미치는 긍정적인 영향과 사회적 고립의 해로운 영향을 고려하면서 이 영역에 더 많은 관심을 기울이게 되었다. 또한 우리는 인지적 관점에서 친구, 가족 구성원 혹은 동료들과 정기적으로 관계를 가지는 것이 뇌 기능 향상과 연관되어 있다는 것을 알고 있다.

친구와 함께 시간을 보내는 것이 뇌를 훈련하고 있는 것이라 직관적으로 생각하지 않을 수도 있지만, 사회적 만남(특히 좋은 만남)의 복잡성에 대해 생각해 보아라. 친구에게 관심을 가지고 이야기를 들을 때, 친구의 생각, 관점 및 감정을 고려하고 있는 것이고, 이 정보를 사려 깊은 반응을 보이는 데 사용할 것이며, 아마도 그 과정에서 자신의 경험을 공유할 수도 있다. 사회적 상호작용은 인간의 놀라운 업적이자 상당한 뇌의 능력을 필요로 하는 것이다. 아주 단순한 대화에서조차도 많은 인지 능력이 사용되고 있다. 대화 상대가 언어적, 비언어적으로 표현하고 있는 것에 집중해야 하고, 대화의 자세한 부분에 대해 정신적으로 동시에 처리해야 하며(**작업 기억**[2]의 예), 그 사람의 관점을 고려하려고 노력하는(**마음이론**이라고 함) 등, 이 모두가 확실하게 뇌를 철저히 운동시키는 것이다. 사회 참여가 어떻게 뇌에 영향을 주는가에 대해 6장에서 논의할 것이다.

C.A.P.E. 모델 'A'의 세 번째 부분(그리고 내가 '활동 삼총사'라고 즐겨 부르는 마지막 부분)은 **정신 혹은 지적 활동**mental or intellectual activity이다. 정신 활동은 독서, 십자말풀이 퍼즐, 악기 연주하기 및 박물관 가기 등 다양한 형태가 있다. 학교나 직장에서 정신적 활동을 유지하는 것도 확실하게 여기에 속하는데, 지속적으로 추적해야 하는 많은 스케줄과 이벤트들로 인해 바쁜 가정을 관리해 나가는 것도 여기에 포함된다. 정신 활동은 일생을 통해 중요한데, 새로운 것을 학습함으로써 뇌를 긴장시켜 주거나 아니면 우리 자신을 지적으로 집중할 수 있도록 밀어붙이는 것은 신경학적으로 이득을 가져다준다.

과학에서는 정신 활동에 더 많이 참여하는 사람은 중년기 이후 인지 변화(특히 감퇴)가 덜 하고 치매에 걸릴 위험도 적다는 것을 보여주고 있다. 정신적으로 활발한 사람과 그렇지 않은 사람들의 대규모 군을 관찰한 정말로 흥미로운 연구가 있는데, 두 군 모두의 뇌가 어떻게 작동을 하는

2) 짧은 기간 동안 감각을 파악해서 감각 투입과 장기 기억 내용을 결합시키는 기억으로, 이런 결합과정으로 인해 과거 단기 기억이 현재 작업 기억 혹은 활동 기억이 된다(역자 주).

가에 대한 결과는 매우 놀라웠다. 이 주제는 7장에서 다시 다룰 것이다.

그런데, 활동 삼총사의 여러 측면을 포함하는 활동이 특히 뇌에 강력할 수가 있다. 강력한 신체적, 사회적 요소를 가진 테니스나 라켓볼을 치는 것을 생각해 보라. 혹은 봉사 활동은 정신적으로 자극을 줄 수 있으며 종종 많은 사회적 활동을 동반하기도 한다.

다시 C.A.P.E. 모델로 돌아가서, 'P'는 **인지 문제의 예방**prevention of cognitive problems을 지칭한다. 우리는 이제 뇌 건강을 약화시키는 데 이바지하는 많은 요소들에 대해 잘 알고 있다. 이런 요소들을 조정함으로써, 뇌의 작동방식을 개선시킬 수 있고, 아마도 특정 유형의 치매는 예방까지 할 수가 있을 것이다.

예를 들어, 포화지방이 많이 함유된 식단은 심장에 좋지 않다는 증거가 있는데, 뇌도 마찬가지이다. 반대로, 지중해식 식단을 지속해서 먹는 사람들은 정보를 처리하고 새로운 것들을 기억해 내는 데 있어 더 효율적인 뇌를 가지고 있는 것으로 보인다. 지중해식 식단은 풍부한 과일과 채소, 올리브유, 특정 유형의 견과류(호두와 같은), 콩류, 생선 및 적은 양의 포도주가 많이 포함되며 붉은 살코기 혹은 유제품은 거의 또는 전혀 포함되지 않는 것을 말한다. 영양과 뇌의 과학에 대해 8장에서 좀 더 자세하게 살펴볼 것이다.

우리는 또한 스트레스를 효율적으로 관리하는 것이 집중력, 기억력 및 다른 사고력 문제를 예방하는 또 다른 방법이라는 것을 잘 알고 있다. 스트레스를 줄이면 특정 뇌 구조(핵심 기억 영역인 해마와 같은)가 만성적으로 긴장할 때 분비되는 잠재적 독성 호르몬에 노출되지 않도록 보호해 준다. 이와 함께 수면장애, 일부 의학적 문제들 및 흡연도 확실히 뇌의 능력을 감소시킬 수 있다. 9장에서 11장까지는 이들 문제와 인지 문제를 예방하기 위해 관리할 수 있는 다른 요소들에 대해 이야기할 것이다.

C.A.P.E. 모델의 마지막 부분은 'E'로, 이것은 **뇌에 대한 교육**education about the brain을 가리킨다. 이 책 전체에서 이 부분을 기본적으로 다루고 있지만, 특히 12장에서는 뇌의 작동 방식에 대한 이해를 바탕으로 뇌를 강화시키는 새로운 습관을 정착하게 하는 전략에 대해 특별히 초점을 맞추고 있다.

앞에서 언급한 속설(근거 없는 믿음)은 종종 뇌와 사고력 자체의 잘못은 아니지만 많은 사람들이 뇌와 사고력에 대해 가지고 있는 잘못된 믿음의 극히 일부분만을 보여 준 것이다. 신경심리학자로서, 나는 '기억력 문제'를 가지고 있다고 걱정하는 환자들을 보는데, 이 경우 실제로는 스트레스, 불안 혹은 우울증으로 인해 기억력이 예전 같지 않다고 인식하는 경우를 종종 본다. 따라서, 나의 일 중 일부는 사람들로 하여금 스트레스 관리나 정서 문제에 대한 치료가 그들의 기억력 작동방식에 대한 더 나은 인식으로 이끈다는 사실을 이해하도록 도와주는 것이다.

이와 같은 맥락에서, 사람들이 기억력이 떨어진다고 느낄 때, 나이가 들어감에 따라 정상적인 사고력의 변화들을 알아차리고 있을지도 모른다. 이러한 변화가 절망적이고 당황스럽기도 하겠지만, 치매와 같은 심각한 인지 장애를 반드시 예고하는 것은 아니다. 실제로 40대에 들어서면 처리 속도나 이름을 떠올리는 것에 일정 부분 저하되는 경험을 시작한다. 삶의 경험과 지혜는 우리로 하여금 이런 저하를 보완할 수 있도록 도와주지만, 이들은 확실히 짜증나는 일이다. 우리의 뇌가 무엇을 잘하는지 그리고 때때로 실수할 수 있는 부분에 대해 현실적인 기대를 갖는다면 안심할 수 있다.

이제 이 책에서 우리가 다루게 될 많은 주제들을 설명했으니, 이제 당신이 현재 참여하고 있는 뇌를 촉진시키는 활동의 유형에 대해 생각해 보길 원한다. 내가 동료들과 함께 개발한 인지 건강 질문지라는 측정도구로부터 발췌한 질문인 다음을 간단히 살펴보고, 스스로 점수를 매겨 보도록 하라.

1. 보통 일주일에 얼마나 많이 가벼운 신체 활동이나 운동을 하는가? (참고: 한 번의 활동은 정원 가꾸기, 일반적인 집안일, 자전거 고치기, 천천히 걷기 등과 같이 가벼운 운동을 20분에서 30분 이상 하는 것을 말한다.)

______ 전혀 하지 않거나 아주 적게(0점)

______ 1회의 활동(1점)

______ 2회의 활동(2점)

______ 3회의 활동(3점)

______ 3회 이상의 활동(4점)

2. 보통 일주일에 얼마나 많이 보통 혹은 격렬한 신체 활동이나 운동을 하는가? (참고: 한 번의 활동은 빨리 걷기, 하이킹, 조깅, 자전거 타기, 수영, 체육관에서 운동하기, 춤추기 등 20분에서 30분 정도 하는 것을 말한다.)

______ 전혀 하지 않거나 아주 적게(0점)

______ 1회의 운동(1점)

______ 2회의 운동(2점)

______ 3회의 운동(3점)

______ 3회 이상의 운동(4점)

3. 보통 일주일에 얼마나 자주 배우자를 제외한 가족들과 어울리는가? (참고: 어울리는 것은 배우자를 제외한 사람과 한 번에 적어도 10분을 상호작용하는 것을 이야기한다.)

______ 전혀 하지 않거나 드물게(0점)

______ 한 번(1점)

______ 두 번(2점)

______ 세 번(3점)

______ 세 번 이상(4점)

4. 보통 일주일에 얼마나 자주 친구들과 어울리는가? (참고: 어울리는 것은 배우자를 제외한 사람과 한 번에 적어도 10분을 상호작용하는 것을 이야기한다.)

______ 전혀 하지 않거나 드물게(0점)

______ 한 번(1점)

______ 두 번(2점)

______ 세 번(3점)

______ 세 번 이상(4점)

5. 일주일에 몇 번이나 새로운 정보를 생각하거나 혹은 기억하게 만드는 일을 하는가? (참고: 이런 활동에는 적어도 10분 이상 신문, 잡지 혹은 책 읽는 것이 포함되고, 박물관이나 미술관에 가는 것, 십자말풀이 퍼즐이나 스도쿠하기 등이 포함될 수 있다.)

______ 전혀 하지 않거나 드물게(0점)

______ 한 번(1점)

______ 두 번(2점)

______ 세 번(3점)

______ 세 번 이상(4점)

6. 보통 일주일에 몇 번이나 정보를 기억하거나 조직화하도록 당신을 도와주는 전략이나 기법을 사용하는가? (참고: 이런 전략에는 종이 혹은 컴퓨터 달력 사용하기, 글쓰기 목록 혹은 노트 작성, 기억할 필요가 있는 일들의 심상 사용하기, 자명종이나 스마트폰 알람 이용하기 등이 포함될 수 있다.)

_____ 전혀 하지 않거나 드물게(0점)

_____ 한 번(1점)

_____ 두 번(2점)

_____ 세 번(3점)

_____ 세 번 이상(4점)

이제, 1번부터 6번까지의 질문에 대한 점수를 집계하도록 하라. 다음이 총점에 대한 전반적인 해석이다.

| 총점 | 해석 내용 |
|---|---|
| 0~6 | 당신은 뇌에 도움을 줄 수 있는 활동을 별로 하지 않고 있다. 일상생활 안에 활동을 어떻게 추가할 수 있을까에 대한 아이디어를 얻기 위해 이 책의 전부는 아니더라도 대부분 읽는 것이 좋다. |
| 7~14 | 당신은 뇌 건강에 도움이 되는 몇 가지 활동에 참여하고 있지만 아마도 더 많은 노력을 기울일 수 있다. 현재 많이 하고 있지 않은 영역과 관계가 있는 특정한 장을 읽어 보는 것이 좋다. |
| 15 이상 | 당신은 뇌의 작동방식을 개선시키지는 않더라도 유지해야 할 많은 옳은 일들을 하고 있다. 이 책은 당신이 이미 하고 있는 것을 보완하는 데 도움을 줄 수 있을 것이고, 잠재적으로 노력을 더욱 확장할 수 있는 새로운 아이디어를 제공해줄 수 있다. |

거기에 더해, 이것을 시도해 보도록 하라.

정보를 기억하거나 조직화하도록 도와주는 다음 전략들 중 보통 일주일에 몇 가지를 사용하는가? (해당되는 것을 모두 체크하라.)

______ 종이수첩/달력/일정계획표(약속 수첩과 같은 것)

______ 컴퓨터 혹은 스마트폰 관리자/달력

______ 벽 달력

______ 스티커 메모 혹은 다른 메모

______ 목록(예: 장보기 목록, 매일 해야 할 것 목록, 체크리스트)

______ 주방용 타이머 혹은 스마트폰 알람

______ 기억해야 할 필요가 있는 것에 대한 심상 만들기

______ 새로운 정보를 함께 분류하거나 '묶는 것'(예: **세**탁소, **도**서관, **사**무실 및 **식**사 준비를 위해 장보러 가는 것을 기억하기 위해 '세도사식'과 같은 약어를 사용하는 것)

______ 라임이나 이야기를 이용해서 새로운 정보를 기억하는 것

위에 열거한 것 중 적어도 2~3개 정도의 전략(혹은 여기에 열거되지 않았지만 2~3개의 관련된 전략)을 사용하고 있어야 한다. 이 질문은 4장의 내용과 관련이 있으므로, 전략 활용도를 늘리려면 4장에서 시작하면 된다.

뇌 건강에 관한 흥미로운 주제들이 많이 있으니, 이제 본격적으로 살펴보도록 하자. 나는 당신도 앞으로 이어질 내용들을 즐기고 자극을 받길 기대한다. 아마도 더 중요한 나의 목표는, 당신이 더 나은 두뇌를 만들기 위해 삶에 즉시 적용할 수 있는 개념들을 소개하는 것이다.

## 2장
# 신경과학과 뇌 건강의 연관성

신경과학은 모든 곳에 존재한다. 비록 이러한 사실을 당신이 항상 인지하고 있지 못할지라도, 신문이나 잡지의 기사, 온라인 기사, 아침 토크쇼 및 저녁 뉴스 프로그램 등에서 정기적으로 뇌에 대해 다루고 있다. 뇌 건강 증진을 위해 내가 진행하고 있는 지역사회 강의는 학생들이 대중문화 안에서 찾은 기사들을 가져와 이에 대해 토론하는 '대중매체 돌아보기' 수업으로 시작하는데, 요즘 뇌에 관한 자료들이 얼마나 광범위하게 퍼져 있는가에 항상 놀라움을 금치 못한다.

신경과학과 관련된 언론보도의 양은 일반적으로 매우 긍정적이지만, 뇌에 대한 연구결과가 잘못 사용되거나 잘못 해석될 수 있다는 점에 유의하는 것도 중요하다. 예를 들어, 복잡한 연구 결과를 신문 칼럼이나 네트워크 뉴스의 짧은 공지로 줄여서 정리해 버리는 것은 보통 연구의 핵심적 세부 사항을 모호하게 만든다. 이 장에서, 우리는 연관된 개념을 소개하기 위해 몇 가지 신경과학 기초에 대해 논의하게 될 것이다. 이 정보가 이 책을 읽을 동안, 그리고 대중매체에서 내용을 대충 훑어볼 때 유용하게 사용되기를 바란다.

## 신경과학 입문

뇌에 대한 몇 가지 일반적인 사실로부터 시작하자. 뇌는 무게가 약 1.4kg으로, 이것이 포함하고 있는 방대한 계산, 처리 및 추리 능력을 감안할 때 놀랍게도 가볍다. 뇌 능력의 핵심에는 약 천억 개에 달하는 뇌 세포 혹은 신경 세포가 있다([그림 2.1] 참고). 각 신경세포는 많은 다른 신경세포들과 연결되어 있으며, 총 연결 수는 약 1조 개에 달한다. 은하수에 별들이 4천억 개가 있다는 사실을 생각해 보면, 이는 인간의 뇌에 있는 연결의 절반에도 미치지 못한다! 이러한 모든 연결을 통해 우리는 일상생활에서 말하고, 듣고, 기억하고, 걷고, 느끼고, 생각하고, 집중하는 등 무수히 많은 활동과 경험을 할 수 있다.

신경세포 또한 서로 의사소통하고 유의미한 성장과 재구성이 가능하다는 면에서 우리 몸의 다른 세포와 비교할 때 독특하다.

[그림 2.1]에서 보여진 것과 같이, 신경세포의 세포체는 이것으로부터 뻗어 나오는 **수상돌기**dendrites(그리스어의 '나무'에서 유래)라고 불리는 가지를 가지고 있다. 수상돌기는 신경세포 간의 '의사소통'을 개선하는 것을 돕기 위해 다른 신경세포로부터 정보를 모으는 것과 같은, 결정적으로 중요한 뇌 기능을 담당하고 있다. 수상돌기는 또한 전 생애를 통해서 성장하고 적응한다. 지적 함양과 같은 일부 활동은 새로운 수상돌기를 싹트게 한다고 알려져 있는데, 이는 아마도 뇌 전체를 통해 신경세포

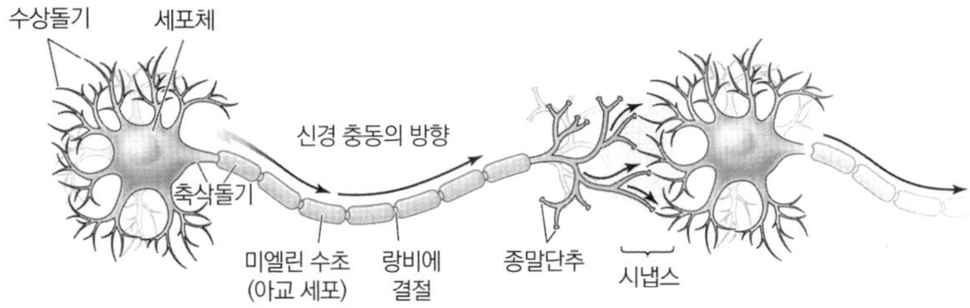


**[그림 2.1]** 신경세포의 구조

출처: [그림 3.5] in Psychological Science, fifth edition, by Michael Gazzaniga, Todd Heatherton, and Diane Halpern. Copyright © 2016, 2013, 2010, 2006, 2003 by W.W. Norton & Company, Inc. Used by permission of W.W. Norton & Company, Inc.

간에 더 많은 상호소통을 가져오는 것으로 보인다.

또한 뇌에는 한 신경세포에서 다른 신경세포로 메시지가 전달되는 것을 돕는 특화된 화학물질인 아주 다양한 신경전달물질이 포함되어 있다. 당신은 아마도 특히 특정 행동, 기분 혹은 약물과 관련이 있는 특정 신경전달물질neurotransmitters(줄여서 'NTs'라고 부르자)에 대해 들어 본 적이 있을 것이다. 한 가지 예가 세로토닌serotonin인데, 이것은 우리의 기분을 조절하는 핵심적인 NT이다. 세로토닌은 프로작Prozac과 졸로프트Zoloft와 같은 항우울제의 표적이 되는데, 이 약물들은 세로토닌의 수치를 올려서 우울증이나 불안을 줄여 준다.

많이 연구된 또 다른 NT는 노르에피네프린norepinephrine으로, 이것은 주의력, 각성 및 동기부여에 중요한 역할을 한다. 어떤 주의력 결핍/과잉행동 장애(attention deficit hyperactivity disorder, ADHD) 약물은 노르에피네프린 수치를 올려주고 집중력을 향상시켜 준다. 도파민dopamine은 종종 '쾌락' NT로 간주되는데, 이는 맛있는 음식을 먹거나, 섹스하거나 혹은 스키를 타는 것과 같이 자극적이거나 즐거운 활동을 할 때 분비가 된다. 도파민은 또한 신체 움직임의 조절에도 관여하고 파킨슨병과 같은 특정한 질환에서 분비가 중단된다.

NTs를 단순하게 보려는 유혹이 있지만, 그것들은 결코 단순하지 않다. 한 NT의 변화는 다른 NT에 영향을 줄 뿐만 아니라 뇌 자체의 화학적 조절에 영향을 미친다. 특히 운동과 같은 특정 활동이 NT 수치를 올릴 수 있다고 알려져 있다(그리고 뇌에 다양한 많은 긍정적인 역할을 할 수 있다).

신경세포는 항상 열심히 일을 하기 때문에 자신만의 지원자가 필요하고 그럴 자격이 있다. 신경영양인자neurotrophin(뉴로트로핀)이 바로 그 역할을 해 준다. 신경영양인자는 신경세포를 생성하고 유지하는 데 도움을 주고, NT 수치를 증가시키며, 뇌 전체에 걸쳐 혈액 흐름을 호전시킨다. 가장 많이 연구된 신경영양인지는 뇌유래신경영양인자brain-derived neurotrophic factor 혹은 BDNF라고 불리는 것이다. BDNF는 신경세포에 대한 강력하고 양육적인 효과 때문에 뇌의 '기적의 성장물질Miracle-Gro'로 간주되어 왔다.[1] 운동의 이점 중 하나가 뇌의 수십억 개의 신경세포를 지원하는 데 사용될 수 있는 BDNF 양을 증가시키는 경향이 있다는 것이다. 이에 대해서는 나중에 좀 더 자세하게 논의할 것이다.

뇌의 구조에 대해서 신경해부학이라는 주제에 책 한 권을 할애할 수도 있지만, 그 이유 때문에 이 책을 읽고 있는 것은 아닐 것이다. 이 책에서는 꼭 필요할 수 있는 몇몇 영역에 대해서만 소개하겠다. 뇌의 외부층을 **대뇌 피질**(피질은 '나무껍질'을 의미하는 라틴어이다)이라 부른다. 대뇌 피질은 4개로 세분화되거나 4개의 엽으로 분할되는데, 이들은 FPOT의 약어로 기억하면 쉽다. 전두엽frontal, 두정엽parietal, 후두엽occipital 및 측두엽temporal이 그것이다.

대뇌 피질이 어떻게 생겼는지 느낌을 얻기 위해 [그림 2.2]를 보도

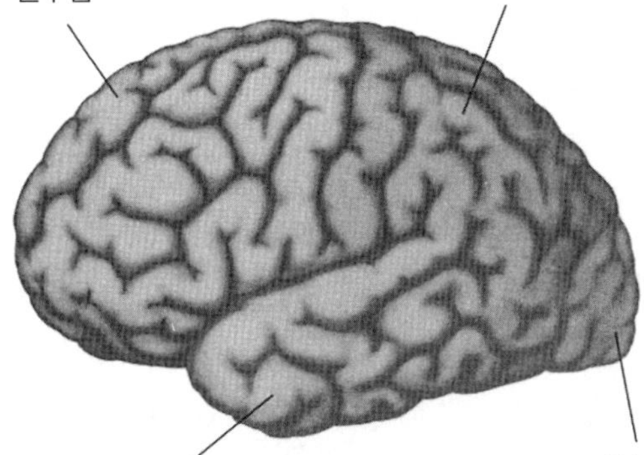


**[그림 2.2]** 대뇌 피질의 4가지 엽

출처: [그림 4.1] in The Neuroscience of Psychotherapy: Building and Rebuilding the Human Brain by Louis Cozolino. Copyright © 2002 by Louis J. Cozolino. Used by permission of W.W. Norton & Company, Inc.

록 하자. 다른 뇌의 구조에서 볼 수 있는 것과 같이 대뇌의 각 엽을 단수('전두엽')로 기술할 수도 있고, 복수(전두엽들)로 사용할 수 있는데, 이는 특히 각 엽의 좌측 및 우측 모두를 지칭할 때 사용한다. 피질 영역을 설명할 때 사용할 수 있는 다른 선택은 '전두엽 피질' 혹은 '측두엽 피질'과 같은 용어를 사용하는 것이다.

전두엽은 많은 인간 고유 능력에 있어 중요한 역할을 하고 일부 생활방식 활동(운동을 포함해서)에 반응해서 성장하기도 한다. 대부분의 신경과학자들은 전두엽이 또한 우리의 실행 기능을 담당하고 있다고 믿고 있다. 다음 장에서 실행 기능에 대해 좀 더 자세히 설명할 것이지만, 간략하게 말해서 실행 기능은 우리가 목표 지향적 행동을 하는 데 도움이 되는 인지 기능이다. 예를 들어, 우리가 만약 새로운 일(창고 청소하기와 같은)을 시작해야 한다면, 우리는 어떻게 이 일에 접근할지에 대해 계획하고 정리해야 하고(창고 뒤부터 시작해서 앞으로 나아가면서 청소하기), 작업 내내 그 일을 지속해야 하고(무엇을 버릴지 그리고 무엇은 버리지 않을지), 접근 방식을 유연하게 유지하며(배가 고프거나 목이 마를 때 잠깐, 혹은 팔려고 마음먹은 물건에 대해 이웃이 거래하고자 하면 그 사람과 거래를 위해 일을 중지해야 한다), 그리고 궁극적으로 하려고 하는 일을 완수해야 한다(창고정리 세일을 해서 얼마의 돈을 마련하는 것).

대뇌 피질의 하부에는 **피질하**subcortical 영역이라고 하는 다양한 영역들 또한 존재한다. 특히 눈에 띄는 것은 해마인데, 이는 뇌의 중앙에 있는 수중 생물인 해마처럼 생긴 구조이다([그림 2.3] 참고).

간단히 이야기해서, 해마는 뇌의 다른 어떤 구조보다 대부분의 사람들이 '기억'이라고 생각하는 것에 더 중요하다. 수년 전부터 시작된 연구는 해마 손상이 필연적으로 기억력 결핍, 특히 일상생활에서 새로운 정보를 학습하고 기억하는 능력의 손상을 가져온다는 것을 보여주었다. 해마와 이것이 손상되었을 때의 부정적인 영향에 대해 많은 것을 배울 수 있도록 도와준 사람은 대부분의 신경과학자에게 이름의 머리글자인 H.M.으로만 알려져 있다.

H.M.은 난치성 간질을 가지고 있었는데, 그의 신경외과 의사는 그의 해마(발작이 시작되는 뇌의 영역)의 대부분을 제거하는 것이 발작을 줄이거나 제거할 수 있다고 믿었다. 이렇게 시행된 수술은 성공적이었다. H.M.은 더 이상 발작을 하지 않게 되었다. 그러나 삶을 뒤바꿀 수 있는 이런 변화에도 불구하고, 그는 다시는 독립적으로 생활할 수가 없었다. 왜? 수술 이후로, 그는 새로운 것을 전혀 기억할 수가 없었고, 주치의의 이름, 최신 뉴스, 한 시간 전에 먹었던 아침 식사까지도 기억할 수 없었

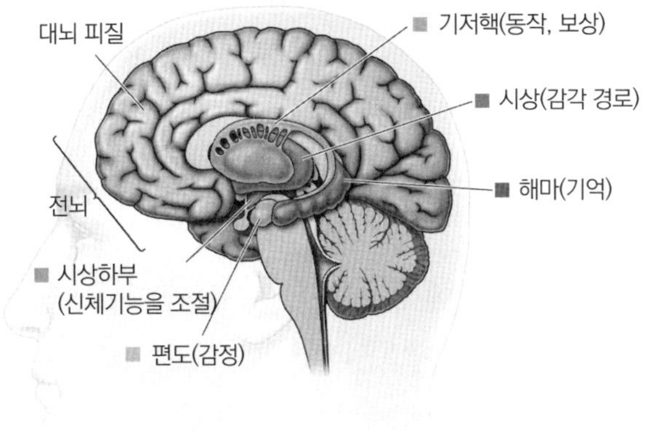


**[그림 2.3]** 뇌의 피질하 영역

출처: [그림 3.24] in Psychological Science, fifth edition, by Michael Gazzaniga, Todd Heatherton, and Diane Halpern. Copyright © 2016, 2013, 2010, 2006, 2003 by W.W. Norton & Company, Inc. Used by permission of W.W. Norton & Company, Inc.

다. H.M.에 대한 최근 책의 제목3)에서 언급되었듯이,[2] 그는 '영원한 현재 시제'에 갇혀 있었다. 그가 보여준 이런 극적인 예는, 연속적인 수술 후에 새로운 정보에 대해 학습하고 기억하는 것을 상실하게 되는 것에 대한 연구를 통해, 신경과학자들에게 새로운 정보를 학습하고 기억하는 데 있어 해마의 중요성을 이해할 수 있도록 도와주었다.

현대 뇌 과학의 발달로 인해, 우리는 뇌가 어떻게 작동하는지(혹은 작동하지 않는지)를 알기 위해 뇌 손상을 받은 사람에 대한 사례 연구에 더

3) 수잔 콜킨(Suzanne Corkin)이 쓴 『영원한 현재 시제: 헨리 몰레이슨이 세상에 남긴 것들과 뇌과학의 거대한 진보(Permanent Present Tense: The Unforgettable Life of the Amnesic Patient, H.M.)』(역자 주)..

이상 의존할 필요가 없어졌다. 사실상, 우리는 이제는 뇌의 기능 부전과 병리뿐만 아니라 그 반대, 즉 일생을 통한 뇌의 성장과 발달 과정에 대해서도 알 수 있게 되었다. 최첨단의 신경과학은 우리로 하여금 병이 걸리거나 손상된 뇌에만 초점을 맞추기보다는 건강한 뇌를 연구할 수 있도록 도와주고 있다.

해마는 이런 연구에 있어 이전에도 주목받았고 지금도 계속 주목받고 있다. 이 책에서 나중에 논의하겠지만, 운동이 뇌에 미치는 영향을 살펴본 초기 연구는 해마가 강력하게 운동에 반응한다는 것을 보여주었다. 아주 최근까지의 신경학적 정설로 생각되었던 것과는 달리, 사실상 운동을 할 때 해마에서 새로운 신경세포가 자라며, 이 신경세포는 학습과 기억 능력을 향상시키는 것과 상관있다. 좀 더 최근의 연구들은 신체적 체력과 해마의 성장 사이의 연결을 강화시켜 주는 쪽으로 계속되고 있다.

## 유전과 신경과학

신경과학과 관련된 유전학 분야는 지금 매우 '인기 있는' 분야이다. 우리는 기억 및 실행 기능과 같은 서로 다른 인지력에 관여하는 유전자에 대해 알아가고 있고, 알츠하이머병의 위험도를 높일 수 있는 유전자에 대해서도 알아 가고 있다. 특히 주목받는 한 가지 유전적 요인은 아포지질단백질apolipoprotein E 유전자의 ε4 대립 형질로 알려진 것으로, APOE-ε4라고 불린다. 꽤 오래전부터, 이 유전자가 치매를 유발할 수 있는 위험 요인이라는 것을 알고 있다. 달리 이야기하자면, 만약 이 유전자에 대한 특수 검사를 받고 그 결과가 양성으로 나왔다면, 일반인보다 알츠하이머병에 걸릴 가능성이 높다는 뜻이다. 확실히 두려움을 느낄만한 이야기이기는 하지만, 이 유전자로 인해 위험도가 어느 정도 증가한다는 것은 중요한 사실이지만, 미래에 치매에 꼭 걸리게 될 것이라는 의미는 아니다.

APOE-ε4에 대한 좀 더 낙관적인 관점이 최근 들어 나타났다. 이 유전자가 인지 문제에 대한 위험요소로만 알고 있지만, 만약 이 유전자를 가지고 있다면 평균의 사람들보다 특정한 일상생활 활동, 특히 운동을 통해서 뇌와 관련된 이점을 얻을 수 있는 확률이 높다는 것을 의미할 수 있다. 이것은 위에서 언급한 알츠하이머병 연구를 고려한다면 직관적이지 않은 것처럼 보일 수 있지만, APOE-ε4는 점점 더 가소성plasticity 유전자로 생각되고 있다. 가소성은 뇌가 환경에 따라 변화하고 반응할 수 있는 능력을 일컫는다. 이 장의 뒷부분에서 가소성에 대해 좀 더 자세히 설명할 것이지만, 지금은 어떤 유전자는 복수의 임무, 즉 뇌에 대해 위험과 잠재적 이점 양쪽 측면을 모두 가지고 있다는 것을 염두에 둘 필요가 있다.

## 성인기의 뇌와 관련된 변화

우리 모두는 **인지 감퇴**cognitive lapses라고 부르는 것을 경험한다. 이것은 우리가 복도를 따라 방에 왜 들어왔는지, 대화 도중에 우리가 어디에 가려고 했는지, 혹은 저기에 있는 저것들의 이름이 무엇인지를 까먹는 경험을 이야기한다. 대부분의 사람들은 쇼핑센터나 슈퍼마켓에서 쇼핑 후 주차장에 세워 둔 차를 찾는 데 있어 사소한 어려움을 경험하기도 한다. 이 경험들은 비록 사람을 심하게 좌절하고 당황하게 만들기는 하지만 아주 흔한 것이고, 또 이는 완전히 정상적인 것이다. 우리의 뇌는 이런 사소한 감퇴에 취약하고, 어떤 수준에서는 이것들은 인간됨의 일부분이기도 하다. '얼빠진 교수absent-minded professor'[4]와 꼭 같은 모습이 실제로 어느 순간에는 우리에게도 적용될 수 있겠지만, 괜찮다.

우리가 경험하는 이런 작은 실수를 병으로 취급하지 않는 것이 중요하다. 때로 사람들은 이런 감퇴들이 증가하는 것을 느꼈을 때 나와 같은 신경심리학자를 찾아오지만, 이런 현상의 빈도가 증가하는 것이 꼭 인지 장애가 나타난다는 의미는 아니다. 이 책 전체에서, 특히 3장에서 설명하겠지만, 인지 감퇴는 다양한 원인으로 인해 나타난다. 다행히도, 인지 쇠퇴의 많은 부분은 치매나 혹은 다른 유형의 인지 장애를 나타내지 않는다.

말했듯이, 좀 더 문제가 되는 인지 변화가 있다. 식기세척기에 열쇠를 넣어두거나, 몇 분마다 같은 질문을 반복하거나, 혹은 일반 가전제품의 사용방법을 잊어버리는 것은 일반적인 기억력 감퇴보다는 더 주의가 필요하다. 금전관리나 약물관리를 제대로 하지 못하는 것도 이 범주에 속한다. 이와 같은 관점에서, 성인기, 특히 60대로 들어서면서 일어날 수 있는 몇몇 유형의 인지 장애에 대해 언급하려 한다.

첫 번째는 **경도 인지 장애**mild cognitive impairment 혹은 MCI이다. MCI는 어떤 사람이 일상생활에서 아직 잘 지내고 있을 때 사용하는 진단 범주로, 특별한 어려움 없이 약물을 관리하고, 공과금을 지불하며, 음식을 만들고, 운전을 하지만, 그럼에도 불구하고 기억력 문제를 가지고 있다고 보고하고, 인지 검사에서 기억력이나 다른 인지적인 결함을 보여주는 경우를 이야기한다. MCI는 일종의 양날의 검 같은 것으로, 이 검의 한

4) 너무 자신의 분야나 연구에 몰두해서 그 이외의 문제에 대해서는 거의 주의를 기울이지 않는 교수를 이야기하는데, 이런 특징을 가진 사람을 비유하는 말(역자 주).

쪽 측면은 MCI를 가진 사람들은 나중에 치매(특히 알츠하이머병)로 발전될 위험성이 높다는 것이다. 사실상, 매년, MCI를 가진 사람의 약 10%가 치매로 '전환'된다.[3]

또 다른 측면은, MCI를 가진 사람 중 일부는 인지적으로 안정적인 상태로 남아서 치매 범주로 발전하지 않는다는 것이다. 우리는 더 안정적인 MCI 경과를 보이는 사람들이나, 혹은 처음에 MCI 진단을 받았지만 이후 저하되지 않고 호전되는 사람들에 대해서는 아는 것이 많지 않다. 그러나, MCI가 어느 쪽으로 진행되든 간에 상관없이, MCI 범주로 진단받는 것은 치료적 개입을 위한 기회가 될 수 있다. 기억력과 조직화 전략을 더 사용하고, 신체 및 사회적 활동을 증가시키며, 좋은 식습관을 만들고, 다른 생활방식을 선택하는 것이 비록 우리가 조금 삐끗했더라도 인지 건강을 유지하는 데 도움이 될 수 있다.

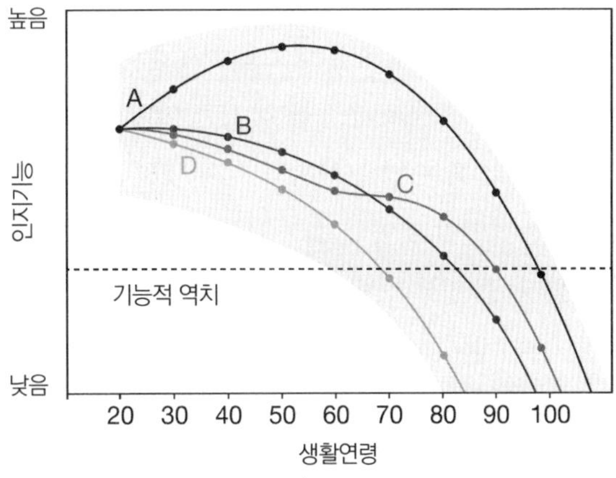


**[그림 2.4]** 성인기 동안의 가능한 인지 경로

출처: Reproduced with permission of Sage Publications, Journals, via Copyright Clearance Center, Inc.; from "Enrichment Effects on Adult Cognitive Development," Christopher Hertzog et al. (2009), Psychological Science in the Public Interest, 9, p. 8.

이런 맥락에서, 여러 가지 가능한 인지 '경로들'을 명확하게 할 수 있도록 도와주는 그림[4]을 집중해서 볼 것을 권한다([그림 2.4] 참고).

나는 이 그림이 우아하고 또 많은 정보를 제공해 준다고 생각하는데, 특히 내 진료실 안에서 이런 경로들을 볼 수 있게 만들기 때문에 더 그렇다. 그림에서 보는 것처럼, 전 생애를 통해 4가지 가상의 인지 경로는 본질적으로 좋은(A), 나쁜(D), 평균(B) 및 개선된(C) 삶을 반영해 준다. **기능적 역치**functional threshold를 나타내는 선은 누군가가 자신의 일상 활동을 관리하기 위해 다른 사람의 도움을 필요로 하는 시점을 보여준다.

우선, 뇌 건강 슈퍼스타로 생각할 수 있는 A 경로에 속한 사람은 평생 풍부한 경험을 추구하는 사람으로, 식단과 수면과 관련해 좋은 결정을 내리고, 신체 및 사회적으로 활동적인 사람이다. 그림은 이 사람의 경우에 나이가 들어서도 공과금을 지불하고, 음식을 만들거나, 약을 관리하는 것과 같은 일상적인 기능에 어떤 도움도 필요로 하지 않는다는 것을 보여주고 있다. 이 사람에게는 확실히 우리가 얻으려 노력해야 할 무엇인가가 있다. B는 좀 더 전형적인 경로를 보여준다. 웰빙 지향적인 좋은 결정과 선택을 하고, 때때로 운동을 하지만 아마도 지속해서 하지는 못할 것이고, 약속 수첩 혹은 약속 목록과 같은 몇몇 조직화 전략을 사용하고 있는 평균적인 성인일 것이다.

C는 나의 환자 중 일부가 밟고 있는 것과 같은 경로를 보인다. 이 경로를 보면, 이 경우에는 60세 정도에 자신의 뇌 건강을 눈에 띄게 호전시킬 수 있는 몇 가지 변화를 만들기 위해 결정한 것을 알 수 있을 것이다. 아마도 이 사람은 MCI로 진단받았고, 정신적으로 그리고 사회적으로 더 참여하기 위해 운동을 시작하거나 책모임에 가입할 필요를 느꼈을 수 있다. 이런 노력에 따른 변화를 통해, 이 사람은 추가적인 인지적 변화에 대한 위험을 낮추는 방식으로 자신의 인지 건강의 경로를 뛰어넘

을 수 있게 된다. 나는 이런 범주에 속하는 아주 많은 사람들을 봐 왔고, 모닝콜을 받은 후에 그들의 관점이 바뀌어 행동을 바꾸는 것을 지켜보는 것을 아주 고무적인 일이다.

마지막으로, D 경로는 나는 '인지적으로 아무것도 안 하고 가만히 앉아 TV만 보고 있는 사람cognitive couch potato'과 같은 경우에 보이는 경로라고 생각한다. 이 말은, 평생 동안 (다양한 핑계거리가 있겠지만) 자기 자신을 잘 돌보지 않는 경향을 가지고 있는 사람이고 따라서 다른 사람에 비해 훨씬 빠르게 인지 저하를 경험하게 된다. 이 그림에서는 보이지 않은 유전적 요인처럼 우리가 통제할 수 없는 요인이 있기는 하지만, 이 책은 우리가 D 경로에서 벗어나도록 도와줄 수 있는 일상생활에서 할 수 있는 것들을 명확하게 하는 데 집중하고 있다.

인지 장애에 대한 논의로 되돌아가서, 치매는 자주 오해되는 진단 범주라는 것에 유의하자. **치매**dementia는 다양한 독립적인 질병이나 상태를 포함하는 포괄적 용어이다. 알츠하이머병은 치매의 일종이지만, 다른 유형의 치매들도 많이 있다. 여기에는 전측두엽 치매, 루이체lewy body 치매, 혹은 혈관성 치매 같은 것들이 속한다. 각 상태와 연관된 인지 문제의 유형이 각각 다를 수 있지만, 치매에는 몇 가지 공통적인 양상이 있다. 기본적으로, 치매는 다수의 인지력에 문제가 생기고 일상생활에서의 작업을 적절하고 독립적으로 완료할 수 있는 능력이 황폐화되어 버리는 것을 특징으로 한다. 비록 기억력 장애가 치매의 특징적인 양상이기는 하지만, 실행 기능(조직화, 계획하기 및 일을 시작하고 끝맺기 등을 포함), 언어, 주의력 및 공간지각 능력에 있어서도 문제가 일어날 수 있다.

치매의 진행 과정은 사람에 따라 다르다. 초기 단계는 인지 문제와 기능에 있어 저하가 나타나고, 후기 단계에는 무능력과 다른 사람의 지속적인 돌봄을 필요로 한다. 이후 장에서 설명하겠지만, 치매의 경과에 대한 암울한 전망은 운동과 정신적 자극과 같은 뇌를 촉진하는 활동에 참여하는 것에 의해 완화될 수가 있다. 이런 유형의 활동은 어떤 사람에게 그렇게 하지 않은 경우보다 저하 속도를 천천히 이루어지게 할 수 있다. 따라서 이런 유형의 활동은 치매에 걸린 경우에도, 질병의 과정을 어느 정도 통제할 수 있다.

## 가소성과 인지 예비력

현대 신경과학에서 가장 중요한 개념 중 하나가 **가소성**plasticity, 더 자세히 이야기하자면 **신경가소성**neuroplasticity이다. 이 개념은 새로운 경험에 적응하는 뇌의 능력과 연관이 있다. 몇 년 전만 해도, 뇌는 청소년기 이후에는 변화할 수 없게 고정되며 이후에는 오직 저하되기만 한다고 믿었다. 의학 전문가들은 나이가 들면 사람들이 그냥 더 잊어버리고, 더 산만해지고, 조직화 능력이 떨어진다는 믿음을 가지고 있었다. 이런 변화들을 관리하도록 배울 수는 있지만, 뇌의 작동 방식을 향상시키기 위해 우리가 할 수 있는 것은 거의 없다고 믿었다.

이제 우리는 뇌의 발달이 일생 동안 다양한 방식으로 변화할 정도로 역동적이라는 것을 잘 알고 있다. 여기에서 우리의 목적을 위해 특히 중요한 것은, 생활방식에 대한 선택이 뇌와 인지력에 긍정적인 영향을 미친다는 것으로 알려져 있다는 사실이다. 어떤 의미에서 이 책의 많은 부분은 가소성의 개념에 근거를 두고 있다. 만약 우리가 긍정적인 습관을 만들고, 특정한 방식으로 살아나가며, 새롭고 자극적인 활동에 참여한다면 뇌를 적극적으로 재배선할 수 있는 능력을 가지게 된다. 반대로, 생활방식에 대해 이상적이지 않은 방식을 선택한다면 뇌가 작동하는 데 부정적인 영향을 미칠 수가 있다.

뇌의 가소성과 연관된 한 가지 매혹적인 연구는 런던의 택시 운전사를 대상으로 한 연구[5]였다. 택시 운전사들은 어지러울 정도의 거리 배열을 외워서 이에 따라 길을 찾아야만 한다. 택시 기사들은 특히 공간 기억력이 요구되기 때문에 연구하기에 매력적인 집단이었고, 연구자들은 그들의 뇌가 택시를 운전하지 않는 비슷한 연령의 사람들과 다른지 여부를 알아보기 위해 구조적 뇌 영상 기법을 사용하였다. 과학자들은 해마에 특별히 관심을 가졌는데, 앞서 설명했듯이 해마는 정보를 학습하고 검색하는 데 중요한 역할을 하는 뇌 구조물이다.

연구결과는 택시 운전사의 뇌가 실제로 다르다는 것을 보여주었다. 그들의 해마는, 뇌의 양쪽에서 모두 다른 사람들보다 컸다. 더 흥미로운 것은 택시 운전을 더 오래 한 사람들의 우측 해마 영역이 더 컸다는 사실이었다. 우측 해마가 공간 기억과 연관이 있다는 사실에 주목할 필요가 있다. 다르게 이야기하자면, 특정한 활동에 오랫동안 지속적으로 관여하는 것이 뇌의 발달에 직접적으로 영향을 준다는 것이다. 이것은 뇌가 새로운 경험에 대해 얼마나 반응하는지를 보여주는 많은 연구 중 단지 하나일 뿐이며, 이것은 뇌 건강을 개선시킬 수 있는 다양한 방법들에 대해 논의할 때 다시 다룰 주제이기도 하다.

이와 연관된 개념이 **인지 예비력**cognitive reserve이다.[6] 인지 예비력은 특정한 삶의 경험이 뇌의 작동방식과 나이에 따른 변화에 대해 얼마나 보호 효과를 가지는가를 일컫는다. 얼마나 많은 교육을 받았는지, 직업이 얼마나 자극적인지, 그리고 전반적인 지적 능력이 어떤지와 같은 특정 삶의 경험들이 특히 중요한 요소들이다. 사실상, 교육을 더 많이 받은 사람과 정신적으로 힘든 직업(다른 사람들을 관리하는 일을 포함)을 가진 사람들이 치매에 걸릴 가능성이 낮다. 치매에 걸린다고 해도, 인지 예비력이 적은 사람들에 비해 더 나이가 들어서 나타날 수 있다. 따라서 이 개념은 사람들 사이에 노년기에 나타나는 인지력과 정신적 쇠퇴의 몇 가지 차이를 설명해준다.

또한 수동적 인지 예비력과 능동적 인지 예비력 사이를 구분해야만 한다. 수년간에 걸쳐, 이 분야의 연구는 대부분 교육을 몇 년을 받았는가와 지적으로 얼마나 재능이 있는가와 같은 수동적 예비력의 몇몇 핵심 유형과 연관해서 이루어져 왔다. 이들 요소가 확실히 중요하기는 하지만, 예비력에 대해 좀 더 최근에 생긴 관심은 어떤 사람이 평생 동안 얼마나 활동적이고 지속적으로 무엇을 할 수 있는지에 관련이 있다. 능동적 예비력은 우리가 지속적으로 만들 수 있는 것으로, 우리의 뇌가 가장 높은 수준에서 기능할 수 있도록 뇌 능력을 더해 준다.

정신적 자극을 예로 들어보도록 하자. 대학을 다니는 것은 정신적으로(그리고 사회적으로) 매우 자극적인 과정이고, 확실히 우리의 뇌를 새로운 방식으로 사고하고 추론할 수 있도록 만들어 준다. 그러나 대학 졸업 이후는 어떤가? 대학을 다니지 않았거나 대학을 졸업하지 못한 사람들은 어떤가? 독서, 지역 교육과정 수강, 악기 연주 혹은 다른 뇌 스트레칭 활동에 참여하는 것을 통해 정신적 자극을 계속 받는 것이 새로운 뇌 성장을 촉진시키고 인지 예비력을 보조하도록 도와준다는 증거들이 증가하고 있다.

일부 연구는 삶의 경험, 교육 및 다른 요소들이 뇌와 연관된 질병의 영향을 어떻게 완충해주는지에 대해 조사하였다. 초기 연구에서, 600명 이상의 수녀들이 몇 년마다 인지 검사를 하는 것에 동의하였고[7] 또한 사후에 자신들의 뇌를 연구자들에게 기증하겠다고 기꺼이 동의하였다. 이것은 확실히, 대단한 선물이다. 연구 결과는 그 당시 주목할 만한 것이었고 지금도 그렇다. 수녀들의 뇌는 사는 동안 본질적으로 정상적인 인지 기능을 가지고 있었고 죽기 전까지 높은 수준에서 기능하고 있었음에도 불구하고, 이 수녀들 중 많은 사람들의 뇌에서 알츠하이머병에서 관찰되었던 것과 같은 신경섬유 다발neurofibrillary tangle과 또 다른 병리적 소견들이 발견되었다. 다르게 이야기하자면, 이 수녀들은 사는 동안에 치매의 증상을 실제로 보이지 않았음에도, 그녀들의 뇌는 흔한 유형의 치매를 가진 사람들의 뇌와 같아 보였다는 이야기다.

소위 말하는 수녀 연구에서 또 다른 흥미로운 발견은 지적 능력과 수동적 인지 예비력의 지표라고 볼 수 있는 수녀들이 초기 성인기에 쓴 글의 표본들에 표현된 복잡한 생각들이 치매 발병 가능성 감소와 상관있다는 것이었다. 이 관찰은 매우 참신한 것으로, 초기의 삶의 경험이 오랜 시간 동안 우리의 뇌 건강에 중요한 영향을 미치고 있다는 생각을 지지해 주는 것이다. 이와 함께 수녀들이 평생 사회적으로 그리고 정신적으로 활발하게 참여한 것이(능동적 인지 예비력) 치명적인 뇌 질환의 영향을 견뎌내는 데 결정적인 역할을 했을 가능성이 높다.

좀 더 최근에 실시된 연구는 더 나이가 든 성인 군을 대상으로 한 연구였는데, 이들 중 일부는 나중에 결국 치매에 걸렸다. 연구자들은 특히 뇌와 사고력에 긍정적인 영향을 미치는 것으로 알려진 한 가지 생활방식 요소에 대해 관심을 가지고 있었는데, 이는 사회적 활동이었다. 연구 기간 동안, 참가자들은 그들의 인지 능력을 측정하기 위해 검사받았고, 자신들의 사회적 유대에 대한 질문을 받았다. 그리고 그들이 사망한 후에, 그들의 뇌를 자세하게 검사했다.

연구 결과는 사회적 관점에서 능동적인 인지 예비력의 중요성을 입증해 주었다.[8] 사회망이 가장 풍부한 사람들은 비록 그들의 뇌에 치매의 징후를 보였더라도, 시간이 지나면서 그들의 기억력이나 언어 능력을 더 효과적으로 유지했다. 다르게 이야기하자면, 다른 사람과 많은 관계를 맺는 것이 중요한 사고력에 대한 부정적인 뇌 변화의 영향을 줄여주는 것으로 보인다는 것이다.

이들 연구와 다른 연구들을 종합해 보면, 우리가 참여하는 특정 유형의 활동, 즉 인지 예비력을 형성해 주는 활동들이 뇌에 활력을 되찾아 주는 효과를 가지고 있다는 것을 알 수 있다. 이 책에서는 특히 정신적 활동, 사회적 참여 및 운동과 같은 분야에 연관된 연구 결과의 적용에 대해 생각할 것이다.

3장

# 가장 문제가 되는 인지 삼총사: 집중력, 기억력, 실행 기능

론Ron은 점점 건망증이 심해져 그의 주치의에게 말하고, 신경과의사에게 들린 후에 나에게 의뢰되었다. 그는 컴퓨터 프로그래머로서의 일은 아직도 비교적 잘하고 있었지만, 최근 대화의 세밀한 부분을 기억하고, 업무에 집중하고 이전에 잘 알고 있던 사람들의 이름을 기억해내는 데 점점 어려움을 겪고 있었다. 뇌 자기공명촬영(brain Magnetic Resonance Imaging, brain MRI)에서는 특별한 이상이 발견되지 않았고, 그는 이런 인지 감퇴의 원인이 될 만한 과거 병력을 가지고 있지도 않았다.

론에 대한 나의 평가는 인지 관점에서는 대부분 눈에 띌만한 것이 없었다. 그의 기억력과 다른 사고력은 광범위한 신경심리학적 검사상 기본적으로 정상소견이었다. 그러나 그가 상당한 스트레스를 받아 왔고 우울징후를 보이고 있다는 것은 아주 분명했다. 나는 그가 인지 장애를 가지고 있지 않으며 스트레스와 우울증으로 인해 부주의와 기억 상실을 겪고 있다고 결론을 내렸다. 나는 스트레스를 더 효과적으로 관리하고 우울증을 치료하면 아마도 그의 삶의 질과 인지 건강이 개선될 것이라 추측하였다. 나는 그가 직업을 바꾸고 기분을 개선시키기 위해 상담을 시작한 후 약 일 년 뒤에 다시 만났는데, 그의 지각된 기억력 문제는 거의 나아 있었다. 그의 인지 감퇴를 사실상 되돌릴 수 있는 것을 보면서 안심되었다. 적절한 치료와 더 나은 직업을 통해, 그는 일상생활에서 사고력이 명백히 향상되는 것을 볼 수 있었던 것이다.

론의 예는 우리에게 몇 가지 문제를 제기한다. 우리는 우리의 사고력을 어떻게 설명할 수 있을까? 우리 능력에 대한 우리의 믿음은 무엇을 나타내는가? 우리가 지금 하고 있는 인지적 염려가 측정 가능한 인지 장애와 연관이 있을까, 아니면 스트레스와 같은 다른 요소들과 연관되어 있을까? 앞으로 살펴보겠지만, 우리가 자신의 인지 능력에 대해 이야기하는 것은 때로는 우리의 뇌에서 실제로 일어나고 있는(혹은 일어나고 있지 않은) 것과 상충될 수 있다. 다른 기능들보다 우리의 일상적인 삶에 더 깊이 관여하고 있는 뇌 기능의 3가지 핵심적인 측면인 '인지 삼총사cognitive trio'에 대해서는 이 장의 뒤에서 설명하겠다.

## 우리는 인지력을 얼마나 정확하게 설명하고 있는가?

일반 사람들은 종종 인지 감퇴를 경험하고, 이것은 인간됨의 일부분이기도 하다. 사실상, 약 절반 정도의 사람들이 기억력 문제를 겪고 있으며, 적어도 1/3은 대화 시 사용하는 적절한 단어를 찾는 데 어려움을 겪고,[1] 자신의 차를 어디에 주차시켰는지를 잊어버리고, 또 자동차 열쇠를 어디에 두었는지를 모른 적이 있다고 이야기한다. 우리는 이런 경험들을 기억력 장애로 간주하지 말아야 한다. 건망증의 사소한 일화는 단지 우리가 다른 사람들과 같다는 증거인 것이다.

좀 더 일반적으로, 우리가 기억력 감퇴나 집중력 문제를 경험할 때, 우리는 실제로 무엇을 알아차릴 수 있을까? 믿거나 말거나, 소위 말하는 **인지 호소**cognitive complaints는 서로 다른 다양한 경험 및 관찰소견과 관련이 있다. 첫 번째로, 나이와 관련된 인지 변화를 감지할 수 있는데, 이는 짜증나고 잠재적으로 고통스럽지만 완전히 정상적인 것이다. 또 다른 가능성은 민감한 신경심리학적 검사에서 찾아낼 수 있는 실제적인 인지 변화를 우리가 알아차리고 있다는 것이다. 다시 말하자면, 만약 일상생활에서 점점 건망증이 심해지는 것을 알아차렸다면, 인지 기능검사를 통해 진짜 기억력이나 다른 문제를 가지고 있다는 것이 나타날 가능성이 있다. 그러나, 보고된 인지 감퇴는 객관적인 인지 검사상의 실제 수행점수와는 약간만 연관되어 있으므로, 나와 같은 신경심리학자들은 다른 요소들 또한 고려해야 한다는 점에 유의하는 것이 중요하다.

기억력 호소의 또 다른 원인은 우리의 기분 상태이다. 특히 우울증은 우리의 일상 경험을 너무 전반적으로 물들이는 경향이 있어, 뇌의 작동방식에 대한 인식을 포함해서 우리 자신에 대해 묘사하는 어떤 것이든 간에 부정적으로 보게 만드는 경향이 있다. 많은 연구들이 인지력의 문제를 보고하는 사람들은 우울하고, 불안하며, 특정 유형의 스트레스나 긴장을 느끼고 있는 경향이 있다는 것을 보여준다. 스트레스가 쌓인 론처럼, 우리는 인지적으로 쇠퇴한 것처럼 느끼지만 실제로는 뇌 질환 그 자체와는 관련이 없이 기분과 관련되었다 것을 알 수도 있다. 만성 통증과 같은 의학적 증상 또한 스트레스를 유발하여, 부주의하거나 건망증을 가진 것처럼 느끼게 만들 수 있다.

주목해야 할 또 다른 흥미로운 것은 어떤 인지력에 대한 걱정이 실제로는 다른 인지 문제를 반영해줄 수 있다는 사실이다. 나와 동료들이 몇 년 전 실시한 연구에서 기억력 호소가 기억력이 아닌 다른 인지 능력과 연관이 있다는 것을 보여주었는데,[2] 예를 들어, 처리 속도 혹은 정보를 얼마나 빠르고 효율적으로 처리하는가와 같은 문제와 연관이 있었다. 그렇기 때문에, 기억력이 감퇴했다고 느낄 때, 실제로 다른 뇌 관련 능력에 변화를 느낀 것일 수 있다.

또한 일부 연구에서는 인지력을 설명하는 방식이 신체적으로 얼마나 활동적인가에 달려 있다는 것이 밝혀졌다. 노인을 대상으로 한 연구에서 신체적으로 더 건강한 사람들이 일상생활에서 건망증 증상을 덜 보고하였다는 결과[3](그리고 또한 기억에 매우 중요한 해마의 뇌 부피도 더 크다는 것도)를 보여주었다. 만약 매일 적정한 양의 운동을 하면 앉아서만 생활을 할 때에 비해 인지 문제를 느낄 확률이 더 적어진다는 것을 보여주는 결과이다. 이것은 또한 신체 활동으로 인해 경험하는 많은 뇌 관련 이점들의 맥락에서 보아도 이치에 맞으며, 이에 대해서는 앞으로 5장에서 더 깊게 다루게 될 것이다.

일상생활에서 뇌의 작동방식에 대해 참신하고 새로운 아이디어를 많이 연구한 노벨상 수상 심리학자인 대니얼 카너먼Daniel Kahneman은 '피크엔드 법칙peak-end rule'이라는 아이디어를 제시하였다. 많은 후속 연구들에 의해 뒷받침된 피크엔드 법칙은 과거의 경험을 기억할 때, 경험의 가장 고통스러웠던 '피크'와 경험의 끝을 경험의 나머지 부분과 비교해서 과대평가하는 경향이 있다는 법칙이다.[4]

이 법칙은 인지 문제를 보고할 때도 적용될 수 있다. 지난 몇 년간, 클리닉에서 내가 만났던 몇몇 사람들은 그들이 경험했던 몇몇 개별적이지만 눈에 띄는 기억력 감퇴에 대해 이야기하였다. 예를 들어, 발레수업이 끝나고 자신의 아이를 데리러 가는 일을 잊어버렸다든지, 전화비를 마감 날짜까지 제대로 내지 않아 서비스가 중단된다는 경고를 받았다든지, 혹은 슈퍼마켓에서 이전 동료를 우연히 마주쳤는데 이름이 기억나지 않는다든지 하는 일이 그것이다. 이것들은 종종 고통스러운 경험이고 인지력 감퇴를 명확하게 상기시켜준다.

그러나, 피크엔드 법칙의 관점에서 보자면, 우리는 잊어버리지 않았던 수많은 일상의 경험들에 대해서 과소평가하는 경향이 있는데, 이는 이들이 걱정을 유발하지 않았고 또 그렇게 눈에 띄지 않았기 때문이다(예를 들어, 6개월 동안 연속해서 제 때에 전화비를 낸 것, 이미 예약이 잡힌 거의 모든 병원 약속을 잊어버리지 않고 간 것 등). 사실, 한 발짝 뒤로 물러서서 걱정하고 있는 건망증에 대한 일화가 우리가 알아차리고 있는 어떤 일정한 패턴을 보여주는 것인지 아니면 좀 더 일회적인 사건을 보여주는 것인지에 대해 생각해 보는 것이 유용할 것이다.

또한 인지 문제에 대한 설명은 누구와 가장 많이 연관되는지, 그리고 나이가 몇 살인지에 따라 달라질 수 있다. 아이들과 청소년들은 한창 배우고 있고, 주의력이 없는 사람들에 의해 둘러싸여 있기 때문에, 주로 '집중력'과 정리정돈이 안 되는 문제에 대해 이야기하는 경향이 있다(즉 ADHD). 하지만, 중년기 및 장년기의 성인들은 같은 연령대에서 기억력과 씨름하고 있는 다른 사람들을 자주 보기 때문에, 기억력에 대한 문제를 보고할 가능성이 더 크다.

가장 흔한 인지 호소 중 하나는 대화할 때 적절한 단어가 떠오르지 않는다는 문제로, 이를 **단어 찾기 장애**word-finding difficulties라 부른다. 이 문제는 흔히 40대에 발생해서 이후로 대부분은 경미하게 악화되는 정도이다. 일부 사람들이 이름을 기억하는 데 장기적으로 지속되는 문제를 호소하지만, 이 기능이 점차 더 나빠지는 것은 보통 정상적인 현상이고, '이름' 정보와 '얼굴' 정보를 저장하는 뇌 부위 사이의 연결에 미묘한 손상과 연관이 있다.

흥미롭게도, 얼굴 인식의 문제를 보고하는 사람들은 거의 없는데, 만약 어떤 사람을 적어도 몇 번 봤다면, 당신은 아마도 그들을 다시 보면 알아볼 것이다. 이는 진화론적 관점에서 볼 때 당연하다. 수천 년 전에는, 어떤 사람이 무엇이라 불리거나 혹은 동료 수렵 채집인이 기본적으로 이름을 가졌는지 여부는 진짜로 문제가 되지 않았을 것이다. 더 중요한 능력은 그 사람이 공격적인지, 친절한지, 관대한지, 혹은 무관심한지를 알아차리는 능력이었을 것이다. 오늘날로 빨리 돌아와서, 환경의 여러 측면들을 설명할 수 있는 능력에도 불구하고, 나이가 들면서 사람과 사물의 이름을 잊어버리는 경향이 있다. 뇌는 단순히 어떤 것을 다른 것보다 더 잘 기억하도록, 즉 필요한 것을 더 잘 기억하도록 배선되어 있다.

## 인지 삼총사 1: 주의력

지난 마지막 부분에서, 우리의 인지력에 대해 어떻게 설명하는가에 대해 이야기하였지만, 나는 주로 기억력과 관련된 예만 사용하였다. 인지와 뇌에 대해 공부를 한 적이 없다면, 아마도 뇌에 의해 만들어진 아주 다양한 인지 기능들에 대해 익숙하지 않을 것이다. 인지 기능에는 기억만 있는 것이 아니라 아주 많은 것들이 있다. 우리는 '인지 삼총사' 중 주의력과 이것의 다양한 '특질flavors'을 가지고 이야기를 시작하고, 그런 다음에 기억력과 뇌의 실행 기능에 대해 이야기할 것이다.

주의력은 다양한 측면을 가진 개념이다. 이것은 3가지 핵심적인 기능을 가지고 있는데, 이들은 각각 고유의 기능을 가지고 있으면서도 어떤 면에서는 중복되기도 한다([그림 3.1] 참고).

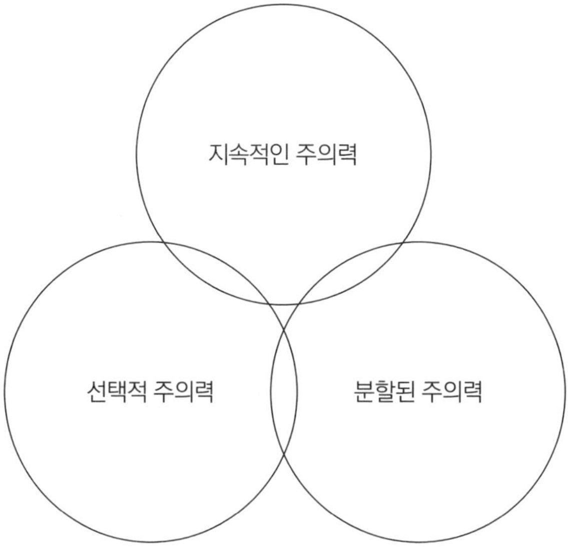


**[그림 3.1]** 주의력의 유형

첫 번째 핵심적인 주의력 기능은 **지속적인 주의력**sustained attention으로, 오랜 기간 집중할 수 있는 능력을 이야기한다. 어떤 면에서는, 이것이 일상에서 우리가 할 수 있는 것들에 대한 기반이 되어 준다. 새로운 것에 대해 배우고 흡수하기 위해(어떤 사람의 이름이나 대화의 세밀한 부분과 같은 것) 가만히 앉아서 주의를 집중하고 들을 수 있어야만 한다. 만약 상사가 중요한 무엇인가를 이야기한다면(적어도 그의 관점에서라도), 우리는 그가 이야기하는 것에 대해 '주의를 집중'할 필요가 있다. 만약 무엇을 배우거나, 세미나에 참석하고 있다면, 반드시 일정 기간 동안에 백일몽에 빠지거나 산만해지지 않게 집중력을 유지할 필요가 있다.

다음은 **선택적 주의력**selective attention이다. 이 능력은 우리가 다른 것은 무시하면서 한 가지 일에 집중할 수 있도록 도와준다. 붐비는 식당에서 대화하고 있을 때, 식사 중인 다른 사람들이나 부엌에서 접시 부딪치는 소리, 혹은 그다지 좋아하지 않는 주변 음악 소리 등과 같은 배경 소음을 안 들리게 할 수 있는가? 뇌는 통상적으로 우리가 보거나 듣지 않는 관련이 없는 정보를 무시하는 데 매우 효과적이며, 특히 그 순간의 경험이 흥미를 끌거나 마음을 사로잡는 것일 경우에 더 그렇다. 덧붙여 말하자면, 선택적 주의력은 지속적인 주의력과 함께 ADHD(나중에 이 문제에 대해서는 더 자세히 이야기할 것이다)를 가진 사람들에서 종종 저하되어 있다.

다른 집중력 기능은 **분할된 주의력**divided attention이다. 이것은 흔히 사용되는 용어인 **다중작업**multitasking의 화려한 용어이다. 분할된 주의력은 근본적으로 한 가지 작업에서 다른 작업으로 얼마나 잘 전환할 수 있는가를 일컫는 것으로 한 번에 한 가지 이상의 것에 집중을 분산시키는 것을 이야기한다. 주의력을 이런 식으로 분할하는 것에는 이점과 위험 모두가 존재한다. 긍정적인 측면에서 보면, 만약 한 가지 기술을 반복적으로 연습하여 그 기술에 대해 생각조차 하지 않는 수준에 이를 정도면, 다른 무엇인가를 추가하는 것이 상대적으로 잘 될 수 있다.

차를 운전하는 것을 예로 들어보자. 운전을 배울 때, 운전대 돌리는 것, 엑셀 혹은 브레이크에 적절한 압력을 가하는 것, 방향등을 사용하는 것 등과 같은 것을 포함하는 많은 하부 과제들에 주의력을 분할해야만 하고, 이 모든 것은 눈앞의 길을 보면서, 뒤에 오는 차를 의식하고, 양쪽에서 다른 차나 보행자가 오지 않는지 집중하면서 이루어지게 된다. 이 이야기는 정보 과부하에 대해 이야기하는 것이다. 그러나 시간이 지남에 따라 운전의 신체 및 인지 측면 조절이 점차 쉬워지고, 궁극적으로는 이 모든 세부 사항들에 대해 생각하는 것을 멈추게 된다. 당신의 뇌는 의식적으로 알아차리지 못했던(혹은 못하는) 방식으로 주의력을 분할하는 **운동 프로그램**motor program을 발달시킨 것이다.

좀 더 우려스러운 점은 상대적으로 새롭고, 노력이 많이 들고, 세세한 부분까지 신경 써야 하는 작업들에 대해 주의력을 분산하는 것은 위험이 가득할 수 있다. 뇌는 '다중작업'보다는 '단일작업'을 위해 단순히 더 잘 설계되어 있다. 몇 년 전에 시행이 된 한 중요한 연구는 상당히 아이러니하게 이런 점을 증명해 주었다. 사람들에게 일상적으로 얼마나 자주 온라인 비디오나 TV를 보면서, 웹 서핑을 하고, 음악을 들으며, 이메일을 작성하는지를 물어보았고,[5] 덧붙여 자신이 낮은 다중작업 군에 속하는지 아니면 높은 다중작업 군에 속하는지 물어보았다. 그런 다음에 다양한 기능을 평가한 인지 과제에서 비교하였다. 연구 결과, 다중작업을 가장 많이 한다고 주장하며 이에 능숙하다고 느끼고 있는 사람들이 다중작업에 대한 실제 조사에서는 더 나쁜 결과를 보여주었다. 다시 말하면, 일상생활에서도 덜 산만하다고 스스로를 이야기한 사람들이 연구 동안에 다수의 문제들을 더 잘 처리했다. 따라서, 다음에 지인이 "나는 여러 가지 일을 한 번에 아주 잘 처리합니다"라고 말을 한다면, 능글맞게 잘 알고 있는 듯한 미소를 지으며 그를 바라보면서, 그가 자신의 관점을 다시 생각해볼 필요가 있다는 것을 강조하도록 하라.

중요한 것은, 사람들이 '기억력' 문제를 가지고 있다고 말하는 경우, 실제 문제는 주의력의 문제인 경우가 있을 수 있다는 것이다. 만약 듣고 보는 것에 잘 집중할 수 없다면, 그것을 기억하는 것은 당연히 어려울 것이다. 이전에 언급했던 것처럼, 스트레스는 확실하게 집중력에 영향을 주어서, 스트레스 하에 있는 사람들은 비록 인지적 어려움이 일시적인 것이어도(그리고 스스로의 스트레스를 효과적으로 잘 조절하거나 스트레스 상황이 지나가고 나면 회복될 가능성이 높다), 이와 관련하여 더 많은 문제를 보고하는 경향이 있다.

어떤 사람들은 ADHD라고 진단이 내려질 정도의 주의력 장애를 가지고 있는 경우가 있다. ADHD는 학교, 집 및 다른 곳에서 기능하는 데 일정 측면들을 방해하는 발달 상태로, 흔히 아동기에 일어나나 어떤 경우에는 청소년기까지 지속된다. 매우 영특하거나 (숙제, 공부 혹은 같은 것 등을 하는 데 체계적으로 지도해 주는 부모와 선생님과 같은 사람에 의해) 많은 지원을 받는 사람들은 ADHD 증상이 일상생활에 큰 영향을 주지 않을 수도 있다. 나의 경험에 따르면, 이런 사람들의 일부는 대학에서 가장 어려움을 겪는데, 왜냐하면 성장하는 동안 익숙하게 느껴왔던 구조가 갑자기 없어지면서 스스로 알아서 해야 하는 때이기 때문인 것으로 여겨진다. 그러나 성인기 발병 ADHD는 없다는 사실에 주목할 필요가 있는데, ADHD는 어렸을 때 정식으로 진단되지 않았을 뿐이지, 어느 수준으로는 항상 존재해왔던 것이다.

## 인지 삼총사 2: 기억력

카렌Karen은 60대 중반인데 자신의 기억력에 문제가 점차 커지고 있음을 느꼈다. 그녀는 자신이 잘 기억할 수 있는 것이 있고, 어떤 것은 빨리 잊혀진다고 강조하였다. 그녀는 말하기를, "저는 저의 경력 모두에 대해서, 그리고 고등학교와 대학 때 좋았던 시간들에 대해서, 제가 아이일 때 했던 축구 경기에 대해서는 아주 자세한 부분까지도 이야기를 할 수 있습니다. 제 친구들은 저에게 아직도 어휘력이 좋다고 이야기합니다. 그러나, 저는 어제에 일어났던 일을 생각해내는 데 어려움을 겪고 있습니다." 인지 검사상, 그녀는 긴 단어 목록을 외어서 나중에 기억하는 것과 같은 새로운 자료를 학습하는 것에 어려움을 보이고 있었지만, 다른 영역에서는 별다른 문제가 발견되지 않았다. 실제로, 오래된 정보를 기억하는 그녀의 능력은 여전히 강했고, 일련의 짧은 무작위 숫자와 같은 자료의 간략한 반복에 대해서도 효과적으로 반응하고 있었다.

기억력은 여러 방식으로 나누어질 수 있는데, 카렌이 그랬던 것처럼 흔히 중년 이후에 쇠퇴를 알아차릴 수 있는 것은, 소위 말하는 **일화 기억**episodic memory이다. 이 유형의 기억은 특정 사건(혹은 일화)에 대한 기억을 일컫는 것으로 우리가 매일 경험하는 세부적인 일상과 연관이 있다. 친구와 최근에 가졌던 대화의 내용, 새로운 음식점을 갔었던 시간 및 아침으로 먹은 모든 음식 등이 그것이다.

기억력에 대한 연구는 주로 특별히 일화 기억에 대해 이루어졌는데, 이는 통상적으로 어떤 사람이 단어 목록, 이야기, 혹은 얼굴이나 디자인과 같은 시각 정보를 학습하고, 나중에 얼마나 잘 기억하는가를 통해 측정한다. 이것은 임상 신경심리학자와 다른 뇌 관련 전문가들에 의해 중요하게 측정되는 영역이기도 하다. 일화 기억은 나이가 들면서 서서히 저하를 보이는 경향이 있지만, 운동이나 사회 활동 및 정신적으로 자극이 되는 취미 활동 등에 의해 증진될 수 있다. 일화 기억은 선택한 생활방식 선택에 따라 개선되거나, 덩굴에 의지하며 시들어지게 놔둘 수도 있다. 앞으로 나오는 장들에서 뇌를 풍부하게 만들어 주는 활동들에 대해 더 많이 이야기하게 될 것이다.

**의미 기억**semantic memory은 카렌이 걱정하지 않는다고 언급했던 것으로, 단어, 사실 및 여러 해에 걸쳐 습득했던 다른 일반적인 지식에 대한 기억을 이야기한다. 이 유형의 기억은 뇌 손상이나 경도의 치매의 경우에도 상대적으로 변화에 저항적이다. 확실히 앞에서 이야기했던 연령과 연관된 단어 찾기의 어려움과 같이 대화 중에 적절한 단어를 끌어내는 데 어려움을 겪을 수 있지만, 대개 시간이 지나면 그 단어를 생각해 낼 수 있다.

혹시 방으로 걸어 들어갔는데 왜 방에 들어왔는지를 잊어버린 적이 있는가? 혹은 누군가의 이름을 이야기했는데 수 초 후에 이것이 잘못되었다는 것을 알아차린 적이 있는가? 이것이 **작업 기억**working memory 혹은 더 자세히 이야기하자면 작업 기억 쇠퇴의 예들이다. 이 유형의 기억은 약 10초에서 20초 동안 잡고 있거나 처리하는 정보와 연관되어 있다(다시 말해, 우리가 기억하거나 기록하기 위한 추가적인 조치를 취하지 않는다면). 작업 기억은 두 가지 일을 담당하는데, 한 가지는 기억의 한 유형으로서, 또 다른 한 가지는 뇌의 실행 기능의 하나로서 기능한다. 이에 대해서는 곧 더 자세히 논의하게 될 것이다.

2장에서 환자 H.M.과 관련해서 했던 이야기를 기억하는가? 그가 뇌 수술을 받기 전에 학습했던 정보에 대한 의미 기억은 잘 형성되어 있었고, 한 번에 수 초 동안은 새로운 이름이나 다른 자료에 대해 기억할 수 있었다. 그러나 새로운 일화 기억을 형성하는 데 중요한 구조인 해마가 제거되었기 때문에, 그는 영원히 짧은 기간의 작업 기억의 덫에 사로잡혀 거의 모든 새로운 정보를 몇 분 이상 간직하고 있을 수가 없었다.[6]

상상하고 있는 것처럼, 작업 기억은 특히 지속적인 주의력과 밀접하게 연결되어 있고, 이는 우리의 행동을 조절하도록 도와주는 중요한 역할을 한다. 예를 들어, 뷔페에서 초콜릿 케이크를 먹을 것인가 아닌가를 빠르게 결정하는 것은 다이어트의 성공 여부에 큰 차이를 가져올 수 있다. 다른 유형의 기억과 유사하게, 작업 기억은 연습에 의해 향상될 수 있는데,[7] 뇌 영상에서 개선과 상관있는 뇌 활동의 변화를 통해서도 확인할 수 있다.

또 주목할 만한 것으로, 한 연구는 작업 기억 향상이 핵심 가치, 즉 우리에게 특히 중요하고 우리가 누구인지를 정의할 때 신념이나 원칙들과 같은 가치를 확언할 때 일어날 수 있다는 사실을 발견하였다.[8] 이것이

즉각적으로는 직관적으로 보이지 않을 수는 있어도, 이것이 의미하는 것은 가치관을 명확하게 함으로써 자신의 외부에 있는 작업들에 대해 보다 효과적으로 집중할 수 있는 능력을 확보하고, 우리에게 이익이 되지 않는 행동을 할 가능성을 줄일 수 있다는 것이다. 가치관을 명확하게 하는 것은 더 자주 운동하기와 같은 새로운 습관을 받아들이는 과정을 도와줄 수 있다.[9] 이 장의 마지막에는 이러한 방법으로 잠재적으로 뇌 건강과 전반적인 웰빙을 향상시키는 것과 관련된 훈련을 시도해 볼 것이다.

## 인지 삼총사 3: 실행 기능

확실한 비전을 가진 CEO가 이끌어가는 회사를 생각해 보자. 수십 명의 종업원을 책임지고 있는 관리자로서, 그녀는 중요한 새로운 작업들이 어떻게 시작되는지를 알아야 할 필요가 있고, 어떻게 목표 지향적으로 유지되고 조직화되는지도 알아야 하며, 시작한 일을 효율적으로 끝내기 위해 시간을 조절할 수도 있어야 한다. 그녀는 자기 자신의 행동을 잘 조절해서, 성급하거나, 냉담하거나 혹은 우유부단하게 보이지 않도록 해야만 한다. 문제 해결 능력 또한 아주 중요하다. 어떤 CEO라도 좋은 전략을 짜는 동시에 그 전략이 잘 되지 않을 때는 방향을 바꿀 필요가 있다.

우리의 가상의 CEO는 그녀의 **실행 기능**executive functions들을 사용하고 있다. 이는 다각적인 인지 기능의 집합으로서, 뇌의 전두엽이 많은 부분을 관장하고 있으며, 일상생활에서 목표 지향적인 행동에 전념할 수 있도록 도와주는 기능들이다. 서로 다른 다양한 실행 기능(우리는 앞으로 이들을 EFs라고 부를 것이다)이 있는데, 이 중 일부는 다음에 자세히 설명하겠다. 중요한 것은, 연구들이 일관되고 확실하게 EFs가 우리가 선택한

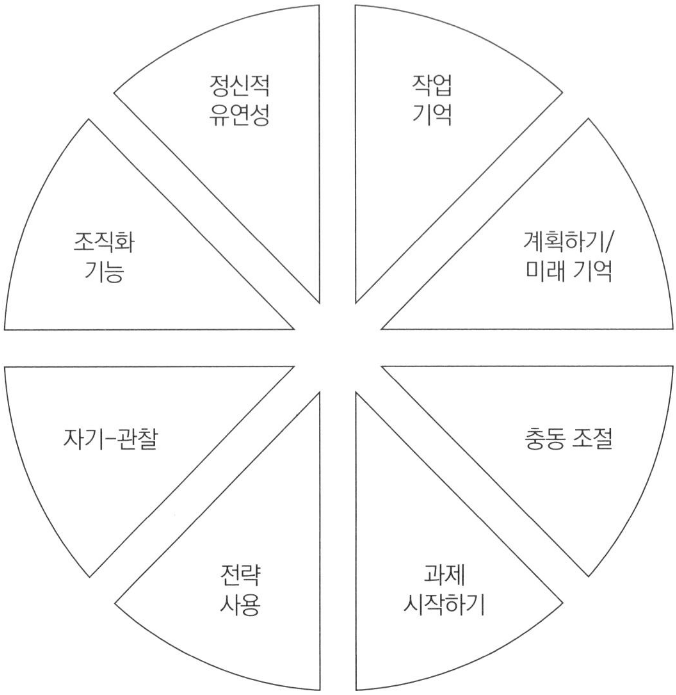


**[그림 3.2]** 실행 기능의 유형

생활방식에 의해 향상될 수 있음을 보여주고 있다. 만약 체력을 향상시키고, 다른 사람들과 사회적으로 더 교류하며, 정신적으로 자극이 되는 작업에 집중한다면, EFs는 개선될 것이다. 나중에 이 책에서 이와 연관된 것을 좀 더 자세하게 다룰 것인데, 여기서는 우선 EFs가 무엇인지에 대해 정의하는 것부터 시작해 보도록 하자.

**실행 기능** 혹은 **실행 작용**executive functioning과 같은 용어는 서로 다른 여러 뇌 기능을 일컫는다([그림 3.2] 참고).

주의력이나 기억력과 같이, 실행 기능은 많은 방식으로 기술될 수 있다. 어떤 상황에서 사람들은 EFs를 조직화와 시간 관리의 관점에서 이야기한다. 예를 들어, 학교에서 선생님은 학생이 숙제를 해 오지 않거나 과제를 끝내지 못하고 질질 끌고 있으면, 그 학생이 EFs 기능에 문제를 가지고 있다고 이야기한다. 직장에서 EFs 문제를 가진 사람은 이메일에 답을 하는 데 시간이 걸리거나, 새로운 작업을 시작하는 데도 시간이 걸리며, 혹은 프로젝트를 끝내는 데 어려움을 가질 수 있다. 노인에게 EFs의 어려움은 제 때에 공과금을 내거나 약 먹는 것을 기억하는 데 어려움을 겪는 것과 연관될 수 있다. 이와 연관된 실행 기능은 **미래 기억**prospective memory이라고 불리는 것으로, 미래에 어떤 것을 얼마나 잘 기억하는가를 이야기한다.

일상생활에서 기능을 잘 할 수 있도록 도와주는 특별히 중요한 한 가지 EF는 신경심리학자들이 **정신적 유연성**mental flexibility이라고 부르는 것이다. 이것은 작업을 하는 도중, 하루 일정을 수행하는 중간에 경과를 어떻게 잘 변화시킬 수 있는지, 그리고 할 필요가 있을 때 어떻게 잘 상호작용할 수 있는지를 일컫는다. 나와 함께 치료하고 있는 일부 학생들은 학교의 과제 혹은 프로젝트가 계획대로 잘되지 않을 때, 정신적 유연성의 문제로 힘들어한다. 예를 들어, 수학 숙제를 어떻게 끝낼지를 계획했었는데, 만약 예기치 않은 어려움이 생기면 당황해서 숙제가 뒤로 많이 미뤄지거나 늦게 제출하게 된다. 새로운 장소로 가기 위해 운전하는 것을 생각해 보도록 하자. 자동항법장치가 생기기 전에는(그때가 기억이 나는가?) 지도를 꺼내 들고 우리가 가야 할 장소를 찾아보고, 갈 길을 찾아야 했다. 이것은 교통체증이나 다른 장애물을 피하기 위해 종종 약간 벗어나는 등, 최선의 해결책을 생각해 내기 위해 융통성을 발휘하는 것을 의미한다. 일반적으로, 대부분은 뇌를 유연하게 하고 예상치 못한 변화에 적응하면서, 때때로 일일 계획을 재조정할 필요가 있다는 것을 발견하곤 한다.

우리의 가상 CEO로 되돌아가서, 지도자 역할에서 피해야 할 것은 바로 자제심을 잃는 것이다. 좋은 자기 관찰과 충동 조절을 통해 다른 사람들에게 반응해서 자신을 조절하는 것은 건강하게 일을 하고 개인적인 관계를 유지하는 데 매우 중요하다. 어떤 사람은 제안, 비판, 심지어는 모욕까지도 흡수해서, 화를 내지 않고 매우 효율적으로 처리한다. 우리 자신의 행동을 조절할 수 있는 이런 능력은 실행 기능의 또 다른 중요한 측면이고, 이 능력은 우리가 어려움에 처할 때 더 큰 도전을 받게 된다. 이런 관점에서, 일반적으로 긴장된 상태일 때 힘든 관계를 관리하는 것이 어려워지기 때문에, 스트레스가 티핑 포인트tipping point[5)]를 낮추는 경향이 있다는 것을 우리는 잘 알고 있다.

심리학자인 대니얼 골먼Daniel Goleman에 의해 이야기된 연관된 개념으로, 바로 **편도체 납치**amygdala hijack라는 것이 있다.[10] 우리가 스트레스를 받는 상호작용이나 경험을 할 때, 뇌의 화재 경보 장치인 편도체에 의해 생성된 새로운 부정적인 감정들은 뇌, 특히 전두엽을 압도할 수 있다. 우리의 의사결정, 추론, 계획 및 집중력 등에 있어 전두엽의 중요한 역할을 고려한다면, 전두엽이 문제가 있을 때 우리는 곤경에 빠지게 된다. 감정이 올라가면 전두엽으로 가는 혈류가 저하되고, 이것은 잠정적으로 EFs와 다른 인지력의 장애를 가져올 수 있다. 비록 이런 변화가 일시적이기는 해도, 그 변화는 일상생활 활동에 큰 혼란을 일으킬 수 있다. 즉 납치된 뇌를 가지고는 일을 끝내기 힘들어지거나 다른 사람들과 상호작용하는 것이 더 어렵고, 스트레스를 관리하는 것이 더 어렵다. 뇌 건강을

---

5) 예상하지 못한 일이 한꺼번에 몰아닥치는 극적인 변화의 순간을 이야기하며, 예상하지 못한 일들이 갑자기 폭발하는 바로 그 지점을 이야기한다(역자 주).

증진시키는 것 중 일부에는 마치 숙련된 무술가가 상대방에서 오는 타격을 비껴나가게 하는 것처럼, 부정적인 감정을 억제하고 관리하는 것이 포함된다. 그렇지 않으면, 우리는 산만해지거나, 건망증이 심해지고, 실행 기능에 문제가 생길 수 있게 된다.

## 자기확인 훈련

개인적 가치에 대한 **자기확인**self-affirmation이라고 불리는 것이 행동 변화의 과정에 있어 강력한 동맹이 될 수 있다는 것을 잘 알고 있다. 우리가 어디에 서 있는지, 우리에게 중요한 것은 무엇인지 명확하게 해주는 것은 새로운 것을 배우는 데 있어 개방성을 향상시켜 주는 무언가가 있는 것처럼 보인다. 다른 주제로 옮겨가기 전에, 앞에서 언급하였던 이와 관련된 훈련을 소개하고자 한다. 이것은 이 책을 통해서 훈련연습지를 완료하는 데 도움을 줄 것인데, 훈련연습지를 통해 당신의 현재 가치들을 반영하고 그것들이 어떻게 뇌 건강을 개선시키기 위해 만들려고 하는 변화들과 일치하는지를 확인할 수 있을 것이다. 자, 다음의 개념, 특성 및 삶의 가치에 대한 목록을 살펴보기 바란다.

> 독립성, 영성, 관용, 자발성, 재정적 안정, 다른 사람에 대한 봉사, 생산성, 공동체, 조화, 성취, 정직, 낙관주의, 건강, 친절, 창의성, 진정성, 유머감각, 적응성, 명확한 도덕적 기준

이들 중 어떤 것이 당신에게 가장 의미가 있는가? 위에서 당신의 현재 가치를 반영해 주고 있다고 느끼는 6개에서 8개의 용어(아니면 자신이

자유롭게 생각해 낸 것)를 선택하도록 하라. 그리고 난 다음 그들을 가장 중요한 것에서 덜 중요한 순으로 아래의 공간에 차례대로 써넣도록 하라.

상위 6개에서 8개의 가치를 중요한 수준에 따라 차례로 써넣도록 하라.

1. ______________________________
2. ______________________________
3. ______________________________
4. ______________________________
5. ______________________________
6. ______________________________
7. ______________________________
8. ______________________________

이제, 왜 이들 가치가 당신에게 그렇게 중요한지에 대해 간략하게 기술하도록 하라.

______________________________

______________________________

______________________________

______________________________

______________________________

지금 막 끝낸 이 훈련은 새로운 긍정적인 습관을 더 쉽게 적용할 수 있고 작업 기억이 향상되며, 일상생활에서 신체 활동이 늘어나고 전두엽 기능이 개선되는 등 많은 긍정적인 결과와 관련이 있다고 알려져 있다.[11] 나는 당신의 가치관의 개인적인 중요성을 명확히 하는 것을 돕고,

이 책에서의 주제를 일상 활동과 연결시키는 것을 돕기 위해서, 이 책 전체를 통해서 자신의 가치에 대해 심사숙고하기를 바란다. 나는 당신이 이 훈련이 가지고 있는 다양한 이점을 알아차리기를 기대하고, 또 당신이 그렇게 될 것이라 생각한다.

# 2부 뇌 기능을 향상시키는 인지 전략과 생활방식

## 4장
# 가장 큰 변화를 이끄는 전략은 무엇인가?

레몬에서 레모네이드를 만드는 사람의 범주[6)]에 속하는 사람으로서, 브리짓Bridget은 내가 신경심리학적 평가를 위해 만나기 수년 전에 다발성 경화증(multiple sclerosis, MS)으로 진단받았다. MS 증상을 관리하는 많은 사람들이 그렇듯이, 그녀는 일상생활에서 일련의 인지 감퇴를 경험하였다. 브리짓은 이전보다 기억을 되살리는 데 있어 더 문제를 보였고, 대화와 일상에서 새로운 정보를 처리하는 데 더 많은 시간을 필요로 하였다.

기억과 인지 효율성에서 일련의 문제를 보여주는 평가 결과였지만, 이런 인지 변화를 보완하기 위해 전략들 또한 강화되어 왔다는 것을 알 수 있었다. 그녀는 잊어버리지 않기 위해 자신의 스마트폰에 아주 꼼

6) 손실을 이롭게 만드는 사람, 즉 생산적이고 가치 있는 사람(역자 주).

꼼히 새로운 약속과 쇼핑 목록에 대해 기록하고 있었다. 그녀는 예정된 일에 대해 상기시키거나 음식이 충분히 조리되었을 때 알리기 위해 스마트폰이나 부엌에서 알람이 울리도록 하고 있었다. 또한 자신이 알고 있는 같은 이름을 가진 사람의 이미지를 이용해서 새로운 이름을 기억하려 시도하고 있었다. 브리짓은 자신의 문제를 기꺼이 받아들였고, 이런 좋은 전략들을 사용함으로써 자신의 MS에 대해 통제력을 강화할 수 있다고 느꼈다.

이 장은 이 책 2부의 첫 번째 장으로, 뇌 건강과 전체적인 삶의 질을 개선시킨다고 알려진 보상 전략, 활동 및 생활방식 변화에 대해 할애하려 한다. 이 장은 또한 처음으로 '배경 과학', '요점 정리', '실질적 내용'의 세 부분으로 나누어져 있다. '배경 과학' 부분에서 증거 기반 인지 전략(C.A.P.E. 모델의 'C')에 대해 우리가 알고 있는 것을 논의할 것이다. 또한 브리짓과 같은 사람, 혹은 이 문제를 가진 거의 모든 사람들이 어떻게 집중력, 기억력 및 실행 기능을 개선시키는 효과적인 기법을 사용하여 뇌 건강을 최대한 활용하도록 배울 수 있는지에 대해 살펴볼 것이다.

## 배경 과학

### 실제 전략 사용

우리 모두는 아마도 다른 사람의 이름을 잘 기억한다든가, 생일을 절대로 잊어버리지 않는다든가, 혹은 어제 일어난 파티나 사회적 사건의 세부적인 것에 대해 잘 기억하는 등 기억력이 좋은 사람을 알고 있을 것이다. 사실대로 말하면, 많은 사람들이 이렇지는 않다. 그러나 일상생활에서 강력한 인지 전략을 사용하는 사람들로부터 우리가 배울 수 있는 흥미로운 예들이 있다. 그런 사람 중 한 명이 차오 루Chao Lu인데,[1] 루 씨는 세계 기록 보유자로 대부분의 사람들과는 다른 범주에서 기록을 보유하고 있다. 그는 '파이pi' 혹은 3.14의 대부분의 숫자를 기억하는 기록을 보유하고 있다. (아는 것처럼, 0.14 이후의 모든 숫자는 무작위적이고, 파이는 무한대로 펼쳐지기 때문에 이것은 기억력의 최대치를 검사하는 데 좋은 방법이다). 그의 업적은 수십, 수백 개의 숫자(그 자체만으로도 인상적인 것이지만)에 대한 것은 아니다. 그의 업적은 **파이의 67,000자리 이상의 숫자**를 기억한다는 것이다. 잠깐 동안 이에 대해 생각해 보라. 67,000개의 숫자에 대해서 말이다.

단순하게 루 씨가 어떤 누구보다 아주 뛰어난 기억력을 가지고 있다고 결론을 내는 것은 쉬운 일일 것이다. 그렇게 생각하면 끝이다. 그러나 여기에 특히 흥미로운 점은 몇 년 후 그에게 할 수 있는 만큼 많이 파이 숫자를 기억해 달라 요청했을 때, 이전에 이루었던 인상적인 성취를 더 이상 볼 수 없었고, 그는 단지 39개의 숫자만을 기억할 수 있었다. 이것도 비웃을 일이 전혀 아니지만, 그가 이전에 해냈던 것과는 비교도 되지 않는 것이었다. 분석 결과, 그는 이전에 숫자를 기억하는 데 있어 그가 사용해왔던 다양한 조직화 기법을 잘 활용했기 때문에 그렇게 잘 기억할 수 있었다는 것이 밝혀졌다. 여기에는 두 자릿수로 숫자를 집단화해서 배우고, 이들을 단어로서 기억한 다음 이 단어들을 가지고 이야기나 하위 이야기를 수백 번, 수천 번 만드는 것이 포함되었다. 결국, 중요한 것은 그가 단순히 대단한 기억력을 가진 것이 아니라 효과적인 전략을 사용하였다는 것이다.

실제 세계에서 전략 사용에 대해 관심을 끄는 또 다른 예는 남미에서 찾아볼 수 있다. 아르헨티나의 부에노스아이레스의 경험이 많은 웨이터들은 복잡한 음료와 저녁식사 주문을 기억하는 데 있어 뛰어난 능력으로 명성이 자자하다. 일부 연구자들은 이에 대해 좀 더 알기 위해 부에노스아이레스를 방문하기로 결정했다.[2] 연구자들 중 8명은 지역의 인기 있는 장소에 있는 음식점을 찾아가 음료를 각각 한 잔씩 주문하였다. 웨이터들은 과학자들의 주문대로 돌아와 예상한 대로 실수 없이 음료를 주문한 사람에 맞게 가져다 주었다. 음료를 다 마시고 난 뒤(그리고 이런 종류의 연구를 위해 여기에 오기 위해 돈을 쓴 것이 운이 좋은 것이라는 것을 깨달으면서), 연구자들은 또 다르게 한 잔씩 주문하였다. 그러나 이번에는 웨이터가 테이블을 떠난 뒤, 모두 자리를 바꾸어 앉았다. 웨이터를 놀리려 아이들처럼 장난치려는 것이 아니라, 복잡한 음료 주문을 기억하는 능력이 앉은 자리와 연결되어 있는지 알고 싶어서였다. 다르게 이야기하면, 웨이터가 음료를 어느 곳에 제공해야 하는지를 기억하는 데 시각적 신호나 암시를 사용하고 있을 가능성에 대해 알고 싶었던 것이었다.

과학자들은 바로 웨이터들의 기억 능력이 예상했던 것만큼 대단하지 않다는 것을 알게 되었다. 두 번째 음료 제공 시에, 웨이터들은 여러 번의 실수를 저질렀고 아마도 지역의 기억력 슈퍼스타라는 명성에 먹칠을 하는 것에 대해 분명히 당황했을 것이다. 연구자들은 같은 실험을 이전에 테이블 서빙을 해본 적이 없는, 훈련되지 않은 웨이터들을 대상으로 실험을 반복한 결과, 일반적으로 주문을 받고 정확하게 음료를 제공하는 것에 서투른 것을 발견하였다. 그러나, 실험의 좌석 '조건'을 바꾸자 초보자들도 훈련받은 웨이터들만큼 잘 해냈다. 경험이 많은 웨이터들은 비록 무언가 변화가 있을 때 깨질 수는 있지만 훌륭한 전략(음료 주문을 고객의 공간적 위치와 연계시키는)을 가지고 있었다. 비록 그들의 재주가 과학자들의 교묘한 설계의 결과로 실패로 끝이 났지만, 웨이터의 실제적인 수행능력과 솜씨 있는 전략의 사용은 말할 것도 없이 인상적인 것이었다.

## 외적 및 내적 전략

일상생활에서 사용하는 인지 전략에 대해 생각할 때, 외적인 전략과 내적인 전략의 두 가지 커다란 범주가 있다. **외적 전략**external strategy은 우리의 작업과 일을 하거나 생활하는 상황을 관리할 수 있도록 도와주는 것이 우리의 '외부'에 존재하는 것을 이야기한다. 다시 말해, 이것은 우리가 물리적으로 조작할 수 있는 것과 관련되어 있는 전략이다. 외적 전략의 예는 아주 많은데, 스마트폰(알람이나 진동으로 알림을 주는 달력 기능을 포함), 벽에 거는 달력, 목록, 건식 칠판, 공과금 자동 결제 시스템, 일일 플래너, 온라인 달력, 알람시계 및 부엌용 타이머 등이 그것이다. 약 먹는 것을 기억하는 것을 돕기 위해 약통을 사용하는 것도 포함된다. 또한 가방, 지갑 혹은 열쇠와 같은 자주 사용하는 것들을 잃어버리지 않기 위해 일정한 장소(현관문 앞의 바구니와 같은 곳)에 놓아둘 수 있다. 이런 외적 전략 중 한 가지 혹은 그 이상을 사용하면 주변 환경에 질서가 생기고, 일상생활의 일들을 기억할 수 있도록 도와준다.

**내적 전략**internal strategy들은 새로운 정보를 기억하거나 조직화하도록 돕기 위해 그 순간에 사용하는 정신적 기법들을 이야기한다. 실질적으로 무엇을 적거나 스마트폰에 입력하는 것이 아닌 내적 전략은 새로운 것을 배우기 시작할 때 더 도움이 된다. 예를 들어, 새로운 친구의 이름을 머릿속으로 몇 번 반복하는 것은 물리적으로 적기 어려운 상황에서 기억하는데 도움을 줄 수 있다. 약어를 사용하여 몇 가지 생각을 기억하게 하는 것은 잠시 동안, 그리고 좀 더 길게 어떤 것을 기억할 수 있게 해 주는 다른 방법이다. C.A.P.E.의 약어를 사용하는 것은 확실히 이런 측면을 염두에 둔 것이다. 나는 다음에서 몇 가지 다른 예들을 보여주려 한다.

심리학자인 대니얼 카너먼이 그의 연구에서 보여주었던 것처럼,[3]

| 외적 전략 | 내적 전략 |
|---|---|
| 종이 혹은 전자 달력/예약장 | 말로 표현하거나 혹은 작업 동안에 '자기 자신에게 이야기하기' |
| 최대 4개 또는 5개의 항목이 있는 목록, 각 항목에는 작업 시간 추정치 포함 | 나중에 그것을 기억하는 데 도움이 될 수 있게 약어에 정보를 집어넣기 |
| 핸드폰 혹은 부엌 타이머를 이용하여 알람 울리기 | 새로운 자료에 개인적으로 연상되는 것을 부가하기 |
| 핸드폰, 지갑 혹은 가방과 같은 중요한 물건들을 계속해서 같은 장소에 놓아두기 | 문제 해결이 막혔을 때 정신적으로 한 걸음 뒤로 물러서는 것 |
| 기억하려 하는 것을 그림으로 그리기 | 다중작업을 수행하기보다는 '단일작업을 수행하기' |

**[그림 4.1]** 외적 전략과 내적 전략의 예

너무 많은 선택의 가능성이 있는 것은 좋은 일이 아니다. 그래서, 나는 3장에서 이야기하였던 인지 삼총사인 주의력, 기억력 및 실행 기능 각각에 대해 도움이 될 수 있고, 근거에 기반 한 전략들에 대해 자세히 논의하려고 한다. [그림 4.1]은 이런 전략들의 일부 예를 보여주고 있다. 그리고 또한, 긍정 심리학 연구에서 우리가 알고 있는 것처럼, 만약 어떤 것을 사용할 때 긍정적인 감정을 경험한다면, 새로운 인지 전략을 사용하는 것과 같은 긍정적인 생활방식의 습관을 만들어 내는 것이 더 쉽게 이루어질 수 있다.[4] 따라서, 만약 아래의 전략을 하나 시도해 보고 그것이 아주 잠시라도 긍정적 감정이나 작은 성공의 감정, 혹은 잠시 동안이라도 일상에서 어떤 것에 대한 우월감을 가져온다면, 그것을 꼭 알아차리도록 하라! 작은 개선이나 그에 대한 좋은 느낌을 더 생각할 수 있을수록, 이 전략을 더 지속적으로 사용하게 될 것이고 이로부터 오는 이점을 더 느끼게 될 것이다.

**집중력 전략** 집중력을 증진시키기 위해 사용할 수 있는 전략들을 생각할 때, 어떤 것을 잘 기억하려면 우선 그것에 대해 집중해야 할 필요가 있다는 사실을 아는 것이 중요하다. 많은 환자들에게서 인지 호소가 내가 관찰한 것은 그들이 기억력 문제라고 생각하는 것이 실제로는 집중력 감퇴였다는 사실이다. 이런 감퇴의 일부는 스트레스나 기분 저하와 상관있다. 스트레스 상황이 지나가거나 기분이 호전되고 나면, 기억 문제를 더 이상 호소하지 않는다. 이 변화는 실제로 과학적으로도 지지받고 있다. 간단히 이야기하면, 사람들은 일반적으로 다시 예전처럼 느낄 때, 기억력이나 다른 인지 문제를 더 적게 보고한다는 것이다.[5]

주의력을 개선시키기 위한 특히 간단하고 근거에 기반한 내적 전략 중 하나가 작업을 말로 표현하거나 자신이 하고 있는 것을 단계에 따라 큰 소리로 이야기하는 것이다.[6] 이에 대해 생각할 수 있는 또 다른 방법은 마치 스포츠 게임의 '중계 아나운서'인 것처럼 이야기하는 것이다. 우리가 하고 있는 것을 큰 소리로 이야기하는 것이 뇌로 하여금 눈앞에 있는 작업에 더 잘 집중하게 만들어 주고 주위 때문에 주의 산만해지는 것을 줄여주는 것처럼 보인다.

가사일이나 업무 혹은 학교에서 하고 있는 일과 같은 것을 끝내는 동안에 혼자 말하는 요령을 터득하려면 연습이 필요하다. 처음에는, 작업을 끝내기 위해 전체적인 계획을 명확하게 하는 것이 필요하다. 그리고 난 다음, 작업을 진행해 나가는 동안 하고 있는 것을 한 단계 한 단계씩 큰 소리로 이야기하라. 이렇게 연습하면, 각 단계를 속으로 이야기할 수 있게 되고, 그러면 궁극적으로는 말하지 않고도 정신적으로 그 과정을 계속해 나갈 수 있게 된다. 연습하는 간단한 방법이 있는데, 예를 들어 설거지하는 동안에 각각의 잔, 접시 및 식탁용 은그릇을 닦으면서 하고 있는 것에 대해 이야기하는 것이다. 빨래하는 동안에, 건조기에서 꺼내서 개고 있는 빨래거리들에 대해 속으로 크게 이야기하도록 하라. 시간이 지나면, 작업을 말로 표현하는 과정은 제2의 천성으로 굳어질 수 있고, 그러면 광범위한 작업들에 대해 더 잘 집중할 수 있는 자신을 발견할 것이다.

작업에 대한 우리의 주의력을 날카롭게 해줄 수 있는 훌륭한 외적 전략으로 아주 간단한 방법이 있는데, 바로 주의력 분산방지 메모장distraction notepad을 이용하는 것이다. 이것은 주의산만 관리가 매우 중요한, ADHD 연구에서 왔다.[7] 이것의 아이디어는 다음과 같다. 즉 학교, 직장 혹은 집에서 작업을 할 때, 종종 산만한 생각을 하게 된다(지난밤 내가 응원하는 운동팀이 어떻게 했나? 축구 연습이 끝난 다음 몇 시에 딸을 데리러 가야 되지? 오늘 내가 할 드라이클리닝이 끝났나?). 이런 생각에 대해 반응하는 대신에(예를 들어, 팀의 점수를 알아보기 위해 운동 웹 사이트를 확인하는 것), 생각을 포스트잇이나 아니면 이런 용도의 특수한 노트패드에 쓰는 것이다. 이렇게 함으로써, 나중에 행동으로 옮길 수 있도록 기록되기 때문에 생각이 효과적으로 중립화된다. 그러면 현재 작업에 대해 계속 집중할 수가 있게 된다.

점차 더 고도로 기술화되는 세계에서, 주의가 산만해질 수 있는 상황은 도처에 깔려 있다. 스마트폰, 태블릿, 소셜미디어, 인터넷 등은 항상 우리가 원하는 대로 할 수 있다. 우리의 환경이 작업을 방해할 수 있는 선택들로 가득 차 있을 때 효과적으로 집중하는 것은 확실히 어려운 일이다. 이와 관련된 외적인 주의력 증진 전략으로서, 미디어로부터 자유로워지도록 시도하는 것도 있다. 핸드폰이나 컴퓨터로 뉴스 속보에 대한 알림을 받을 필요가 없는 때가 있는가? 이메일이나 문자 메시지가 올 때마다 핑ping을 받는가? 당면한 작업에 집중해야 할 때 이런 알림을 끄거나, 전화기를 끄고, 이메일 프로그램을 닫는 것이 좋다. 소셜미디어가

하는 일에 끼어들도록 그냥 놔두기보다는, 일상적인 작업을 끝냈을 때 보상으로서 마음 챙김적으로 사용하도록 해보라.

[집중력과 몰입] 일상생활에서 집중력을 높이는 전략에 관련된 잘 연구된 강력한 정신 상태가 바로 **몰입**flow이다. 특히, 심리학자인 미하이 칙센트미하이Mihaly Csikszentmihalyi에 의해 언급된, **몰입 상태**flow state는[8] 활동 혹은 작업에 대한 깊고 지속적인 집중과 연관되어 있다. 이것은 시간이 가는 것을 잃어버릴 정도로, 일에 완전하게 흡수되었다고 느낄 때를 말하는 것이다. 몰입은 아주 바람직한 상태로 생산성과 즐거움이 함께 하고, 일하는 시간은 생각 없이 지나가게 된다. 음악을 연주하거나, 시각적 혹은 다른 예술 작업을 하거나, 혹은 운동에 빠져 있는 것과 같은 비업무적인 것에 몰두하는 것도 몰입의 다른 예들이다.

관객들에게 자신이 연기하는 인물을 철저히 납득시켜서 높은 수준의 연기를 이끌어내는, 자신의 역할에 완벽하게 빠져 들어가 있는 여배우를 생각해 보라. 아니면 새로운 소프트웨어를 만들어 내기 위해 한 번에 몇 시간씩 열심히 집중할 수 있는 컴퓨터 프로그래머를 생각해 보라. 아마도 경기에서 최고의 성적을 내고 있는 활강 스키 선수는, 자신의 라인과 코스의 미묘한 차이에 고도로 집중했기 때문에 경주에서 100분의 1초 차이로 이길 수 있었을 것이다. 또한 고마운 파랑 어치blue jays[7]가 최고의 기쁨을 느낄 수 있도록 많은 시간에 걸쳐 완벽한 새집을 만드는 주말의 취미 생활자를 생각할 수 있다.

몰입 상태는 몇 가지 조건에서 특정 전략을 사용하여 발생한다. 이런 상태에는 특별한 목적, 작업 수행하기 위한 동기 및 작업에 대한 이전

7) 까마귀과에 속하는 새로 공격성이 강한 새로 알려짐(역자 주).

의 경험 등이 포함된다. 그리고 필요한 자원을 가지고 있는 것도 중요하다. 여기에는 조용한 방, 잘 작동하는 컴퓨터와 같이 필요한 물건 그리고 아마도 유사한 작업을 완료하는 동안에 즐겨 듣는 특정 유형의 음악 등이 포함될 수 있다. 생각하는 것처럼, 몰입하는 데 방해할 수 있는 것도 있는데, 여기에는 이상적이지 못한 환경, 지나친 스트레스 및 대인관계 갈등 등이 포함된다.

몰입 상태는 작업이 요구하는 것과 그것을 완료하기 위해 필요한 기능 사이에 균형이 잘 이루어질 때 일어난다. 아무런 도전이 없다고 느낀다면 권태에 쉽게 빠질 수 있다. 그러나 적정한 기능이 없이 너무 도전이 많다고 느낀다면 불안을 유발할 수 있다. 최고의 작업성과를 냈던 시기를 떠올릴 수 있는가? 작업을 시작하기 바로 전에 무슨 일이 있었는지, 도전이 있음에도 불구하고 기술을 잘 사용하는 것이 어떤 느낌이었는지, 그리고 최종 결과 혹은 성과는 어땠는지 생각해 보도록 하라. 어떤 활동이건 간에 가능한 한 항상 이런 상태가 되도록 노력하는 것이 바람직하고, 이것은 뇌 건강을 촉진하기 위한 또 다른 훌륭한 방법이다.

**기억력 전략** 나이가 들어 중년기를 넘어서게 되면, 새로운 정보를 효과적으로 기억하는 능력이 떨어지기 때문에 학습과정에서 더 능동적이어야 할 필요가 있다. 한 가지 예를 들면, 어떤 사람을 소개받은 후에 그 사람의 이름을 잊어버린 적이 얼마나 많은가? (나도 그렇다.) 어떤 사람에 대한 당신의 집중력은 잠시 동안만 유지되고 대화의 흐름이 다른 곳으로 이동한다. 갑자기, 당신은 그 혹은 그녀의 이름이 생각나지 않는다! 여기에 다음에 누군가를 만날 때 시도해 볼 수 있는 것이 있다. 바람직한 첫 단계는 그 사람의 이름을 먼저 말한 다음에 당신을 소개하는 것이다. 예를 들어, "안녕, 마이크Mike, 저는 존John이에요"와 같이 하는 것이다.

이렇게 그 사람의 이름을 반복하면, 뇌는 그 사람의 이름과 얼굴을 연결하는 신경 연결을 만드는 것으로 반응하게 된다. 이것은 상호작용 안에서, 그다음 날 혹은 그 이후에도 그들의 이름을 기억할 수 있는 기회를 증가시켜 준다.

강력한 다음 단계는 그들의 이름과 연관 있는 일련의 개인적인 의미를 부가하는 것인데, 이미 알고 있는 어떤 것과 연관 짓는 것이다. 이런 방법 중 하나는 이미 알고 있는 같은 이름을 가진 사람의 다음에 새로운 사람의 심상mental image을 가져다 놓는 것이다. '마이크'로 돌아가서, 수년 동안 알고 지내던 마이크라는 이름을 가진 사람과 함께 일을 했다든지 아니면 학교를 함께 다녔다든지 하는 가정을 해보도록 하자. 이제 '오래된' 마이크 옆에 서 있는 '새로운' 마이크의 이미지를 머릿속에 만들어 보라. 아마도 이들은 악수하고 있거나, 서로 이야기하고 있거나, 아니면 뜨거운 언쟁을 주고받고 있을 수 있다. 어떤 면에서는, 정신적 이미지가 별스러울수록 더 좋을 수 있다. 결국, 이렇게 함으로써 뇌에게 방금 알게 된 새로운 이름에 대한 더 깊은 연결을 만들 수 있도록 도와준 것이고, 다음에 그를 보았을 때 마이크라는 이름을 기억할 수 있는 기회를 강화시켜줄 것이다. 이 전략을 집에서도 연습할 수가 있다. 아마도 뉴스에서 본 누군가의 이름을 외우려하거나, 스포츠 캐스터의 이름, 혹은 요리 쇼호스트의 이름을 외우려 시도하며 이 방법처럼 연습해서 일종의 습관처럼 만들도록 하라. 이런 식으로, 원할 때 언제라도 기억력 전략을 개선하는 작업을 위한 개인 '실험실'을 가질 수가 있다.

이 과정을 **정교화**elaboration라고 부르는데, 새로 배우는 것들에 대한 더 넓은 맥락을 만들어 내는 것으로, 이것은 정보를 더 잘 배우고 기억하기를 원한다면 특히 효과적일 수 있다. 이와 연관된 전략 중 하나는 **간격 벌리기 연습**spaced practice이다. 이것은 내적 전략으로, 새로운 자료(아마도 선택한 과목의 내용 혹은 최근에 읽은 어떤 것과 같이)를 처음 배우고 난 다음에 다시 그것을 검토하기 전에 약간의 시차를 두는 것을 이야기한다. 이 연습에 기본이 되는 아이디어는 휴식을 취하거나, 다른 활동에 참여하거나, 낮잠을 자거나, 아니면 심지어 밤에 자고 난 다음에 배웠던 내용으로 돌아가서 스스로 다시 검사해 보는 것이다.

피터 브라운Peter Brown과 그의 동료들이 쓴[9] 『어떻게 공부할 것인가Make It Stick』에서 이 전략은 많은 학생들이 사용하는 전통적인 '벼락치기 공부하기' 전략보다는 훨씬 더 효과적이다. 벼락치기 공부하기 전략은 다음 날 시험이 있는 경우에 시험을 더 잘 볼 수 있도록 도와줄 수 있지만, 피할 수 없는 변기 물 내리는 것과 같은 정신적인 물 내림mental toilet flush이 곧 뒤따를 것이며, 장기적으로 보면 거의 누적되는 것이 없이 원점으로 되돌려 놓을 것이다.

사용할 수 있는 다른 내적 전략은 이미 익숙한 것일 수도 있는데, 정보를 나중에 쉽게 다시 가져올 수 있도록 일련의 의미 있는 구조 혹은 '묶음' 속에 집어넣는 것이다. 이 책의 많은 부분이 C.A.P.E. 모델과 연관이 있는데, 이는 뇌 건강을 촉진하는 데 있어 핵심적인 방법을 이야기하는 것이다. 당신은 아마도 이 약어의 4부분에 대해 정의(인지 전략, 활동 참여, 인지 문제의 예방 및 뇌에 대한 교육)할 수 있을 것이며, 그것은 이미 이 전략을 사용해 오고 있다는 것을 의미해 준다. 아마도 자신의 삶에도 쉽게 기억되는 약어를 만들기 위한 다른 일반적인 아이디어, 작업 또는 약간의 정보가 있을 것이다.

단순하면서도 아주 효과적인 외적 전략은 기억하려 하는 것을 **그리는**drawing 것이다. 일부 혁신적인 연구들은 그리는 것을 다른 기억력 전략들과 비교하여 살펴보았고,[10] 적어도 몇몇 유형의 정보에 대해서는 이 방법이 아주 효과적이라는 것을 보여주었다. 한 연구는 사람들이 단어 목록을 기억하는 것을 돕기 위해 단어를 쓴다든가 아니면 단어에 대한 심상을 만들어 내는 것과 같은 서로 다른 전략들을 비교하였는데, 이 중에서 단어를 그리는 방법이 가장 효과적이었다. 그림 그리기 전략을 사용한 경우, 연구자들이 더 긴 목록을 주거나 단어를 기억하는 데 더 짧은 시간을 주었음에도 문제가 되지 않았고, 그림 그리기는 사람들이 더 잘 기억하는 데 지속적으로 도움을 주었다. 이것을 일상생활에 적용할 수 있는 방법 중 하나는 사려는 물건 목록을 빠르게 스케치해 보는 것, 혹은 역사 시험을 공부할 때 그 시대와 연관된 장면을 함께 그려 보는 것 등이 있다. 훌륭한 예술가가 될 필요는 없다! 중요한 것은 기억하려고 하고 있는 것을 그냥 그리는 과정인 것이다.

**실행 기능 전략** 인지력에 대해 걱정하고 있는 내 환자 중 많은 사람들이 일상생활에서 평범하지만 중요한 작업들을 기억하는 데 문제가 있다고 이야기한다. 예를 들어, 일, 학교 혹은 의사와의 약속, 제 때에 공과금 내기, 쇼핑몰이나 슈퍼마켓에서 어디에 차를 주차시켰는지, 열쇠 혹은 핸드폰을 어디에 놔두었는지 등을 기억하지 못하는 것이다. 사람들은 또한 대화 중에 자주 단어를 잘 까먹는다고 호소한다. 사실상, 이런 문제는 일반 사람들도 흔히 하는 호소이다. 과학은 이런 호소가 아주 많은 사람들이 보고하는 유형의 문제라는 것을 보여주었는데,[11] 한 대단위 연구에서 중년기의 남성의 반 이상 그리고 여성의 약 2/3에서 기억력의 어려움을 가지고 있다는 것을 보여주었다.

다행히도, 이들은 내가 실행 기능 범주로 분류했던 직접적인 외적 전략을 이용해서 관리할 수 있는 그런 문제들이다. 이 전략은 계획하고, 정보를 조직하고, 시간을 관리하는 방법을 포함하기 때문에 궁극적으로 기억력이 향상된다.

'전통적인 방식old school'의 기법에 관심을 가진 사람들에게는, 약속 수첩이나 탁상 달력을 지속적으로 사용하는 것이 좋은 방법이 될 수 있는데, 특히 앞으로 있는 만남을 기억하는 데는 효과가 있다. 우리 모두는 바쁘게 살고 있기 때문에, 약속이 어떤 주 혹은 어떤 달에 있는지를 자연스럽게 기억하는 것은 대다수의 사람들에게 어려운 일이다(아마도 우리의 기억력 챔피언인 차우 루 씨조차도). 앞으로 일어날 일에 대해 계획을 세우는 데 도움을 주는 조직적인 습관이나 전략을 사용하는 것은 아주 커다란 차이를 만들 수 있다.

사용하기 쉽고(잘 기억할 수 있는 방식으로 날짜 혹은 주를 적어 놓게 되면), 유행에 맞고(어떻게 정의하든), 항상 가까이에 둘 수 있는 간편한 약속장을 가지고 있는 것은 친구 혹은 동료들과의 만남을 잊어버리지 않도록 미연에 방지하는 데 도움이 될 수 있다. 어떤 사람들은 이런 목적으로 핸드폰이나 온라인 달력을 사용하는 것을 더 선호할 수 있다. 이런 전략들은 도움이 될 수 있는데, 왜냐하면 이 방법들이 다수의 감각적 경로를 통해서 기억할 수 있는 단서를 제공해 주기 때문이다. 예를 들어, 적어놓은 일정을 봄으로써 시각적으로 기억하도록 해주고, 알람으로 청각적으로, 그리고 진동을 통해서 촉각적으로 기억하도록 해 준다. 이것들은 또한 시시콜콜하게 기억해야 할 것을 줄여주고, 적절한 때에 생각나고 작동될 수 있는 페이지(종이 혹은 전자 페이지)로 옮겨줌으로써 우리의 스트레스를 줄여 준다.

일상생활에서 물건들을 제자리에 놓지 않는 문제는 어떤가? 열쇠, 가방 혹은 지갑 등을 어디에 놓았는지 몰라 찾는 경우가 많지 않은가? 집이나 직장에서 이런 물건들을 정해진 자리에 놓아두는 것이 이런 문제를 해결하는 최선의 방법이다. 예를 들어, 현관문 앞에 이런 목적을 위해 바구니를 놔두는 것이 도움이 될 수 있다. 이것이 습관이 되기까지는 시간이 걸릴 수 있지만, 결국에는 그런 물건들을 잘 못 놔두는 일이 현저하게 줄어들 것이다. 첨단 기술을 이용한 전략도 도움이 될 수 있다. 열쇠고리에 달 수 있는 작은 장치를 사서 스마트폰 앱에 연결시켜 놓으면, GPSglobal positioning system를 이용해서 열쇠가 있는 장소를 소리로 알려줄 것이다. 이와 같은 것은 기술을 사용하여 게임을 발전시키는 데 관심이 있는 사람들에게는 꽤 멋진 일이 될 것이다.

또 다른 외적 실행 기능 전략은 '급한' 과제에 대해 정보를 효과적으로 기록하는 것이다. 이것은 주어진 시간 안에 끝내야 할 필요가 있는 작업과 효과적으로 관리하기 위해 단기적인 계획을 필요로 하는 작업에 적용된다. 목록을 만드는 것은 말할 나위 없지만, 모든 목록을 똑같이 만들 필요는 없다. 많은 항목의 목록은 별도의 총 작업 목록으로는 유용하지만, 압도적이고 오히려 비생산적일 수 있다.

이상적으로, 하루 중에 어떤 경우에라도 사용될 수 있는 작업 목록은 4~5개의 항목을 넘지 않는 것이 좋다. 이렇게 간단한 목록을 사용함으로써, 목록을 완료할 수 있는 기회를 증가시킬 수 있고(그리고 각각의 작업을 수행하는 것은 꽤 기분이 좋게 느껴진다), 이것은 성취감 및 숙달감을 가져다준다. 목록에 대한 중요한 추가 사항은 각 작업이 얼마나 시간이 걸릴지 추정하는 것이다. 추정이 조금 벗어날 수는 있겠지만, 말할 것도 없이 이 과정을 통해 노력을 정신적으로, 그리고 시간적으로 틀을 만들어주는 데 도움을 줄 것이며, 주어진 시간 안에 작업을 완료할 수 있는 능력을 좀 더 현실적으로 파악할 수 있다. 예를 들어, 하루의 반나절 동안에 작업을 해야 할 다섯 항목의 목록은 다음과 같다.

- 지출 보고서 작성하기(60분)

- 다음 달 이루어질 협력 작업을 논의하기 위해 동료에게 전화하기(15분)
- 학부모-선생님 회의 스케줄을 잡기 위해 아들의 선생님에게 전화하기(10분)
- 전기료와 전화비 지불하기(10분)

이 목록에서 지출 보고서 작성이 가장 시간이 걸리는 항목이라는 것이 명백하다. 이것이 가장 오래 걸릴 것을 고려하면 아마도 제일 먼저 다루어져야 할 것이다(그리고 우리가 추정했던 것보다 더 오래 걸릴 수도 있다). 다른 작업들은 더 짧게 걸릴 것이고, 아마도 이른 아침보다는 나중에 하는 것이 더 적절할 수 있다. 시간 추정에는 항상 여지가 있기 때문에, 예기치 못한 문제(동료가 잡담하기 위해 사무실을 들리는 것, 오랜 시간 연락이 없던 친척으로부터 전화 받게 되는 것, 너무 오래 움직이지 않는 것을 피하기 위해 일어나서 걸으려 마음먹는 것)가 발생할 가능성을 고려하여 여유를 두는 것이 중요하다. 이 과정은 궁극적으로는 스케줄을 좀 더 조절할 수 있는 느낌을 가져다줄 수 있고, 결과적으로 실행 기능을 유리하게 사용하여 생산성을 올릴 수가 있게 된다.

우리가 3장에서 논의했던 실행 기능의 한 가지 중요한 측면은 신경심리학자들이 정신적 유연성이라고 부르는 것이다. 이것은 본질적으로 우리가 일상생활에서 필요에 따라 얼마나 잘 과정을 변화시킬 수 있는가를 일컫는다. 스케줄을 변경해야 할 필요가 있었던 마지막 경우가 언제였는가? 혹은 집에서 프로젝트를 수행하고 있을 때, 원래 계획을 예기치 않게 바꾸어야 할 필요를 느낀 부분은 무엇이었는가? 아니면, 대화 중에 낯설고 새로운 주제로 이야기가 바뀌어서 재정비해서 그것을 따라가야 했던 적이 있는가? 우리 모두는 우리의 활동과 계획에 있어 유연할 필요가 있다. 이것은 단순히 인간의 일부분인 것이다. 유연해지려 노력하는 것도 또한 뇌 건강에 있어 중요한 측면이다.

정신적 유연성을 촉진시킬 수 있는 중요한 방법 중 하나는 원하는 대로 작업을 진행시킬 수 없다고 느끼는 순간에 재빨리 자기감시 훈련을 하는 것이다. 마음속으로 한 걸음 물러서서(내가 '40,000피트' 관점이라고 즐겨 부르는 것으로, 마치 멀리서 상황을 바라보는 것과 같은 것), 몇 번 심호흡을 하고(좌절이나 불안으로 인해 편도체 납치가 일어나지 않도록 뇌를 돕기 위해), 이 상황에서 다르게 행동할 수 있는 무엇인가가 있는지를 물어보도록 하라. 그리고, 너무 빨리 일을 끝내려고 계획한 건 아닌지 스스로 확인하도록 하라. 빨리 판단하고 빠른 결정을 내리는 것이 도움이 될 수는 있지만, 전략에 전념하기 전에 시간을 가지고 다양한 선택지를 생각해 보는 것 또한 중요하다.

크리스Chris는 나와 함께 치료를 했던 중년 환자로 그는 자신에게 맞는 건강 보험 계획에 대해 고민하고 있다고 이야기했었다. 제안이 들어온 한 계획이 몇몇 혜택은 좋아 보였고 가격도 적당했지만, 그는 보험 혜택을 받기 전에 자신이 내야만 하는 높은 공제액에 대해서 미처 생각하지 못했다. 보험에 들기 바로 전에, 그의 부인이 그들의 건강 문제에 필요한 것보다 더 많은 공제액을 치러야 하는 것에 대한 위험성을 인식하게 되었다. 그들은 결국 매달 비용이 조금 더 많이 들지만 공제액이 훨씬 적은 것을 선택하였는데, 그것이 그들의 필요에 더 부합했다. 더 넓은 재정적 선택을 심사숙고하기 위해 한 걸음 뒤로 물러서는 것이 합리적인 결정과 파산을 일으킬 수도 있는 결정 사이의 차이를 만들었다. 융통성 있다는 것은 말 그대로, 혹은 비유적으로도 돈을 버는 것이다.

말하려고 하는 또 다른 실행 기능 전략은 우리가 작업을 어떻게 진행하는가와 연관되어 있다. 이전에 논의했던 것처럼, 몇 가지 일을 동시에 하는 다중작업처리는[12] 우리가 실수를 더 하게 만들고, 작업 속도를 느리게 만들며, 생산성을 떨어뜨린다는 연구결과가 있다. 더 효과적인 방법은 한 번에 한 가지 일을 수행해서, 그것을 끝마치고 난 후 다음 작업으로 넘어가는, 소위 말하는 **단일작업처리**unitasking이다. 이 방법이, 뇌에 반해서 일을 하는 것이 아니라 뇌와 함께 일하는 방법인 것이다.

이 과정에 추가적으로 가장 중요한 작업부터 시작해서 그 다음 중요한 작업으로 이동하며 작업을 통합한다. 작업할 때 비록 다중작업 수행이 더 쉬워 보이고 몇 분 안에 끝낼 수 있는 것이 더 매력적으로 보일 수 있어도, 우리를 경로에서 벗어나게 할 수 있고 궁극적으로 더 중요한 일을 방해할 수도 있다. 일상에서 산만함은 우리 삶의 일부이고, 또 전부이기도 하다. 이것이 왜 가장 중요한 작업을 먼저 하는 것이 전체적인 일의 흐름을 호전시켜주고, 나중에 작은 일들을 관리하는 데 더 많은 시간을 가질 수 있게 해 주는가에 대한 이유인 것이다.

그리고 이 전에 이야기했던 것을 강조하자면, 여기에서 논의되고 좀 더 일반적인 인지 전략들을 사용하는 동안이나 그 이후에 자신의 감정에 대해 숙고해보는 것이 중요하다. 미래의 사건에 대해 성공적으로 기록하고, 이를 계획하며, 제시간에 도착하였을 때 기분이 좋아지는 것을 느끼는가? 단일작업 수행을 하려는 노력이 그 순간이나 일상의 스트레스나 긴장을 덜 느끼게 하는가? 경험이 긍정적일수록, 일상 안에서 그 전략이 정착할 가능성이 높아지고 책임질 일들을 어떻게 관리하고 있는지에 대해 만족을 느낄 가능성이 높아진다.

## 요점 정리

이 장의 몇 가지 요점을 정리하면 다음과 같다.

- 집중하거나, 기억할 수 있게, 그리고 일상생활 안에서 조직화할 수 있게 도움을 줄 수 있는 전략에 대해 생각할 때, 내적(자기 생성적)과 외적(가시적인 것이거나 혹은 달력이나 포스트잇과 같이 환경 안에 있는 것) 전략 사이에 균형을 가지고 사용하라.
- 집중력을 향상시키기 위해 소리 내어 이야기하거나 작업을 '하면서 자신에게 이야기'하라.
- 기억력을 개선시키기 위해 배우려는 새로운 정보에 개인적으로 의미 있는 것을 부가하라.
- 쉽게 기억할 수 있는 약어(인지 전략, 활동 참여, 인지 문제의 예방 및 뇌에 대한 교육을 위한 C.A.P.E.와 같이)로 자료를 배치하는 등, 새로운 정보에 구조를 추가하라.
- 중요한 물건들(열쇠 혹은 휴대폰과 같은)을 집이나 직장에서 일관된 장소에 두라.
- 총 4개에서 5개 정도의 항목이 포함된 목록을 작성하고 여기에 각 항목을 끝내기 위해 필요한 추정 시간을 포함하라.
- 다중작업처리를 피하고 단일작업처리를 시도하라.
- 무언가 알아내려 하다가 곤경에 빠졌을 때, 문제로부터 거리를 두고 볼 수 있도록 정신적으로 한 걸음 뒤로 물러서서, 몇 번의 깊은숨을 쉬고, 지금 사용하고 있는 것보다 좀 더 나은 다른 선택은 없는지 물어보라.

- 일상생활에서 인지 전략을 사용하는 동안에 느꼈던(비록 잠깐 동안이라도) 긍정적인 감정에 대해 숙고해보라. 이렇게 하면 이 전략이 일상의 일부분이 될 기회를 증가시켜 준다.
- 몰입상태로 들어가는 것이 인지력이 긍정적으로 길을 만들고 생산성을 증가시켜 주는 이상적인 방법이다. 이렇게 할 수 있는 전략에는 직장이나 집에서 작업을 시작하기 전에 준비를 잘 하고, 필요한 모든 자원들을 가진 환경이 되도록 하며 긍정적이고 참여적인 태도를 가지는 것 등이 포함된다.

실제 문제

## 나의 인지 전략 사용을 개선시키기 위한 전략 계획 수립하기

내가 매일(혹은 적어도 일주일에 몇 번) 일반적으로 사용하는 현재 전략:

______________________________

______________________________

이 전략들을 언제 사용하는지:

______________________________

______________________________

이 전략들을 사용하는 데 방해되는 요소들:

______________________________

______________________________

인지적 전략들을 효과적으로 사용하는 데 나를 가장 힘들게 하는 두 가지 장애물:

1. ______________________________

______________________________

2. ______________________________

______________________________

장애물 #1을 극복하기 위해 할 수 있는 일:

______________________________

______________________________

장애물 #2를 극복하기 위해 할 수 있는 일:

이번 주에 (아주 조금이라도 더) 전략들을 사용하기 위해 할 수 있는 작은 단계들:

이번 달에 (아주 조금이라도 더) 전략들을 사용하기 위해 할 수 있는 작은 단계들:

앞으로 3개월 동안 나 자신을 위해 가져야 할 전략 사용 목표들:

앞으로 6개월 동안 나 자신을 위해 가져야 할 전략 사용 목표들:

이번 장에서 배운 것 중에 전략들을 더 자주 사용하는 데 도움이 되는 방법:

추가 전략을 사용하는 것이 어떻게 나의 현재 가치(3장 마지막 부분에 내가 말했던 것 중 하나)와 일치하는지:

_______________________________________________

_______________________________________________

_______________________________________________

5장

# 운동이 뇌에 미치는 영향

스티브Steve는 그의 몸과 뇌를 위해 올바른 일을 하는 습관이 있었다. 그는 규칙적으로 운동했고, 건강하게 먹었으며(뛰어난 요리사인 부인의 도움을 받아), 책을 읽고, 기타 연주를 완벽하게 하기 위해 정신적으로 지속적인 자극을 받고자 노력하고 있었다. 나는 그를 50대 후반에 만났는데, 이때가 그와 그의 부인이 그의 기억이 저하되기 시작하고 있는 것을 알아차렸을 때였다. 그는 여전히 일상생활을 잘하고 있었지만, 기억력 감퇴는 그를 점점 더 불편하고 난처하게 만들고 있었다. 그의 신경심리학적 검사 점수는 새로운 이야기나 단어 목록과 같은 새로운 언어적 정보를 학습하는 데 문제를 보여주고 있었지만, 다른 것들은 문제가 없어 보였다. 실제로, 그는 어떤 영역에서는 아주 우수한 결과를 보여주었다. 그의 전체적인 패턴은 그가 경도 인지 장애[MCI]를 가지고 있는 것으로 보였으며, 나는 그의 인지 상태에 대해 지켜보기 위해 1~2년마다 재평가를 위해 방문할 것을 권고하였다.

내가 그를 만날 때마다 그는 기억력에 문제가 있다는 증거를 지속적으로 보이고 있었지만, 그것이 더 문제가 되는 치매의 신호로 발전하지는 않았다. 대략 매년 MCI를 가진 사람의 10% 정도가 치매로 발전한다는 사실에도 불구하고, 스티브는 역경을 이겨내고 있었다. 내가 그에게 운동에 대해서 물었을 때 그는 "당신이 저에게 운동과 뇌의 관련성에 대해 이야기해 준 후에, 저는 그냥 넘어갈 수 없었습니다"라고 항상 같은 대답을 하였다. 그는 거의 매일 러닝머신에서 30분에서 45분 정도 운동하는 일상을 지속하였고, 나는 그에게 그의 운동 수준이 뇌 기능과 인지력을 향상시키는 데 긍정적인 역할을 할 가능성이 높다고 이야기해 주었다.

## 배경 과학

우리의 뇌 건강에 대한 C.A.P.E. 모델에서, 'A'는 **활동 참여**activity engagement를 보여주고, 3가지 유형의 활동이 이 모델을 참조하였다. 다음의 몇 개의 장을 통해서, 이들 3가지 유형의 활동에 대해 논의하게 될 것인데, 신체적 활동과 운동, 사회적 활동과 참여 및 정신적 혹은 지적 활동이 그것이다. 이 장에서는 뇌와 인지기능에 대한 신체적 활동의 중요성에 초점을 맞추려 한다.

일단, 당신이 운동을 그다지 많이 하고 있지 않다면, 혼자만 그런 것이 아니라는 것을 명심하라. 일반 인구의 신체 활동 수준에 대한 설문조사는 정신을 번쩍 들게 해 준다. 성인과 노인의 약 20%만이 미국 보건사회복지국과 미국 심장학회에서 권고한 수준(적어도 일주일에 5일 유산소 활동을 30분하고, 일주일에 2일 이상 근육 스트레칭을 하는 것)으로 활동하고 있다.[1] 특히 현재 아주 활동적이지 않은 경우에, 이 수준의 운동량이 다소 비현실적이라고 생각할 수 있다. 다행히도 우리는 하루에 20분에서 30분 운동하는 것이, 심지어 빨리 걷는 것만으로도, 뇌에 강력한 영향을 미친다는 것을 알고 있다. 이에 대해 나중에 더 논의할 것이다.

또한 전통적인 의미에서 신체적으로 활동적이어야 한다는 것을 넘어서, 많은 사람들이 너무 많이 앉아 있고 너무 적게 서 있다는 사실을 알고 있다. 최근 연구는 전 세계에 걸쳐(54개 국가에서) 하루에 너무 지나치게 앉아 있는 것[2]이 다른 원인들을 고려한 후에도 사망 가능성의 증가와 연관이 있다는 것을 명확하게 보여주었다. 어느 누가 그렇게 무해해 보이는 것이 그토록 위험할 수 있다고 생각할 수 있을까? 하루에 앉아서 보내는 시간이 많을수록 내측 전두엽이 작아지는 경향이 있다는 것을 보여준 연구[3]도 있다. 뇌의 이 부분은 특히 학습과 기억에 중요한 부분인데, 이 연구 결과는 만약 대부분의 시간을 앉아서 보내는 경향이 있다면(특히 일을 하면서), 우려할만한 결과이다. 잠깐 동안이라도 일어서서 움직이는 것이 전체적인 건강과 뇌 건강에 정말로 큰 차이를 만들어 낸다.

'운동'이라고 이야기할 때 우리는 무엇을 의미하는 것일까? 이 용어에 대해 직관적으로 이해하고 있기는 하지만, 운동의 광범위한 범주 안에는 많은 활동들이 포함이 된다. 걷기, 조깅, 춤추기, 자전거 타기, 수영하기, 스키 타기, 스노우보드 타기, 산악자전거 타기 및 하이킹 등이 이런 활동의 일부이다. 땀을 흘리고 있거나 심박동수가 일반적인 수준보다 심하게 뛰고 있으면, 이것은 운동으로 간주된다. 염두에 두어야 할 또 다른 것으로는 정신적으로 혹은 사회적으로 참여하는 것과 신체적 활동이 결합될 때, 특히 뇌에 강력한 효과가 있다는 사실이다. 테니스, 라켓볼, 혹은 친구나 동료와 함께 빠르게 걷고 있는 것을 생각해 보라.

사람들은 왜 운동을 많이 하지 않을까? 운동량을 늘리는 데 방해가 되는 몇 가지 흔한 장애물에 대해 생각해 볼 수가 있다.

- **환경적 장애물:** 어떤 사람들은 바깥에 나가기가 쉽지 않거나 하이킹, 걷기, 자전거 타기 혹은 테니스를 치거나 다른 운동과 같이 바깥에서 하는 활동에 규칙적으로 참여하기 쉽지 않은 기후에서 살고 있다. 늦가을부터 봄까지는 많은 경우에 추위를 피하기 위해 실내에 웅크리고 있는 경향이 있어, 따뜻한 계절에 운동을 더 하려는 노력에 차질을 빚는 결과를 가져온다. 이 반대도 또한 가능하다. 너무 덥거나 습할 때, 실내에 머무르는 것을 정당화하기 쉽고 나가서 움직일 수 있는 더 선선한 날을 기다리게 된다.
- **시간적 장애물:** 이것은 우리 모두가 연관될 수 있는 문제로, 그냥 하루 중에 운동할 수 있는 충분한 시간이 없다는 느낌이다. 대부분의 사람들은 일과 가정생활에서 지속적으로 쫓기지는 않더라도, 만성적으로 바쁘다고 느끼며 산다. 따라서, 운동과 같은 다른 활동을 추가하는 것이 비현실적인 것으로 여겨진다.
- **운동에 대한 오해:** 짧은 시간 운동하는 것이 나중에 아프게 만들 것이라 걱정하거나, 운동은 강하고 충분한 시간 동안 했을 때만 효과가 있다고 믿고 있을 때, 운동을 지속적으로 하는 것이 어려울 것이다.
- **건강에 대한 걱정:** 어떤 사람들은 심장병, 비만, 혹은 만성 통증과 같은 의학적 상태로 인해 운동이 부정적인 효과를 줄 수 있기 때문에 피해야만 한다고 걱정하고 있다.
- **운동과 관련된 다른 사람들로부터 지지의 부족 및 지속적이지 않은 지지:** 어떤 종류의 운동 프로그램이든 혼자서 시작하는 것은 매우 어려울 수 있는 문제로, 특히 혼재되고 심지어 부정적인 메시지를

받았을 때 더 그렇다. 친구나 의료서비스 전문가로부터, 특히 실제로 어떻게 운동을 더 해야 하는지에 대한 어떤 의미 있는 조언도 없이 "운동을 더 해야만 한다"라는 이야기를 듣는 것은 좌절하게 만들고, 당황스럽게 만들며, 심지어 의기소침하게 만들 수 있다.

활동에 대한 이들 장애물들이 모두 어느 수준에서는 정당화될 수 있지만, 이들은 또한 몸과 마음을 건강하게 만들 수 있는 운동량을 증가시켜줄 수 있는 미묘한 변화조차 방해할 수가 있다. 운동을 방해하는 자신의 믿음에 대해 탐색하고 도전함으로써, 운동에 대한 핑곗거리가 무엇인지를 찾아낼 수가 있다. 환경적인 장애물은 많은 사람들이 비싸지 않은 체육관이나 주민문화센터에 다니거나, 특별히 춥거나 더운 날에는 쇼핑몰에서 걷거나, 고정식 자전거를 이용하거나 혹은 러닝머신을 이용해서 걷거나 조깅을 함으로써 조절할 수가 있다.

시간적 장애물은 오히려 기회로 볼 수가 있다. 예를 들어, 일을 하거나 볼일을 보기 위해 건물 주차장에 차를 댈 때, 그 건물에 가까운 곳에 대는 대신에 반대편 먼 곳에 차를 주차시키는 방법이 있다. 엘리베이터를 이용하는 대신에 층계를 이용해 보아라. 이런 작은 변화에서 오는 추가로 몇 분 걷는 것은 특히 하루에 몇 번씩 하게 된다면 점차적으로 누적될 수 있다. 중요한 것은, 운동은 비록 작게 쪼개서(예를 들어, 한 번에 5~10분 정도) 해도 뇌와 몸에 좋을 수 있다는 것이다.

운동에 대한 오해들은 사람들이 활동적으로 되는 데 방해가 될 만큼 충분히 믿을 수도 있겠지만, 이에 대해 도전하는 것도 중요하다. 예를 들어, 뇌와 관련된 이득을 경험하기 위해 '아프지 않으면, 얻을 수 없다'라는 식으로 너무 밀어붙일 필요는 없고, 만성적인 건강 문제를 가진 사람을 포함해서 모두에게 운동은 중요하다. 비록 새로운 운동 습관에 대해 의료서비스 제공자와 함께 점검하는 것이 언제나 좋은 방법이 되겠지만, 대부분의 의학적 문제들은 운동을 방해하지는 않는다. 오히려, 운동은 의학적 증상들을 감소시키는 경향이 있고, 건강과 질병 스펙트럼의 어디에 속해 있는가와 상관없이 삶의 질을 개선시켜 준다.

## 운동의 일반적인 이점

혹시 나를 '악마의 옹호자 노릇을 하다니, 운동에 대해 왜 그렇게 과장하는 거지?'라고 생각하고 있을 수도 있다. 우리 모두는 어느 정도 활동적이고 심박동수를 올리는 것이 좋은 생각이라는 것을 잘 알고 있다. 그러나 규칙적으로 운동하는 것에 우선순위를 두어야 한다는 것을 제안하기 위해 보여주는, 실제로 우리 몸, 특히 우리 뇌에서 일어나고 있는 것은 무엇일까?

그 첫째로, 과학은 운동이 심혈관계에 직간접의 많은 영향을 미친다는 것을 보여주고 있다.[4] 운동이 고혈압을 낮춰서 뇌의 작은 혈관 병변들이 지속될 수 있는 확률을 줄여준다. 이 병변들은 고혈압을 잘 관리하지 않은 사람들에게서 자주 일어나는 것으로 인지 문제를 가져오게 할 수 있는데, 이에 대해서 11장에서 논의하게 될 것이다. 좀 더 일반적으로 이야기하자면, 하루에 약 30분 정도 운동하는 것이 좋은 심혈관 건강을 유지하는 데 이상적이지만, 이보다 적은 양의 운동도 도움이 될 수 있다. 따라서, 만약 마라톤 선수, 장거리 자전거 선수 혹은 수영선수가 아니더라도, 걱정할 필요가 없다. 어떤 운동이든 당신에게 도움이 된다.

또한 운동을 한 사람들은 의학적 합병증과 사망의 두 가지 중요한 원인인, 심장병과 당뇨병에 걸릴 확률이 의미 있게 감소한다는 것을 알고 있다. 운동은 기억력, 다른 사고력, 움직임 및 전체적인 삶의 질에 다양한 변화를 가져다줄 수 있는 경도 혹은 심각한 뇌졸중의 발병을 줄여준다. 운동은 또한 잠을 더 잘 잘 수 있게 해주고, 체중을 잘 유지할 수 있게 도와준다. 우리 모두는 다양한 수준의 스트레스를 경험하고 있는데, 신체적 활동은 스트레스를 더 잘 조절할 수 있도록 도와주고, 더 긍정적인 기분을 느끼게끔, 그리고 불만을 덜 느끼게끔 도와준다.

특히 운동이 뇌에 미치는 긍정적인 영향에 대해 생각할 때, 추가적인 많은 이점이 있다. 이들 이점의 대부분은 다음과 같은 격언으로 요약된다. 심장에 좋은 것이 뇌에도 좋다. 따라서, 심장 건강을 개선시킨다고 알려져 있는 활동이나 식단의 변화가 뇌에도 같은 효과를 가져온다. 또한 운동처럼 이렇게 확실하고 완벽하게 뇌에 영향을 준다고 알려진 더 나은 방법이 없다는 사실도 알고 있다. 이와 연관된 자세한 이야기를 앞으로 논의하게 될 것이다.

## 운동이 어떻게 뇌 구조와 기능을 향상시키는가

아마도 운동과 뇌 과학에서 가장 흥미로운 발전은 과학자들과 뇌가 어떻게 작동하는지에 대한 수십 년의 지식들을 놀라게 했던, 운동이 새로운 신경세포를 성장하게 만든다는 발견이었을 것이다. 운동이 가진 뇌에 대한 이점은 아주 최근에 발견된 것으로 뇌가 초기에 발달을 한 후에는 변화할 수 없다는 아주 오래된 원칙을 지워버리는 소견이었다. 사실상, 얼마 전까지만 해도 전체적인 양이나 특성이 미리 결정된 신경세포를 가지고 태어난다고 믿어왔다. 신경세포는 평생 성장하지 않고, 긍정적인 방향으로 변화하지도 않으며, 나이가 들어감에 따라 점차 쇠퇴할 뿐이라고 믿어왔다. 이는 확실히 뇌에 대한 꽤 암울한 초상화였다. 이제 운동에 반응해서 아주 중요한 뇌 영역인 해마와 전두엽 피질에서 신경세포가 성장한다는 사실을 알게 되었는데,[5] 이 영역들은 새로운 자료를 학습하고, 문제를 해결하며, 정보를 처리하고, 특정 유형의 집중력과 연관이 있는 것으로 알려진 영역이다. 간단히 이야기하면, 신경세포가 많을수록 인지 능력과 효율성이 좋아지고 신경세포를 더 많이 가질수록, 기억력, 실행 기능 및 처리 기능은 강해진다. 우리가 어떻게 우리 자신의 **신경발생** neurogenesis, 혹은 신경세포 성장을 촉진할 수 있는 방법을 명확하게 보여주는 혁신적인 과학 속으로 들어가 보도록 하자.

뇌가 운동에 어떻게 반응하는가를 보여준 초기 연구들 중 하나에서,[6] 사람들은 일 년 동안, 일주일에 3일, 한 번에 40분씩 운동할 것을 요청받았다. 속도를 올린 지 몇 주 후에, 그들은 나머지 연구 기간 동안에 최대 심박 수의 약 60~75%의 보통 속도로 걸을 것을 요청받았다. 이들이 연구가 시작되기 전에는 비활동적인 집단이었다는 점을 주목할 필요가 있다. 이들은 이전 6개월 동안 30분 이상 운동한 적이 없었다. 이것은 거의 앉아서 지내는 것이었다.

연구가 약 반 정도 진행이 되었을 때와 일 년 후에 연구자들은 뇌의 변화를 알아내기 위해 신경영상기법을 사용하였다. 연구자들이 발견한 것은 놀라운 것이었다. 단순히 스트레칭만 한 대조군에 비해, 빠르게 걸은 집단은 운동에 의해 글자 그대로 뇌가 성숙되어 있었다. 특히, 연구 기간 동안에도 참가자의 해마는 부피의 약 1~2%가 저하되는 것을 일반적으로 예상했는데, 이 예측을 상쇄할 만큼 정상 소견을 보여주었다. 중요한 것은 대조군은 전형적인 연간 해마 부피 감소를 보여주었다는 사실이었고, 이것은 운동이 '치료(운동)'군에서 강력한 무언가를 해냈다는 것을 나타내 준다.

더 최근의 연구도 이 초기 연구를 지지해 주고 있다. 예를 들어, 한 연구는 이전에 앉아서 생활하던 사람들을 대상으로, 6개월 동안, 일주일에 3일, 한 번에 30분에서 60분 동안 걷거나, 조깅하거나 혹은 고정식 자전거를 타게 했다. 연구에 참가한 훈련사들이 참가자들이 점차 심박수를 최대 심박 수의 약 80%까지 올리도록 하였고, 그들은 꽤 강한 강도의 운동을 하도록 요구받았다. 연구가 끝났을 때, 스트레칭과 근육 긴장시키기만 했던 대조군에 비해 운동군은 전반적인 수준에서 유의할 정도로 더 나은 사고력(기억력, 처리 속도 및 실행 기능의 개선을 포함하는)을 보여주었다. 여기에 더해, 연구 기간 동안 그들의 운동능력이 더 개선될수록, 해마가 더 커져 있었다.[7] 이런 발견들은 운동이 뇌의 가소성을 증가시켜 줄 수 있는 환상적인 방법이라는 것을 보여준다. 가소성은 자극이나 활동에 반응하여 변화하는 뇌의 경향성을 보여주는 것이다.

새로운 신경세포가 늘어나는 것과 뇌의 성장에 더해, 운동이 뇌의 다양한 신경생화학에 미치는 강력한 효과 또한 볼 수 있다. 많은 주목을 받는 분야 중 하나는 뇌유래신경영양인자[BDNF]와 같은 신경보호인자가[8] 어떻게 운동에 반응하는가이다. BDNF는 뇌 안에 존재하는 중요한 복합물인데, 왜냐하면 우리가 가지고 있는 수십억 개의 신경세포의 건강을 지원하는 데 있어 이것이 가진 역할 때문이다. 실제로, BDNF는 새로운 신경세포의 발달을 돕고, 기존의 신경세포들이 더 잘 소통할 수 있도록 도와준다. 연구는 또한 BDNF가 집중할 수 있는 능력, 학습할 수 있는 능력 및 새로운 것을 기억할 수 있는 능력과 강력하게 연관되어 있다는 것을 보여주고 있다.

BDNF에 관한 흥미로운 것 중 하나는[9] 운동이 뇌에서 3가지 방식으로 이것의 유효성을 향상시켜 준다는 사실이다. 첫째, 한 번의 운동은 BDNF의 수치를 올려주고, 이런 증가는 기억력과 실행 기능을 포함하는 다양한 인지력의 개선과 연관이 있다. 또한 한 번의 운동이 신체적으로 건강한 사람들의 BDNF 수치에 더 긍정적인 영향을 주는 것처럼 보인다. 더욱이, 운동을 지속적으로 하는 사람은 쉴 때에도 이 신경영양인자 neurotrophin의 농도가 더 높았다. 이 모든 관찰 결과는 운동이 뇌의 구조적 수준에서부터 기초 화학에 이르기까지 뇌에 대해 강력한 영향을 미치고 있음을 보여주는 것이다.

최근 관심이 증가하고 있는 신경과학 영역 중 하나는 신체의 염증 지표가 어떻게 뇌의 구조 및 기능에 영향을 주는가에 대한 것이다. 염증은 급성 손상 후에 일어나는 정상적인 생물학적 반응이다. 그러나 몸과 뇌에서의 만성 염증은 좀 더 심각한 의학적 문제를 가져올 수 있다. 일부 연구들은 염증과 알츠하이머병 사이의 연관성에 대해 집중하고 있기도 하다.[10] 다행히도, 높은 체력과 운동이 염증을 줄여 주고,[11] 이런 감소는 더 나은 인지 기능과 연관이 있다는 증거가 있다. 신체 활동은 또한 뇌의 구석구석에 삶을 지탱시켜 주는 산소가 풍부한 혈액을 공급하는 뇌의 혈관 구조를 지원하고 성장할 수 있도록 도와준다.

운동은 여기에 더해 알츠하이머병과 다른 유형의 치매가 발생할 수 있는 확률을 줄여준다. 실제로, 신체 활동 부족은 미국의 경우 알츠하이머병에서 잠재적으로 조절할 수 있는 다른 어떤 요인들(당뇨병, 비만, 흡연 및 고혈압 등과 같은)보다 더 '수정 가능한 위험요인'이다.[12] 일반적인 수준에서 치매의 위험성을 낮추는 것을 넘어서, 과학에서의 중요한 발견은 참여하고 있는 신체 활동의 유형이 많을수록 치매에 대한 위험성은 점차적으로 줄어든다는 것이다.[13] 다르게 이야기하면, 만약 여러 운동을 번갈아 가면서 하면, 뇌는 그에 대한 보상을 받는다는 것이다! 운동이 치매 예방에 미치는 보호 효과를 지지하는 연구는 아주 많고, 이 장에서 나중에 좀 더 자세히 논의하게 될 것이다.

## 운동의 유형 및 강도와 뇌 건강

어떤 유형의 활동이 가장 효과가 있는가? 기본적으로, 운동이나 신체 활동이 어떤 유형이든 모두 뇌에 좋게 작용한다. 가장 많이 연구가 이루어진 운동 유형은 걷기와 조깅인데, 아마도 이들 활동이 과학적인 실험에서 정량화하는 것이 좀 더 쉬워서였을 가능성이 높다. 뇌에 미치는 걷기의 영향을 살펴보는 연구는 전반적으로 중요한 뇌 영역에 있는 신경세포를 성장시키기 위해 꼭 조깅하거나, 뛰거나, 혹은 마라톤을 할 필요가 없다는 것을 보여주고 있다.

규칙적이고 매일 걷는, 낮은 강도의 걷기 운동이 뇌의 기억력에 중요한 해마의 크기에 미치는 영향을 살펴보는 연구가 수년 전에 실행되었다. 노령의 성인 군을 대상으로 매일 걸음수를 측정할 수 있는 기구를 약 일주일 동안 착용하고 적어도 10분 이상 지속적으로 활동하는 시간을 가질 것을 요구하였다. 이와 함께 참가자들에게 그들의 활동 수준이 몇몇 서로 다른 뇌 영역의 크기와 연관이 있는가를 보기 위해 뇌 주사brain scanning를 실시하였다.

연구 결과 하루 매 1,000보의 걸음마다,[14] 참가자의 해마는 조금씩 더 커지는 경향을 보였다. 이런 패턴은 10분 간격으로 추가로 걸을 때마다 비슷했는데, 다시 말해 운동량이 많을수록 해마가 더 커지는 것을 보여주었지만, 운동에 소비된 시간의 효과는 전체 걸음 수에 비해 덜 인상적이었다. 이 발견은 이런 종류의 연구 결과에 영향을 미칠 수 있다고 알려진 연령, 교육수준 및 심혈관계 문제 등과 같은 요인들을 고려한 후에도 그대로 유지되었다. 흥미롭게도, 이런 결과는 남성이 아닌 여성에게만 해당이 되었다. 이와 비슷한 다른 연구들도, 운동이 여성의 뇌에 더 강력한 영향을 미칠 수 있다는 것을 밝힌 바 있다.

다른 연구는 일주일에 10~15km를 걷는 것[15]이 다수의 뇌 영역들, 특히 전두엽과 측두엽의 부피 증가와 관련이 있음을 밝힌 바 있다. 따라서, 하루에 약 2km를 걷는 것이 당신이 마음대로 사용할 수 있는 전체 뇌 조직의 양에 측정가능하고 의미 있는 영향을 미친다는 것을 알 필요가 있다. 지속적인 걷기 혹은 뛰기가 뇌에 최고의 영향을 미치고 있기는 하지만, 최근 연구는 다른 유형의 운동도 뇌에 도움이 될 수 있음을 보여주고 있다. 예를 들어, 요가는 뇌 전반에 걸쳐 더 풍부한 연결을 촉진시켜 주고, 기억력을 개선시켜 주며,[16] 태극권은 주의력, 기억력 및 언어 능력을 증진시켜 줄 수 있다. 이와 함께 아쿠아로빅이 작업 기억 및 특정 유형의 집중력을 개선시켜 주고, 자전거 타기는[17] 특히 자전거를 타고 난 바로 후에 언어 및 시각 기억력을 증진시켜 준다는 증거들이 있다.

운동이 뇌와 관련된 이점을 최대화시키기 위해 어느 정도 강도의 운동이 필요할까? 전반적으로, 보통 강도의 운동이 특히 도움이 되는데, 우리가 뇌와 운동의 연관성에 관해 알고 있는 많은 것들이 이 강도의 운동을 강조한 연구들에 그 뿌리를 두고 있다. 과학은 또한 운동과 심혈관계 사이의 관계(그리고 아마도 확장해서, 뇌 건강까지도)가 '곡선이 있는 curvilinear' 관계로 보인다고 밝혀 주고 있는데, 이 이야기는 저강도와 고강도의 운동 모두 운동을 하지 않는 것에 비해 심장에 더 낫고, 보통 강도의 운동이 심장과 연관된 이점에 가장 효과적이라는 것을 보여주고 있다[18]는 것을 의미하는 것이다. 어쨌든, '0'이 그냥 서 있는 상태를 의미하는 것이고 '10'이 온 힘을 다해서 달리는 것을 의미한다면, '보통 강도' 운동은 0에서 10의 운동 강도 척도에서 5 혹은 6에 해당하는 운동을 일컫는다. 5에서 6의 활동 수준은 하이킹, 빨리 걷기, 보통의 속도로 자전거 타기 혹은 평소보다는 빠르지만 경기할 때의 속도보다는 느리게 수영하기 등이 포함될 수 있다.

또한 운동과 인지 이득 사이에는 **용량-반응 관계**dose-response relationship를 보이는 경향이 있다. 다르게 이야기하면, 운동 '용량'이 높을수록, 즉 20분 동안의 상쾌한 걷기 한 번보다는 일주일에 이와 비슷하게 2~3번 걷는 것이, 뇌가 더 많은 보상을 거두어들일 수 있게 된다는 것이다. 예를 들어, 한 연구는 걷기 혹은 조깅을 일주일에 75분 하는 것이 주의력과 시공간 능력을 호전시켜 주고,[19] 이것을 두 배로 올렸을 경우 특정 능력들을 더 개선시켜 주었다는 것을 보여주었다. 다른 연구는 십 대에서 칠십 대의 사람들이 일주일에 2시간까지 운동하는 것이 실행 기능에,[20] 그리고 이것보다는 적지만 기억력에도 도움을 준다는 것을 발견하였다. 이런 이점들은 사람들이 이보다 더 많이 운동했을 때 더 강화되었다.

20개 나라의 100,000명 이상을 대상으로 한 광범위한 최근의 연구는[21], 운동과 관련해서 이런 용량-반응 관계를 더 명확하게 해 주고 있다. 연구자들은 참가자들을 8년에 걸쳐 추적조사를 하였고, 아주 규칙적으로 운동한 사람들이 운동을 전혀 하지 않은 사람들에 비해 기억력 및 언어 능력이 더 좋다는 것을 보여주었다. 특히 이 연구가 보여준 강력한 발견은 신체적으로 더 활동적인 사람들이 인지 검사에서 더 좋은 결과를 보여주었다는 것이다. 연구 시작 시에 별로 활동적이지 않았던 사람들이 나중에 활동적이 되면서 사고력에 상당한 개선을 보여주었다. 이 연구로부터 우리가 얻어야 할 메시지는 어떤 운동이든 간에 운동은 뇌에 좋다는 것이고, 운동을 좀 더 할 수 있도록 스스로를 살짝 밀어붙이는 것은 훨씬 더 좋을 수 있다는 사실이다.

운동을 한꺼번에 해야 할 필요가 없다는 것 또한 중요하다. 다르게 이야기하면, 하루에 20분씩 운동하려고 한다면, 이것을 10분씩 두 번에 나누어서(잠깐 걷거나 혹은 사무실에서 층계를 오르는 것 등) 할 수 있다는 것이다. 우리의 매일은 매우 바쁘게 지나가기 때문에, 운동을 짧게 나누어서 하는 것이 운동을 하기 더 쉽게 만들어 줄 수 있다. 이와 같은 맥락에서, 만약 단지 몇 분 동안 운동했다고 하더라도, 여전히 뇌의 힘brainpower이 잠깐 동안이라도 증가한 것을 알아차릴지도 모른다. 개별적인 운동시간들이 일시적으로 집중력과 실행 기능을 향상시켜 준다는 사실도 밝혀졌다.[22]

운동 시간에 대해 생각해 볼 수 있는 또 다른 방법은 "내가 지속적인 인지 이득을 깨닫기 위해서는 얼마나 많이 운동을 해야 하는가?"에 대해 생각해보는 것이다. 이에 대한 합리적인 대답은 60세 이상의 성인들을 대상으로 한 약 100개의 임상적인 시험들을 검토한 연구에서 나왔다.[23] 이 검토에 포함이 된 대부분의 연구들은 유산소 운동(흔히는 걷기) 혹은 유산소 운동과 무산소 운동을 병행하는 것을 포함하고 있었다. 핵심 결과를 살펴보면, 52시간 전에는 효과를 별로 알 수 없었지만, 52시간 이상에서 효과가 있었다는 것이었다. 이 정도 운동량에 의해 특히 실행 기능과 처리 속도에 이점을 보였고, 이보다는 못하나 기억력에도 이득을 보였다. 모든 연구에서 각 운동시간은 일반적으로 약 한 시간 정도였고, 일반적으로는 약 6개월간 지속된 연구들이었다. 그러나 다시 말하지만, 몇 주 또는 몇 주에 걸쳐 운동한 총 시간이 더 중요했다. 궁극적으로, 운동을 통해 알아차릴 수 있을 정도의 인지 기능 개선을 경험하려면 어느 정도 시간이 필요하지만, 이제는 이런 개선이 시간과 노력(그리고 약간의 인내)에 의해 가능하다는 것을 보여주는 확실한 증거가 있는 것이다.

과학 및 대중적인 관심을 끌고 있는 운동 방법 중 하나는 고강도 인터벌 훈련high-intensity interval training(나는 이것을 HIIT로 부를 것이다)이다. 간단하게 이야기하면, HIIT는 고강도 운동과 저강도 운동을 잠깐씩 번갈아 가며 하는 것이다. 실제적으로 이야기하면, 1~2분 정도 온 힘을 다해서 달리다가 1~2분은 걷고, 이것을 몇 번 반복하는 것을 생각하면 된다.

어떤 사람의 건강 수준이 개선되는 것을 넘어서, HIIT 운동이 뇌에도 이점을 가져다준다는 증거들이 있다. 특히, HIIT 운동을 하고 난 뒤에 사람들은 정보를 더 효율적으로 처리하고 오류를 덜 저지르는 경향을 보였다.[24] HIIT는 또한 한 번의 운동 시간을 가진 후에 보통 강도 운동에 비해 실행 기능을 더 길게 개선시켜 주었다.[25] 한 연구는 한 번의 HIIT가 더 나은 정신적 유연성을 가져오고 이런 개선은 더 높은 BDNF와 연관이 있다는 것을 보여주었다. 여기에 더해, HIIT는 보통 강도의 운동에 비해 신체적 건강을 증강시켜 준다는 것도 밝혀졌다.[26]

운동과 뇌에 대한 대부분의 연구들은 약한 강도에서 보통 강도의 활동 수준을 포함하고 있고, 이 둘은 모두 뇌에 정말로 좋다는 것을 반복해서 기억하는 것이 중요하다. HIIT가 연구의 이 영역에서 비교적 새로운 것이라는 것을 감안한다면, HIIT가 강도가 더 낮은 운동에 비해 인지에 더 지속적인 이점을 제공해 주는지는 아직 불명확하다. 초기 증거들이 유망해 보이기 때문에 관심을 가지고 지켜보는 것이 좋을 것 같다.

## 중년기의 건강이 가지는 이점을 누리기

우리는 삶의 어떤 시점에서든 운동을 시작하는 것은 아주 가치 있는 일이라는 것을 잘 알고 있다.[27] 움직임이 거의 없는 생활을 했다가 늦게 운동을 시작하는 사람들(80대에서조차도)도 긍정적인 뇌의 변화를 포함해서 중요한 건강상의 이점을 경험한다. 중년기 사람들에게 특히 중요한 것은, **이 시기 동안의 건강 수준은 20년에서 30년 후의 뇌 건강을 예측해 준다는 것이다.** 다수의 연구들이 중년기에 더 건강할수록,[28] 치매에 걸릴 확률이 더 적어진다는 것을 보여주고 있다. 중년기 건강이 이후 수십 년간 더 나은 뇌 기능과 일반적으로 연관이 있다. 사실상, 어떤 수준의 신체적 활동이든 앞으로의 인지 손상의 위험성을 낮추어준다[29]고 알려져 있다. 단기적으로 보더라도 중년기의 더 강한 심혈관 건강상태는 5년 후의 더 큰 뇌 부피와 뇌 전반에 걸친 더 강한 연결성과 연관이 있다.[30]

운동과 뇌의 관계를 살펴본 가장 긴 기간의 연구 중 하나(최대 44년)가[31] 최근에 스웨덴의 대단위 표본을 대상으로 실시되었다. 연구 대상의 신체적 건강상태를 중년기에 평가하였고, 이후 그들이 치매의 임상적 진단기준에 맞는지 여부 및 시기를 평가하기 위해 수십 년 동안 추적관찰을 하였다. 신체 활동의 중요성에 대한 또 다른 증거 기반 연구에서, 중년기에 가장 신체적으로 건강한 여성들이 이 시기에 적당히 건강한 여성들에 비해 치매에 걸릴 확률이 **88% 낮은 확률**로 보고되었다. 궁극적으로, 알츠하이머병 혹은 다른 유형의 치매로 발전한 매우 건강한 여성들은 이보다 건강 수준이 낮은 여성들에 비해서 약 10년 늦게 발병하였다. 우리 사회에서는 미래의 계획에 대해서, 특히 은퇴 후의 충분한 돈과 자원에 대해 많은 생각을 한다. 또 다른 우선순위로 두어야 할 것은 수년 후 궁극적으로 받게 될 보상을 고려할 때, 분명히 중년기의 신체 건강에 투자하는 것이다.

여기에 더해, 뇌 건강을 어떻게 개선시킬까에 대해 일찍 생각하면 할수록 더 긴 기간의 이득을 얻을 수가 있다는 것이 점차 확실해지고 있다. 이런 관점에서, 3,000명의 아동과 청소년을 대상으로 31년 동안 추적 조사한 최근 연구[32]가 있다. 초기에 고혈압, 고지혈증 및 흡연습관을 가진 사람들이 더 건강한 군에 비해 중년기에 학습 및 기억력이 상당히 나쁜 결과를 보였다. 중요한 것은, 성인기의 의학적 문제들을 고려한 후의 결과이고, 이것은 아동기의 나쁜 건강상태가 수십 년 후의 인지력에 지속적인 영향을 미치고 있음을 보여준다.

계획하기, 시간 관리, 작업 기억 및 작업 전환을 포함하는 능력인 뇌의 실행 기능 또한 초기 및 중기 성인을 포함하는 일생을 통해서 확실히 운동에 반응한다.[33] 예를 들어, 운동이 앞서 논의했던 중요한 신경보호합성물인 BDNF를 증가시킨다는 사실을 잘 알고 있다. 일부 연구들은 복부에 지나치게 많은 지방조직을 가진 중년의 성인 뇌의 BDNF가 적다는 것을 보여준 바 있다. 역으로, 이런 생물학적 프로필은 저하된 실행 기능과 연관되어 있다.[34] 이런 결과를 확장시키면, 운동을 더 하는 것이 뇌의 BDNF를 증가시켜서 실행 기능을 증진시키는 것을 돕는다고 말할 수 있다. 간단히 말하면, 비록 중년기의 건강이 특히 중요하기는 하지만, 심혈관계와 뇌 건강을 증진시키기 위해 좀 더 규칙적인 운동을 시작하기에 너무 늦은 시기는 결코 없다는 것이다.

## 운동 습관 유지하기

그렇다면 어떻게 운동을 시작해서, 어떻게 지속적으로 유지할 것인가? 당신이 가지고 있는 몇 가지 요인들을 극복할 수 있도록 도와줄 이 장의 끝에 있는 훈련연습지에 더해서, 우리가 알고 있는 몇 가지 또 다른 것들도 도움이 될 수 있을 것이다. 꾸준히 운동 습관을 유지하는 사람들은 대개 내적 동기를 가지고 있지만, 상당히 활동적인 친구들을 옆에 두고 있는 경향도 있다.[35] 이것은 운동하는 친구와 더 많은 시간을 보내는 것이 일부 연구자들이 소위 '전염' 효과라고 하는 것에 영향을 받을 수 있음을 보여주는 것이다, 다르게 이야기하면, 운동을 좋아하는 사람들에게 둘러싸여 있는 것이 관점을 전환시켜 주거나 더 운동을 하게끔 동기부여를 해 줄 수 있다는 것이다. 더 좋은 것은, 친구와 함께 운동을 규칙적으로 하면 운동 습관이 자리 잡고 지속될 가능성을 높여 줄 수 있다(그리고 동시에 추가적인 보너스로, 사교 활동을 가질 수 있는 기회를 제공해 줄 수 있다. 이에 대해서는 6장에서 논의하게 될 것이다).

당신이 참여하는 활동의 형태 또한 즐거워야 할 필요가 있다. 어떤 사람들은 정말로 '아픔이 없이는 얻는 것이 없다'라는 철학을 구체화하려 노력을 해서… 결국에는 소진되어서 다시 움직이지 않고 앉아 있는 생활로 돌아가 버리게 된다. 이런 즐거운 활동의 형태에는 일주일에 며칠 점심시간에 15분 걷는 것에 전념하기, 산악자전거의 먼지를 털고 매주 타러 가기, 혹은 수경을 찾아 몇 바퀴 돌기 위해 수영장에 뛰어들기 등과 같은 것이 포함될 수 있다. 어느 수준에서는 운동의 과정과 운동의 유형 자체를 모두 즐겨야 할 필요가 있다.

여기에 더해, 운동하면서 무엇을 보는지가 정말 중요해 보인다.[36] 쾌적한 풍경과 야외에 있는 것은 사람들로 하여금 더 활동적이 되도록 동기를 부여해 준다. 나는 트레이드밀, 일립티컬elliptical 혹은 고정식 자전거와 같은 움직이지 않는 기구는 대부분 사람들을 본질적으로 매우 지루하게 만들 수 있지만, 재미있는 쇼를 보는 것은 아마도 쾌적한 풍경의 범주에 들어갈 수 있다는 점을 주장하고자 한다. 그래서 어떤 사람들은 운동에 대한 인센티브incentive로 다른 때는 보지 않는 '죄의식을 느끼면서도 그것을 좋아하고 즐기게 되는guilty pleasure' 쇼나 시리즈를 트레이드밀을 위해 예약한다.

어떤 종류의 습관이든 이를 만드는 것에 우선순위를 둘 필요가 있다. 각 주마다 운동에 전념할 수 있고 예외가 없는 몇 번의 계획을 세우는 것이 운동에 전진할 수 있는 좋은 방법이다. 다음 문제에 대해 생각해 보도록 하자. 만약 상사나 중요한 고객과 회의를 선택이 가능한 활동이라고 생각하는가? 이런 경우처럼 신체 활동이 확실한 우선순위를 가질 때,[37] 그것이 일상생활에 자리를 잡을 확률이 조금 더 증가하게 될 것이다.

다른 요소들에 대해서 생각을 해보도록 하자. 이런 요소들에는 편리성과 비용이 있다. 운동은 비교적 실행에 옮기기 쉬워야만 한다. 따라서, 운동하는 곳까지 가는 것이 힘들지 않아야 한다. 집 주위를 걷는 것이나 점심시간에 사무실 주변을 걷는 것이 시간을 벌 수 있는 간단한 방법이다. 만약 체육관을 가기 위해 운전해야 할 필요가 있다면(혹은 하이킹이나 산악자전거를 타기 위해 기차를 이용해야 한다면), 이것은 운동을 지속적인 습관으로 만드는 데 방해가 될 수 있을 것이다. 또한 신체 활동에 엄청난 돈을 지불하는 것을 피해야 한다. 비싼 체육관 회원비용은 많은 사람들에게 현실적으로 방해가 되는 반면에, 아무런 비용이 필요 없는 걷기, 조깅 혹은 자전거 타기는 훌륭한 방법이다. 체육관은 흔히 월 사용료를 내야 하지만, 월 사용료를 약정하지 않고 필요할 때마다 틈틈이 비교적 낮은 비용을 들여 수영이나 다른 운동을 할 수가 있다.

## 요점 정리

여기에 운동과 운동이 뇌와 인지 능력에 미치는 영향에 대한 요점을 정리하였다.

- 운동은 다양한 방식으로 뇌 구조와 기능에 도움이 된다.
- 비록 뇌-운동 관계에 대한 이제까지의 대부분 연구들은 평상적인 걷기 혹은 빠르게 걷기의 효과에 대해 조사하였지만, 어떤 유형의 운동이든 심장과 뇌에 좋다.
- 신체 활동은 의학적 문제를 가지고 있는 사람이든 아니든 뇌 활동을 더 잘하도록 도움을 주고 치매 및 다른 만성적인 건강 문제로 발전할 수 있는 위험을 감소시킨다.
- 일주일에 75분간 운동하는 것(일일 약 10분에서 15분)은 뇌와 인지

기능에 이점을 가져다준다.

- 일주일에 150분 이상 운동하는 것(일일 20분에서 30분)은 뇌와 인지 기능에 더 많은 이점을 가져다준다.
- 보통 강도 운동(최소 0에서 최대 10의 운동 강도 척도에서 5에서 6점)이 특히 뇌에 좋아 보이지만 고강도 운동 역시 도움이 될 수 있다.
- 운동에 사회적 요소를 추가하는 것(예를 들어, 친구 혹은 훈련가와 함께 운동하는 것, 휴대폰에 운동 앱을 설치하는 것 및 지지하거나 자극을 줄 수 있는 친구와 함께 하는 것)이 혼자서 운동하는 것보다 뇌에 더 도움이 될 수 있고, 규칙적으로 운동을 꾸준히 할 수 있는 가능성을 높여 줄 수 있다.

실제 문제

## 운동 목표를 성취하기 위한 전략 계획 수립하기

나의 현재 하루/매주(둘 중 하나에 표시하라) 운동하는 시간은 ____ 분이다.

내가 하고 있는 운동 종류:

______________________________

______________________________

내가 운동하기 좋아하는 곳:

______________________________

______________________________

하루 중 내가 좋아하는 운동 시간:

______________________________

______________________________

내가 함께 운동하면 좋은 사람(들):

______________________________

______________________________

운동을 더 하는 데 방해되는 요소 혹은 장애물:

______________________________

______________________________

운동을 더 하는 데 나를 힘들게 하는 두 가지 장애물:

1. ______________________________

______________________________

2. ____________________

____________________

운동 장애물 #1을 극복하기 위해 사용할 수 있는 전략들:

____________________

____________________

____________________

운동 장애물 #2를 극복하기 위해 사용할 수 있는 전략들:

____________________

____________________

____________________

이번 주에 (아주 조금이라도 더) 운동을 하기 위해 할 수 있는 작은 단계들:

____________________

____________________

____________________

이번 달에 (아주 조금이라도 더) 운동을 하기 위해 할 수 있는 작은 단계들:

____________________

____________________

____________________

앞으로 3개월 동안 나 자신을 위해 가질 수 있는 운동 목표들:

____________________

____________________

____________________

앞으로 6개월 동안 나 자신을 위해 가질 수 있는 운동 목표들:

________________________________________

________________________________________

________________________________________

이번 장에서 배운 것 중에 더 많은 운동을 할 수 있도록 도움이 되는 방법:

________________________________________

________________________________________

________________________________________

더 많은 운동이 어떻게 나의 현재 가치와 일치하는지:

________________________________________

________________________________________

________________________________________

# 6장

# 사회화와 뇌 건강: 관계를 지속하라

누구하고나 금방 친해질 수 있는 사람은 아니었지만, 진Gene은 다른 사람들과 관계를 유지하기 위해 자신을 밀어붙이는 유형의 사람이었다. 일주일에 두 번씩, 그는 동네에 있는 카페에서 '커피 모임'을 가지고 몇 명의 친구들을 만났다. 대화는 좋았고(종종 커피보다 더 좋았다), 그는 이것이 하루를 시작하는 데 자극이 되는 방법이라는 것을 알게 되었다. 나는 진을 정기적으로 몇 년간 만나오고 있는데, 첫 평가 시에 몇 가지 경도의 인지 문제를 가지고 있었음에도, 시간이 지나면서도 기억력이 더 나빠지지 않았다. 왜 누구는 인지 변화를 보이고 누구는 보이지 않는지를 이해하려 할 때 고려해야 할 많은 요소들이 있지만, 진의 경우에 나는 그가 친구들과 사회 활동을 가지는 것에 우선순위를 두는 것이 그의 뇌를 건강하게 유지하도록 돕고 있다는 예감이 들었다. 나는 사회적으로 참여하고 있는 많은 사람들에서 이와 같은 패턴이 작용하고 있는 것을 보아왔고, 과학도 나와 내 동료들이 관찰한 것을 뒷받침 해주고 있는 것처럼 보인다. 이에 대해서 좀 더 자세하게 살펴보도록 하자.

## 배경 과학

이 장은 비교적 새로운 영역에 초점을 맞추고 있는데, 이 영역은 사회 활동과 뇌 그리고 인지 기능 사이의 관계에 대한 조사가 필요한 영역이다. 사회적 활동이 C.A.P.E. 모델에서 이야기되는 'A'(**활동 참여**)의 다른 부분이라는 것을 떠올려 보라. 그렇지만 사회 활동이라는 것이 의미하는 것은 무엇인가? 우리는 기본적으로 사회적 상호작용을 찾도록 설정되어 있고 대부분은 다양한 방법으로 정기적으로 다른 사람들과 사회적 교류를 하고 있다. 사회적 만남에는 이웃이나 친구와 마트에서의 즉흥적인 대화, 회의 사이에 동료와의 짧은 잡담, 혹은 하루를 끝내고 사랑하는 사람을 만나는 것 등이 포함된다. 아마도 집에서 가족과 저녁식사를 하거나 외식하는 것, 자원봉사 하는 것, 독서 모임이나 정원 가꾸기 모임과 같은 공동체 집단의 일원이 되는 것, 혹은 동료들과의 만남 등이 삶에서 흔한 사회적 만남일 수 있을 것이다.

요즘은 사회적 관계를 형성할 수 있는 방법이 그 어느 때보다도 많다. 대면 만남, 전화걸기, 가족이나 친구와 온라인 만남 갖기, 이메일 보내기, 문자 보내기, 혹은 계속 성장하고 있는 소셜미디어 중 하나를 통하는 것 등이 그것이다. 사회참여를 평가하는 연구들에서 상호작용하는 방식을 다양한 연구 목적에 따라 정량화하였는데, 보통 한 번에 10분 이상 누군가와의 만남을 얼마나 자주 하는지를 묻는다. 따라서, 가게에서 잠깐 동안 점원과 상호작용을 하는 것은 여기에 포함이 되지 않지만 친구와 커피를 마신다든지, 약간 길게 통화하는 것은 여기에 포함될 수 있다.

우리는 관심이 있거나 흥미를 가진 사람들과 교제하는 것이 감정적으로 보상을 준다는 것을 잘 알고 있고… 그리고 반대로 감정적으로 대가를 치러야 한다는 것도 잘 알고 있다. 하지만, 최근 과학자들은 긍정적인 사회적 상호작용이 뇌에도 실제로 좋다는 것을 알게 되었다. 사회적 활동의 빈도, 사회망의 크기 및 사회적 지지감 등 모두 인지 기능과 뇌 건강에 영향을 준다. 반대로, 사회적 고립과 부정적인 사회적 상호작용은 뇌에 나쁜 영향을 줄 수 있다. 이 장에서, 이 분야의 연구들이 무엇을 이야기해 주고 있는지, 그리고 과학이 사회적 삶에 대한 우리의 결정을 어떻게 안내해줄 수 있는지에 대해 살펴볼 것이다.

## 사회적 관계는 어떻게 우리를 건강하게 지켜 주는가?

누구나 아마도 다른 사람들과 연결되어 있고 지지받는 것이 기분을 좋게 만든다는 생각에 공감할 수 있을 것이다. 이것은 아마 파트너 혹은 배우자와의 관계일 수도 있고, 오래된 친구 혹은 친구들과의 오래 지속된 관계일 수도 있으며, 긍정적인 가족 간 유대, 혹은 동료와의 동료애일 수도 있다. 이런 긍정적인 상호작용이 있을 때, 그 순간에 감정적 관점에서 우리를 위해 무엇인가를 해 준다. 또한 전반적인 건강을 개선시키고 일생을 통해 기본적인 생리 상태에 영향을 준다.[1] 사회적 지지는 스트레스를 관리할 수 있도록 도와주고 심혈관계 건강을 개선시키도록 돕는다는 것을 오랫동안 알고 있었다. 실제로, 자신이 더 지지받고 있다고 느끼는 사람은 더 낮은 혈압,[2] 더 좋은 내분비 기능 및 더 강한 면역체계를 가지고 있다고 알려져 있다.

우리의 **사회망 크기**social network size는 사회적 지지와 밀접하게 연관이 있는데, 이것은 얼마나 많은 사람들과 의미 있는 관계를 가지고 있고, 얼마나 정기적으로 그들을 만나는가를 이야기한다. 사회망 크기는 또한 건강과 연관이 있고,[3] 더 많은 친구나 지인들을 가진 사람들이 더 건강하고, 더 오래 살며, 질병을 더 잘 이겨내는 경향이 있다. 더 일반적으로 이야기하면, 다른 사람들과 풍부한 연결을 가지고 있을 때, 스트레스를 덜 경험하고 스트레스를 더 잘 관리할 수 있으며, 긍정적인 감정에 더 쉽게 빠져든다. 이것은 우리의 몸이 더 높은 수준에서 작동하도록 도와준다. 이와 반대로, 적게 연결되어 있다는 느낌은 우리가 사소한 문제를 크게 느끼도록 만들 수 있다. 그리고 적은 사회적 연대를 가질수록 비만이나 심장질환과 같은 다양한 신체적 문제를 가질 위험성을 높여준다.

우리는 또한 사회적 연결과 뇌 사이의 관계에 대해 알아가고 있는 중이다. 예를 들어, 다른 사람들과 긍정적인 상호작용을 가질 때, 뇌의 쾌락 중추는 크리스마스트리처럼 밝게 빛이 난다(이것은 신경영상을 공부하는 사람들에게는 익숙한 은유이다). 반대로, 부정적인 만남은 신체적 통증을 경험할 때 활성화되는 뇌의 영역을 각성시키는 경향이 있다.[4] 이것은 사회적 긴장과 신체적 불편함이 밀접하게 연관되어 있다는 것을 보여주고, 특히 뇌가 이런 유형의 경험을 처리하는 방식에서 밀접하게 연관이 있다. 즉 뇌의 관점에서는 사회적 긴장은 신체적 불편함과 다르지 않다는 것이다.

### 사회 활동이 어떻게 뇌를 도와주는가?

사회적으로 더 활동적일수록 뇌가 건강해진다는 것을 지지하는 증거들이 늘어나고 있다. 사회 활동의 증가가 더 나은 실행 기능, 더 빠른 사고 속도 및 특정 유형의 기억력 향상 등과 연관이 있다. 이 결과들은 비록 대부분 노인을 대상으로 한 연구로 이루어졌지만, 일생을 통해 보여 진다. 한 가지 사회 활동이 아니라 다수의 사회 활동에 참여할 때 뇌가 특히 도움을 받는데, 예를 들어 친구와 매주 커피를 마시는 것도 좋지만, 하이킹 모임이나 공동체 모임에 추가적으로 참여하는 것이 더 좋다. 뇌가 힘을 얻으려면 사회활동을 얼마나 많이 해야 할까? 앞으로 살펴보겠지만, 사교 활동에 따른 뇌 기반 보상을 받기 위해서 누구와도 금방 친해질 수 있는 사람이 될 필요는 없다.

지난 15년에 걸친 많은 연구들이 사회적으로 활동적이면 건강을 개선시키고, 더 변화가 없고 더 잘 작동하는 뇌를 가지게 된다는 것을 보여주었다. 이와 함께 사회적으로 활동적인 것이 치매의 발생 위험을 낮추어 준다는 증거도 있다. 가장 강력한 연구들이 사회 참여를 유지하는 것이 뇌에 도움이 되는지를 보기 위해 일정한 기간을 두고 사람들을 추적하였다. 사회 참여는 일반적으로 사람들이 친구, 가족 및 동료들과 함께 보내는 시간의 양에 기초를 두고 결정되었다. 이 연구의 요점은 우리가 다른 사람들과 상호작용을 더 많이 할수록, 뇌와 인지력은 더 좋은 상태일 가능성이 높다는 것이었다.

사회적 상호작용의 상세한 부분에 대해 생각할 때 뇌는 분명히 탄탄한 운동을 하고 있겠지만, 그럼에도 왜 사회 활동이 뇌에 이득이 되는지는 아직 불명확한 채로 남아 있다. 다른 사람이 이야기하는 것을 잘 듣고 이해할 필요가 있으며, 메시지의 맥락 및 감정을 해석하기 위해 신체적 언어(얼굴표정, 움직임)를 읽어야 하고, 이 대화가 오래된 경험 혹은 최근 경험과 어떻게 연관되어 있는지를 기억해야 하며, 반응에 대해 생각해야 하고(혹은 다수의 반응 사이에 결정해야 하고) 이에 대해 반응해야 하는데, 이 모든 것은 아주 짧은 순간에 일어난다.

또한 긍정적인 상호작용의 감정적 이점에 대해 생각해 볼 수 있는

데, 더 연결되어 있다고 느끼고, 스트레스 덜 받는다고 느끼며, 환경에 대해 통제력이 향상된다. 10장에서 논의하겠지만, 다양한 유형의 스트레스가 감소하는 것은 실제로 뇌에 도움을 줄 수 있다. 사회 활동을 통해 기분이 좋아지는 것이 다른 사람들과 함께 어울릴 때 왜 뇌가 이득을 얻는가에 대한 중요한 이유 중 하나가 될 수 있다. 기분이 더 좋을 때 우리 몸 안의 잠재적으로 독성으로 작용할 수 있는 호르몬인 코티솔cortisol이 적어지고, 정기적으로 사람들을 만나는 것은 면역체계가 최적의 상태로 작동을 유지할 수 있도록 해 준다. 여기에 더해, 다른 사람들로부터의 지지는 우리가 위협받는다고 느꼈을 때 발화되는 뇌의 부분들을 안정시키고,[5] 안전하다고 느낄 때 반응하는 뇌의 영역들이 작동하도록 해 준다.

좀 더 사회적으로 활동적이 되는 것은 또한 운동, 책 읽기 혹은 단어 맞추기와 같은 다른 뇌 강화 활동을 할 수 없을 때조차 인지력에 도움을 주는 것처럼 보인다. 연구는 종종 다양한 유형의 활동을 살펴보고 다른 활동을 분석하는 동안에 한 활동을 설명(또는 '통제')하려 한다. 이를 통해, 실제로 사회 활동이 운동과 같은 다른 활동 이상으로 뇌에 긍정적인 영향을 미친다는 것을 알게 되었다.

몇 년 전 실시된 대단위 연구는 신체적 활동 및 정신적 활동의 효과를 고려한 후에, 사회적으로 가장 활동적인 사람들이[6] 5년의 기간에 걸쳐 기억력, 공간능력 및 처리 속도에 있어 가장 적은 양의 감소를 보였다는 것을 보여주었다. 사회 활동량의 작은 증가조차도 인지 감퇴를 거의 50% 정도 감소시키는 것으로 나타났다. 이 연구는 또한 인격 유형이 고려되었다는 점에서 흥미를 끄는데, 더 내향적인 사람들도 사회 활동을 더 많이 하면 도움을 받는 경향이 있었다. 다른 연구는 이미 인지 저하를 경험하고 있는 경우에도, 사회 활동이 작업 기억과 정신적 유연성을 포함한 실행 기능을 증강시킬 수 있음을 보여주었다.[7] 특기할만한 것으로,

더 사회적으로 되는 것이 인지 검사에서 수행능력과는 별개로, 우리의 기억이 더 낫다고 느끼게 만들어준다는 것[8]이다.

직업이 갖는 사회적 특성은 어떤가? 어떤 사람들은 하루 종일 사교적이어야 할 필요가 있는 직업을 가지고 있다. 어떤 사람들은 대부분의 시간을 컴퓨터 화면을 바라보며 보내야 한다. 후자의 경우가 꼭 문제가 되는 것은 아니지만(비록 주기적으로 일어나서 돌아다니고, 사회 활동을 하는 것이 일반적으로 좋기는 하지만), 사회적으로 좀 더 활동적인 직업을 가진 사람들이 나중에 치매와 같은 인지 문제가 발생할 가능성이 적다.[9] 그리고 사회적으로 억압되거나 고립된 일을 하게 될 때, 일 외에 더 사회적이 됨으로써 일에서의 비사회적인 부분을 보상하려 한다는 증거가 있다.[10]

이로 인해서 사회 활동이 직장, 집, 공동체 이외에 대면이 아닌 다른 상태에서 일어나는 것은 어떤지에 대한 문제가 발생한다. 다른 사람들과 어떻게, 어디서 상호작용을 가지는가에 대해서보다는 얼마나 많이 사회적이 되는지(곧 논의하게 되겠지만, 사회망의 크기)에 대한 뇌 관련 효과에 대해 더 많이 알고 있는 것 같다. 직접 만나는 사회적 접촉이 아마도 이메일 혹은 문자를 통해서 만나는 것보다 뇌에 더 좋을 것이다. 전화와 영상 회의는 뇌 건강(그리고 긍정적인 감정을 촉진시키는 데)에 도움이 될 수 있지만, 사랑하는 사람과 신체적으로 함께 하는 것만큼 좋을 수는 없을 것이다.

우울증의 예방과 관련된 몇몇 최신 연구가 우리가 논의하고 있는 것과 연관이 있다. 10,000명 이상의 참가자를 대상으로 한 대단위 연구에서, 과학자들은 사람들이 대면, 전화 혹은 편지(이메일을 포함해서)를 통해 얼마나 자주 친구들이나 가족들과 접촉을 하는지를 측정하였다.[11] 일주일에 3회 이상 사회적 접촉을 가진 사람들, 즉 가장 사회적으로 활동적인 사람들이 우울증에 빠질 확률이 가장 적었다. 비록 직접 만나는 접촉이 가장 좋은 방법이기는 하였지만(특히, 친구들과), 다른 사람들과 더 자주 이메일로 접촉하는 것이 적게 접촉하는 것보다 나았다. 전화 접촉의 빈도는 직접 만나는 상호작용만큼 그 사람의 기분에 중요한 영향을 미치지 않는 것처럼 보였다.

이 연구로부터 우리가 배울 수 있는 점은 아마도 다른 사람들을, 특히 좋아하는 사람들을 직접 만나는 것을 우리의 기분을 위해 가능하면 전화나 이메일보다는 우선시해야 한다는 것이다. 이 생각을 뇌 건강과 연결시켜 볼 수가 있다. 인지 기능과 감정 기능(그리고 기능부전, 특히 우울증) 사이에 중요한 연관이 있다는 것을 고려하면, 아마도 대면 상호작용을 더 많이 할수록 뇌가 더 건강해질 것이라는 결론에 도달할 수 있을 것이다.

## 사회망과 뇌

사회망의 전체 규모는 어떤가? 그것은 뇌와 관련된 추가적 이점을 가져다주는가? 사회 활동의 이러한 측면에 대해서도 많은 연구 결과가 있다. 요점은 더 넓은 사회 집단 안에 더 많은 사람들과 연결되어 있을수록 뇌는 더 잘 기능하는 경향이 있다는 것이다. 이 분야에 있어 초기 지식 중 일부는 소위 말하는 수녀 연구Nun Study에서 왔는데,[12] 이 연구는 수백 명의 수녀들을 대상으로 일부 사람들은 다른 사람들에 비해 왜, 그리고 어떻게 잘 늙는지를 이해하는 데 도움받기 위해 오랜 기간에 걸쳐(생전 그리고 사망 후에도) 연구하였다.

앞에서 다룬 것처럼, 이 연구에서 가장 눈에 띄는 결과는 부검 시에 이들의 뇌 형태와 연관이 있다. 이들 뇌의 일부는 완전한 치매 환자의 뇌와 매우 유사하였지만, 살아 있는 동안 이들 수녀 중 많은 사람들이 일상생활을 문제없이 잘하고 있었다. 다르게 이야기하자면, 치매와 연관된 뇌 변화가 그들의 일상적인 인지력에 주는 영향을 감소시키기 위한 어떤 것이 있었다는 이야기다. 한 가지 가능성은 그들의 사회망의 넓이(정신 및 신체 활동에 참여하는 것과 더불어)가 그들이 인지 저하에서 치매로 진행하는 것을 방지해 주었을 가능성이다. 앞으로 보게 되겠지만, 좀 더 최근의 연구 결과들도 바로 이 방향을 가리키고 있다.

연구자들이 어떤 사람의 사회망의 규모를 판단할 때, 흔히 지난 수 개월 동안 친구나 친척을 몇 번 만났는지 물어본다. 어떤 면에서 이 기준은 상호작용하는 사람들에 비해 상당히 낮게 설정되어 있다고 볼 수 있다. 우리 중 많은 사람들은 친구들이나 가족들을 거의 매일 본다. 이 범주에 속하기를 바라지만 만약 그렇지 않다면, 새로운 동료들이나 공동체에서의 사람들과 연결을 만들거나 오래된 친구와의 관계를 되살려야 한다. 일부 더 강력한 연구들은 정기적으로 혹은 거의 정기적인 수준으로 더 많은 사람을 만날수록,[13] 인지 저하를 보일 가능성이 더 낮아질 것이고 더 오래 살게 되리라는 것을 보여주었다.[14]

더 큰 사회망이 더 적은 인지 문제와 연관이 있는지를 알기 위해 러쉬 알츠하이머병 센터Rush Alzheimer's Disease Center에서[15] 약 5년에 걸쳐 연구를 실시하였다. 과학자들은 한 가지 기본적인 사회적 관계 만을 가진 사람과 비교할 때 사회적 연결을 많이 가진 사람들이 약 40% 더 적게 인지 저하를 경험하는 경향이 있다는 것을 발견하였다. 이 연구 결과와 함께 사회적 활동 빈도에 관한 관련 연구 결과들은 결혼 여부, 교육수준, 연봉수준, 신체 및 정신적 활동 등과 같은 사회적 연결성에 영향을 줄 수 있는 다른 요소들을 고려했을 때도 변화가 없었다. 다른 연구에서는 지속적인 사회적 접촉이 적거나 없는 사람들이 치매에 걸릴 위험도가 매우 높았다는 것을 보여주었고,[16] 사회망에 한 사람씩 더 추가될 때마다 이 관계가 만족스럽고 지지적이라면 나이가 들어가면서 인지 장애를 겪을 위험도가 줄어든다는 것을 보여주었다.

수녀 연구에 대한 논의에 뒤이어서, 몇몇 과학적 연구들은 사회망 규모와 인지력이 뇌 변화에 미치는 영향 사이를 좀 더 직접적으로 연결하는 시도를 하였다. 흥미로운 연구가 사회망이 뇌의 병리적 변화에 미치는 영향을 완충할 수 있는지를 결정하기 위해 시도되었다.[17] 그들은 연구 시작 시에 건강했던 노인들을 대상으로 연구하였는데, 이들의 사회망 규모를 면담을 통해 결정하였다. 그들은 또한 신경심리검사를 이용해서 작업 기억과 일화 기억과 같은 인지 기능도 평가하였다. 연구 참여자들은 사망할 때까지 인지적으로 추적되었다. 그 후 연구자들은 미리 연구에 기증하기로 동의한 참가자들의 뇌를 조사하였다. 이런 연구에 대한 참여 결정은 아무리 말해도 모자를 훌륭한 공헌이라 할 수 있다.

이 연구의 중요 결과는 획기적인 것이었다. 생존 시에 참가자의 사회망의 규모가 클수록 뇌의 질병이 그들의 인지 기능에 더 적게 영향을 주었다. 다르게 이야기하자면, 부검 시 뇌가 알츠하이머병을 가진 사람들의 뇌처럼 보인 경우에도, 그 사람이 생존했을 때 알츠하이머병에서 흔히 보이는 인지 장애를 보이지 않았다는 것이다. 더욱이, 이 패턴은 전체적인 인지 능력뿐만 아니라 다양한 유형의 기억력에 걸쳐서도 해당되었다. 이와 같은 연구는 신경퇴행성 질병에 직면해서조차도, 사회적 선택이 뇌가 작동하는 데 있어 얼마나 중요한지를 신랄하게 명확히 해주고 있다.

이와 함께, 사회망의 규모가 모든 것이 아니라는 것을 아는 것도 중요하다. 사회적 상호작용의 질 또한 의미가 있다. 어떤 연구는 사회망 안에서 다른 사람들에 대해 더 만족할수록[18] 치매가 발병할 수 있는 확률이 적어진다는 것을 발견하였다. 나중에 논의하겠지만, 부정적이거나 심지어 독성이 있는 빈번한 상호작용은 뇌 건강에 중대한 결과를 초래할 수 있다.

## 사회적 지지와 뇌

다이앤Diane은 다발성경화증[MS]으로 진단된 후에 기초적인 신경심리학적 평가를 받기 위해 나에게 방문하였다. 그녀의 신체적 MS와 인지적 MS는 비교적 경증이었고, 대부분의 날들을 꽤 활동적으로 유지할 수 있었다. 그녀가 제일 우선시 하는 일 중 하나가 할 수 있는 한 친구와 가족들을 만나는 것이었다. 그녀는 꽤 사교적인 일정을 가지고 있어서, 때로는 하루에도 2~3명의 서로 다른 사람들을 방문하거나 아니면 그들이 그녀를 방문하였다. 그녀는 웃으면서 나에게 "제 사회생활이 대단하지만, 가끔은 진이 빠지기도 해요! 하지만, 진심으로 저와 함께 있는 것을 좋아하는 사람들을 가까운 사람으로 두었다는 것과 일이 잘못되어도 내가 믿을 수 있는 사람들이 내 옆에 있다는 것이 행운이라고 느끼고 있어요"라고 이야기를 하였다. 나는 인지 검사에서 그녀의 수행 능력이 4년에 걸쳐 안정적으로 유지되는 것을 관찰할 수 있었다. 그녀는 MS에서 흔한 현상인 인지 처리 속도에서 경도의 어려움을 보였으나, 이것은 시간의 흐름에 따라 아주 조금씩만 악화되고 있었다. 과학은 적어도 부분적으로는 다이앤과 같은 사람들이 다른 사람들과 연결되고 지지받는다고 느끼기 때문에 수년에 걸쳐 더 강력한 뇌 기능을 가지는 경향이 있다는 것을 보여주고 있다.

사교를 위해서 소비하는 시간의 양이나 사회망의 규모 이외에도, 교류하는 사람들로부터 지지를 받는다는 느낌 또한 중요하다. 다른 사람들에게 지지를 받을 때, 우리는 의지할 수 있는 누군가가 있다는 것을 알고 위안을 삼는다. 좀 더 일반적으로는, 우리가 이 우주에서 혼자가 아니라고 느끼는 것이다. 사회적 안전망을 가지고 있다는 것은 명백한 감정적인 이점을 가진다. 그렇다면, 사회적 지지가 뇌에 어떤 역할을 하는 것일까? 다른 사람들로부터의 지지가 인지 기능과 뇌 건강에 영향을 미치는 것일까? 다행히 다이앤에서 보았듯이, 과학은 더 지지받는다고 느낄수록 뇌는 더 잘 기능한다는 것을 분명히 보여주고 있다.

이 분야에 있어 초기 연구는 대단위 노인 참가자들을 통해 사회적 지지가 인지 노화에 가지는 효과를 살펴보았다.[19] 연구의 시작 시 연구자들은 참가자들에게 그들의 사회적 관계 안에서 다른 사람들로부터 느끼는 지지의 수준을 포함하는 사회적인 삶에 대해 물어 보았다. 또한 전반적인 인지 수행점수 안에 포함된 다수의 사고 기능을 평가하였다. 그리고 난 뒤 7년 후에, 연구자들은 참가자들의 인지 기능을 재평가하였다.

초기 평가 이후에 사람들이 더 나은 뇌 기능을 보이는지를 결정하는 데 가장 중요한 요소는 바로 **사회적 지지**social support였다. 다른 사람들로부터 더 지지받는다고 느끼는 사람들이 다수의 인지 검사에서 더 나은 수행을 보였고, 스스로 혼자라고 느끼는 사람들은 좋지 않은 뇌 건강의 증거들을 보였다. 중요한 것은, 이들 결과가 신체 활동, 신체 건강, 심리 상태 및 연 수입 등을 포함하는 다른 요소들을 초월해서 의미가 있었다는 것이다. 다르게 말하면, 다른 사람이 우리를 돌봐준다는 느낌이 삶에 지장을 주는 많은 다른 문제들보다 뇌 건강에 더 중요하다는 것이다.

초기 연구에서의 세부 사항 중 일부, 특히 어떤 인지력이 더 많은 사회적 지지로부터 이득을 얻는지에 관하여 최근에 약간 구체화 되었다. 비록 일부 연구에서 사회적 지지가 많을수록 전반적인 인지 기능이 향상되는 것을 보여주었지만,[20] 실행 기능(작업 기억과 작업 전환을 포함해서), 처리 속도, 및 공간기억 능력과 같은 특수 기능에도 이점이 있었다. 어떤 연구는 다른 사람들로부터 지지를 잘 받고 있다는 느낌이[21] 주의 집중력과 관련이 있고, 지지를 제대로 받고 있지 못하다는 느낌은 시간에 따른 언어 기억에 부정적인 영향을 줄 수 있다는 사실을 발견하였다. 또한 스스로에게 유리한 쪽으로 사회적 호혜성social reciprocity의 저울이 기울어지는 것을 느끼는 것,[22] 즉 다른 사람에게 주고 있는 것보다 더한 사회적 지지를 받고 있다는 느낌은, 치매 위험을 50% 정도 감소시켜주는 것과 연관이 있다.

사회적 지지를 살펴보는 데 있어 한 가지 특별한 측면은 교회에 나가는 것이다. 3,000명 이상의 멕시코계 미국인을 7년에 걸쳐 추적한 한 대단위 연구에서[23] 적어도 한 달에 한 번 이상 교회에 나간 사람들은 이보다 더 적게 교회에 나간 사람들보다 확실히 더 나은 인지 기능을 보였다는 것을 발견하였다. 성별, 연령 및 특정 종교 유형과 같은 요소는 이런 결과에 의미 있는 영향을 주지 않았다. 이와 유사한 결과들이 아프리카계 미국인과 백인 성인들에서도 관찰되었다. 신앙은 여러 가지 형태로 나타나며, 교파에 상관없이 믿음 공동체에서 느껴지는 응집력은 뇌와 관련된 많은 이점을 가지고 있는 것으로 보인다.

어떤 사람들은 공동체에서 자원봉사 하는 것을 좋아하는데, 이는 일반적으로 관련된 모든 사람에게 혜택을 주는 고상한 형태의 사회적 지지이다. 아마도 일주일에 몇 시간씩 지역 밥차 혹은 노숙자 쉼터에서 일하거나 마을 도서관에서 책을 재분류하는 것이 여러분에게 더 맞을 수도 있다. 자원봉사가 자원봉사자에게 주는 좋은 기분을 넘어서, 서비스를 받는 개인과 지역사회 전반에 대한 혜택은 말할 것도 없고, 자원봉사는 잘 알려지지 않은 좋은 부수적 혜택을 가지고 있다. 쉽게 이야기하면, 자원봉사는 인지 문제를 가지고 있는 사람들조차도 뇌가 더 잘 작동하도록 도와준다.[24]

사회적 연구를 연구실에서 실제 세계로 가지고 나오는 것은 특히 강력한 힘을 가질 수 있다. 이런 전략의 좋은 예로는 초등학교 아이들을 대상으로 한 자원봉사 프로그램에 참여한 사람들[25]('체험단Experience

Corps')이 자신의 인지 기능에 영향을 미치는지를 조사한 연구였다. 자원봉사자들은 일주일에 15시간을 학년에 상관없이 읽기 기술, 도서관 과제 및 학습 활동을 도와주었다. 학년 말에 자원봉사를 하지 않은 사람들과 비교하였는데, 자원봉사 프로그램에 참여한 사람들은 훨씬 더 나은 기억 및 실행 기능(조직화 기능과 유연한 사고력 등과 같은)을 보여주었다. 연구자들은 또한 연구 시작 시에 인지 문제를 보인 사람들이 의미 있을 정도로 개선을 보였다는 것도 발견하였다. 직관적으로, 초등학교 혹은 다른 학교에서 자원봉사를 하는 것이 부담을 주겠지만, 궁극적으로는 조직화와 정신적 유연성과 같은 중요한 기능을 향상시킨다고 볼 수 있는데, 이 연구는 이것을 증명해 주는 증거를 제공해 주고 있다.

뇌와 연관된 변화를 살펴보는 유사한 연구(구조적 및 기능적 신경영상법을 이용해서)에서, 체험단 프로그램에 참가한 자원봉사자들은 작업 결과로 일부 전두엽 영역에서 더 큰 활동을 보였고, 전체적으로 더 큰 뇌 부피를 보여주었다. 더욱이, 자원봉사 기간이 길수록 그들의 뇌는 더 좋게 변화하였다. 이런 변화들은 특히 인지 문제에 가장 높은 위험도를 보인 자원봉사자들에서 두드러졌다. 이 흥미로운 연구들에서 우리가 얻을 수 있는 메시지는 공동체에서 자원봉사 활동에 참여하는 것은 지지를 필요로 하는 사람들을 돕는 것일 뿐만 아니라, 이런 서비스를 제공하는 사람들이 더 건강한 뇌를 경험할 수 있도록 해 주는 것으로 보인다는 것이다.

## 골치 아픈 사회적 경험과 뇌

우리 모두는 때때로 힘든 관계를 가질 수 있고, 어떤 사람들은 다른 사람들보다 더 그럴 수 있다. 당신에게는 좋거나 중립적인 관계가 힘든 관계보다 많기를 바란다. 이들을 분리해서 생각하는 것이 중요한 것처럼 보이는데, 왜냐하면 몇몇 사람들과 풍부한 경험을 가지고 있다 해도 부정적인 사회적 만남은 근본적으로 긍정적인 만남이 가지는 인지 이점 및 건강 관련 이점의 효과를 상쇄시켜 버릴 수 있기 때문이다. 두 가지 유형의 사회적 어려움이 특히 문제가 될 수 있는데, 그것은 사회적 갈등과 사회적 고립이다.

다른 사람들과 긴장 혹은 갈등을 경험하는 것은 삶에서 피할 수 없는 부분이다. 갈등은 카페 종업원과의 기분 나쁜 부정적인 경험과 같은 일회성 사건이나, 아니면 결혼 관계에서의 긴장이나 상사 혹은 동료와의 힘든 관계와 같은 좀 더 만성적인 문제일 수도 있다. 갈등이 있는 관계와 긍정적인 관계는 같은 사람과의 관계에서 함께 일어날 수 있다. 예를 들어, 점심시간에 친구와 나누던 좋은 대화는 식사 비용에 대한 이야기가 나오면서 차갑게 식어 버릴 수 있다. 가까운 사람과의 긴장이 잘 모르는 사람과의 부정적인 상호작용보다 우리를 더 힘들게 만들 수 있다는 것은 두말할 필요가 없다. 평균적으로, 그리고 불행하게도, 부정적인 상호작용은 긍정적인 상호작용에 비해 더 강력하게 작용하고, 또 더 길게 우리를 사로잡고 있는 경향이 있다. 사기를 북돋아 주는 만남보다는 문제를 일으키는 만남에 대해 반추하기가 훨씬 더 쉽다.

그렇다면, 이것이 뇌와 무슨 상관이 있는 걸까? 이제, 지속적으로 부정적인 상호작용을 가진 사람들은 스트레스 및 질병과 연결되어 있는 호르몬인 코티솔을 더 잘 조절하지 못한다는 것을 알고 있다.[26] 코티솔은 뇌를 손상시킬 수 있고, 특히 지나치게 오랫동안 순환했을 때 더 그렇다(이에 대해 10장에서 좀 더 자세히 논의하게 될 것이다). 이와 연관해서 일부 연구는 사회적 갈등이 단지 스트레스 수준에만 영향을 미치는 것이 아니라, 뇌가 작동하는 데에도 부정적으로 영향을 준다는 것을 밝힌 바 있다.

한 연구는 중년의 사람들을 10년에 걸쳐 추적하였다.[27] 연구자들은 가장 부정적인 관계를 보고한 사람들이 더 긍정적인 연결을 가지고 있던 사람에 비해 실행 기능(특히, 문제 해결과 언어적 유창성)에 있어 더 빠른 저하를 보여주었다는 것을 발견하였다. 다르게 이야기하면, '급격한 노화'가 가장 나쁜 관계를 가진 사람들에서 일어났고, 특정 실행 기능에서 더욱 그랬다는 것이다. 흥미로운 것은, 기억력은 부정적인 사회적 상호작용에 의해 영향을 그렇게 받지 않았는데, 이것은 갈등이 오직 특정 인지 능력만 편향적으로 떨어뜨린다는 것을 보여주는 것이다.

사회적인 삶에서 문제가 되는 또 다른 측면은 고립을 경험할 때이다. 다른 사람들로부터 고립된다는 것은 때로는 피하기 어려운 일일 수 있다. 예를 들어, 일을 위해 여행하거나, 병을 앓고 있는 동안, 혹은 아이를 키우는 동안 등이 그런 경우이다. 만성적으로 고립되는 것은 말할 것도 없이 광범위한 건강 문제를 가져온다. 예를 들어, 한 연구는 사회적 고립이 평생 면역계와 혈압계에 미치는 부정적인 영향을 밝혀냈다.[28] 믿어지지 않겠지만, 사회적 고립이 건강에 주는 영향은 만성 질병, 당뇨 및 고콜레스테롤증을 포함하는 비만 혹은 흡연 등이 미치는 영향과 다르지 않다.[29] 아니, 오히려 더 걱정스럽다. 사회적으로 고립된 노인들은 더 사회적으로 연결이 되어있는 노인들에 비해 훨씬 높은 비율로 조기에 사망하는 경향이 있다.[30]

외롭다는 느낌 또한 뇌 건강에 많은 영향을 준다. 지난 10년 동안, 외로움을 호소한 사람들이 다른 사회적 건강 요소를 고려한 후에도 다른 사람들에 비해 더 빠른 인지 저하를 보인다는 것을 발견하였다.[31] 실제로, 외로운 사람의 인지 기능이 외로움을 호소하지 않은 사람들에 비해 20% 빠르게 저하된다는 것이 밝혀졌다. 우울증과 외로움이 확실히 함께 발생하기는 하지만, 외로움 그 자체는 기분을 초월해서 뇌 건강에 영향을 준다. 이와 연관된 맥락에서, 제한적인 사회망을 가진 사람들이 인지 장애 혹은 본격적인 치매가 발생할 위험도가 크게 증가한다는 연구 결과[32]가 있었고, 한 연구는 특히 **사회적으로 고립된 사람들이 인지적 변화를 보일 위험이 약 60% 높다**는 것을 보여주고 있다.

이런 결론은 사회적으로 연결되는 것의 중요성뿐만 아니라 사회적 유대감을 감소시키는 것이 가질 수 있는 위험성을 상기시켜주는 경고의 역할을 한다. 아는 것은 힘이기 때문에, 나는 여기서의 우리의 논의가 뇌 건강과 관련된 긍정적인 상호작용과 부정적인 상호작용의 의미를 명확히 해 줄 수 있기를 바란다.

## 요점 정리

사회적 상호작용의 중요성과 뇌는 다음과 같은 핵심 사항들로 귀결된다.

- 잦은 사회적 활동(친구, 가족 혹은 동료와 함께 하는)은 감정 및 인지 건강에 좋다.
- 적어도 10분 이상 지속되는 사회적 상호작용은 이보다 짧은 만남보다 뇌에 더 강력한 영향을 미친다. 이 기간 동안의 더 많은 사회적 '용량doses'이 뇌에 더 좋다.
- 상대적으로 큰 사회 연결망을 가지는 것이 뇌를 풍요롭게 하고 치매가 발생할 수 있는 위험을 줄여준다.
- 만약 직장에서 많은 사람들과 상호작용을 하지 않는다면, 집에서나 친구들과 많은 사교 시간을 확실히 가지도록 하라.
- 삶에서 다른 사람들로부터 지지를 받는다는 감각을 느끼는 것은 중요한 감정적 이점과 뇌 관련 이점을 가지고 있다.

- 만약 신체적으로 제한이 있거나 운동을 많이 할 수 없다면 지속적인 사회 활동이 적게 운동한 것을 보충해 줄 수 있을 것이고, 특히 뇌 건강의 측면에서 그렇다.
- 사회적으로 고립되는 것과 외로운 것은 전반적인 건강, 특히 뇌 건강에 독이 된다.
- 가능하면, 부정적인 감정이나 부정적인 심리적 공간에 있도록 만드는 경향이 있는 사람들을 피하라.
- 서비스를 받는 사람들에게 주는 이점을 넘어서, 공동체에서의 자원봉사는 자원봉사자의 더 나은 실행 기능과 기억력 및 더 큰 뇌 부피를 포함하는 뇌 관련 이점들과 관련되어 있다.

실제 문제

## 사회적 활동을 증진시키기 위한 전략 계획 수립하기

어려운 문제들에 대해 의지할 수 있거나 말할 수 있는 사람의 수(가족과 친구 모두를 포함해 생각하라):

______________________________________________

______________________________________________

이런 대상에 포함되는 사람들:

______________________________________________

______________________________________________

내가 참여하고 있는 사회 활동의 유형:

______________________________________________

______________________________________________

내가 사회 활동을 하고 싶은 곳:

______________________________________________

______________________________________________

내가 더 사교적으로 되는 것을 방해하는 요인들:

______________________________________________

______________________________________________

내가 더 사교적으로 되는 것을 가장 방해하는 두 가지 장애물:

1. ______________________________________________

______________________________________________

2. ______________________________

______________________________

사회적 장애물 #1을 극복하기 위해 사용할 수 있는 전략들:

______________________________

______________________________

사회적 장애물 #2를 극복하기 위해 사용할 수 있는 전략들:

______________________________

______________________________

이번 주에 (아주 조금이라도 더) 사교적으로 되기 위해 할 수 있는 작은 단계들:

______________________________

______________________________

______________________________

이번 달에 (아주 조금이라도 더) 사교적으로 되기 위해 할 수 있는 작은 단계들:

______________________________

______________________________

______________________________

다음 3개월 동안 나 자신을 위해 가질 수 있는 사회적 목표들:

______________________________

______________________________

______________________________

다음 6개월 동안 나 자신을 위해 가질 수 있는 사회적 목표들:

---

---

---

이번 장에서 배운 것 중에 내가 사회적으로 더 활발해지는 데 나를 도와줄 수 있는 방법:

---

---

---

사회적으로 더 활발해지는 것이 어떻게 나의 현재 가치와 일치하는지:

---

---

---

---

# 7장
# 뇌를 단련하는 정신 활동과 취미 활동

여러 해에 걸쳐, 나는 인지 저하가 문제가 되지 않는 것처럼 보이는 내 환자 중 일부가 다른 사람들보다 지적으로 더 활발하다는 사실을 알고 있었다. 그들은 예전만큼 정신적으로 예리하다고 느끼고 있지는 않았지만, 계속해서 독서, 악기 연주 혹은 다른 자극을 주는 취미 활동에 참여하고 있었고, 이런 활동은 그들을 잘 지낼 수 있게 도와주는 것처럼 보였다. 이에 대한 연구는 기본적으로 임상적인 이런 관찰 결과들을 좀 더 일반적으로 지지해 준다. 이 장은 정신 활동의 배경에 있는 과학과 뇌 건강을 향상에 있어 정신 활동의 가치에 대해 생각해 보려 한다. 여기에서, 각각 5장과 6장에서 신체 활동과 사회 활동에 대한 논의하였는데, 이에 이어 C.A.P.E. 모델의 'A'(**활동 참여**) 요소에 대한 논의를 마무리 지으려 한다.

정신적으로 자극받은 상태를 유지하는 것의 중요성은 아마도 뇌 건강을 위한 활동 참여의 가장 직관적인 측면일 것이다. 규칙적으로 책이나 신문을 읽거나, 십자말맞추기를 하거나 복잡한 프로젝트에 힘을 쓰고 있는 사람들이 뛰어난 뇌를 가지고 있을 것이라는 생각은 그럴듯해 보인다. 이제 우리는 이런 생각을 지지해 주는 꽤 많은 양의 연구들을 가지고 있고, 여기에서 이와 관련된 자세한 내용 속으로 들어가 보려 한다.

## 배경 과학

가장 먼저, 어떤 활동이나 취미를 정신적으로 자극을 주는 것이라고 생각할 것인가? 가능한 모든 것들을 요약하는 것은 어려운 일이겠지만, 연구된 좀 더 흔한 것들에는 다음과 같은 것들이 포함된다.

- 신문, 잡지 혹은 책 읽기
- 십자말맞추기, 스도쿠Sudoku 혹은 조각 그림 맞추기
- 악기를 배우거나 연주하기
- 그림 그리기, 사진 혹은 공예와 같은 예술적 활동에 참여하기
- 성인 교육 과정, 혹은 지역사회 교육 과정에 참여하기
- 박물관 가기
- 새로운 장소 여행하기

정신 활동과 뇌에 대한 가장 중요한 격언 중 하나는 "기꺼이 초심자 노릇을 다시 하라"이다. 새로운 것을 시도하는 것에 기죽지 마라. 오히려 반대로, 익숙하지 않거나 어려운 취미에 도전하라. 뇌는 이런 식으로 능력껏 활동하는 것을 좋아한다. 그리고, 정신적으로 교차 훈련하는 것 또한 좋은 시도이다. 만약 당신이 책을 많이 읽는 사람이라면, 좋다.

이미 당신의 뇌가 자신의 완전성을 유지하도록 도움을 주고 있고, 뇌는 아마도 새로운 신경세포를 성장시키고 있을 것이다. 여기에 더해, 십자말맞추기, 정기적으로 박물관 가기 혹은 그때그때 지역사회 교육 과정에 참가하는 것을 보탠다면 더 좋을 것이다.

이야기를 계속하기 전에, 어떤 사람은 늙어서 잘 지내는데, 또 다른 사람은 경도의 인지 손상이나 치매로 발전하는 이유에 대해 부분적으로 설명하기 위해 사용되었던 **인지 예비력**cognitive reserve의 개념으로 돌아가야 한다. 기억하겠지만, 인지 예비력이란 특정한 삶의 경험들이 뇌의 노화에 보호적인 영향을 가진다는 개념을 일컫는다. 인지 예비력을 이야기할 때 가장 흔히 고려되는 측면 중 하나가 어떤 사람이 얼마나 많이 교육받았는가 하는 측면이다. 다수의 연구들이 더 많이 교육받은 사람들이 치매와 같은 문제로 발전할 가능성이 더 적다는 것을 보여주었다. 이런 경우 치매가 발생한다고 하여도, 다른 사람들에 비해 인지 저하가 늦게 나타나는 경향이 있다. 이런 유형의 인지 예비력을 **수동적**passive 인지 예비력이라고 부르는데, 추가적인 노력 없이 이전 삶의 경험이 나중에 지속적으로 간접적인 영향을 주는 경우를 이야기한다.

이런 개념은 고등학교를 졸업하고, 대학에 진학하고, 그 이상을 공부한 사람들에게는 고무적이지만, 이것이 어떤 사람의 일생 동안 지속적인 정신적 자극을 설명해주지는 않는다. 이것이 바로 우리가 **능동적**active 인지 예비력이라고 부르는 것이다. 이것은, 지적으로 요구되는(그리고 궁극적으로 보상을 주는) 추구를 계속함으로써 시간이 지나면서 지속적으로 뇌를 만들어나가는 것을 이야기한다. 중요한 것은, 삶의 초기에 교육을 많이 받지 못했던 사람들이,[1] 그럼에도 불구하고 정신적으로 자극을 계속 받음으로써 자신들의 능동적 인지 예비력에 추가해 나갈 수 있다는 것을 잘 알고 있다. 물론, 어떤 사람들은 수동적 인지 예비력과 능동적

인지 예비력 모두를 가지고 있다. 나는 지역사회의 뇌 건강 과정에서 학생들에게, 물론 많은 학생들이 나이 든 사람들이지만, 즐겨 이야기하듯이, 우리는 능동적 인지 예비력을 60대, 70대 혹은 그 이후까지 만들어 나갈 수 있다. 다행히도, 연구 결과들은 수동적 인지 예비력과 능동적 인지 예비력 모두 인지 건강을 촉진시키고 치매를 지연시키거나 예방한다는 것을 보여주고 있다.

유망한 초기 연구에서 1,700명 이상의 인지적으로 건강한 사람들이 시간이 지남에 따라[2] 과연 정신적으로 자극을 주는 활동에 참여하는 것이 인지적 장애로 발전할 가능성을 줄여 주는지를 보기 위해 이들을 추적 조사하였다. 이 연구가 끝날 무렵, 이들 중 약 200명이 치매에 걸렸다. 그러나 일상생활에서 정신적으로 가장 활동적이었던 사람들은 상당히 적은 수의 인지 문제를 보였고(38% 더 적게), 심장 질환이나 우울증과 같은 다른 요소들을 고려한 후에도 이 결과는 그대로 유지되었다. 또 다른 흥미를 끄는 결과는 지적 활동(읽기, 카드나 게임하기, 수업에 참석하기 같은)은 신체 활동이나 사회 활동보다 치매에 대해 더 보호적이었다는 점이다. 다른 활동들도 효과가 있었지만, 정신적 활동이 치매의 위험을 줄인다는 측면에서 가장 강력한 효과가 있었다.

전통적인 수녀 연구의 확장 선에서 이루어진 시대의 획을 긋는 다른 연구는[3] 책읽기 혹은 십자말맞추기와 같은 취미 활동을 적당히 하는 사람들이 알츠하이머병에 걸릴 위험도가 약 28% 감소된다는 것을 보여주었다. 더 좋은 것은 정신적으로 활동적이지 않은 사람들과 비교할 때, 가장 활동적이었던 사람들은 이런 파괴적인 상태를 피할 수 있는 확률이 거의 2배가 되었다는 사실이다. 그리고 이 부분에서 많은 연구들에 대한 검토와 메타 분석은[4] 뇌를 능력껏 일하게 만드는 활동들에 참여한 사람들이 기억력, 처리 속도 및 실행 기능의 개선을 보여 주었다고 결론을 내리고 있다. 더 일반적으로, 흥미 있는 취미 생활을 하면 혈압 저하, 우울과 불안이 더 적고, 스트레스가 많은 사건들을 대응할 수 있는 능력을 개선시키며 낮은 코티솔 수치(핵심 스트레스 호르몬) 등을 포함한 더 나은 전반적인 건강 상태와 연관이 있다[5]는 것이다.

반대로, 그리고 명심해야 할 중요한 것으로는, 정신 활동을 적게 하는 것은 가장 중요한 일부 기억 기능을 담당하는 내측 측두엽의 위축과 관련이 있다[6]고 알려져 있다는 사실이다. 정신적으로 흥미를 느끼는 모든 것에 참여하는 것은 뇌에 도움이 되는 무엇인가를 하고 있는 것으로, 이에 대해서는 다음에 더 배우게 될 것이다.

## 중요한 특정 정신 활동들

정신 활동의 뇌 건강에 미치는 영향 및 치매의 위험도를 낮추는 영향을 살펴보는 거의 모든 연구들이 서로 다른 여러 활동들을 함께 조사하였다. 그러나, 일부 연구들은 특정 활동들을 더 분리시켜 보았거나, 많은 활동들 중에서 가장 효과가 있어 보이는 활동이 무엇인지를 추론할 수 있도록 도와주었다. 예를 들어, 책, 신문 및 잡지 읽기는 치매의 위험도를 낮추는 데 특히 중요하다는 것이 밝혀져 왔다.[7] 정기적으로 이런 것을 읽는 것이 어떤 사람이 수년간 교육을 받는 것보다 뇌에 더 보호적인 효과가 있을 수 있다.[8] 이것은 흔히 교육이 어떤 사람의 인지 예비력에 가장 중요한 요소로 간주된다는 것을 감안한다면, 특히 중요한 결과이다. 비록 어떤 사람들은 원하는 대로 정규 교육을 충분히 마칠 수가 없었더라도, 읽기는 모든 사람들이 능동적으로 인지 예비력을 만들어 낼 수 있는 이용 가능한 방법이다. 다른 연구들은 읽기가 더 경도의 인지 문제가 발전할 수 있는 위험도는 줄여주고[9] 다른 사람들의 관점을 이해할 수 있는 능력(특히 소설을 읽는 기능으로써)을 개선시켜 준다[10]는 것을 발견하였다. 어떤 형태의 읽기이든 이것은 매우 뇌를 건강하게 만드는 활동이라고 말할 수 있다.

진료소에서 신경심리검사 평가 결과에 대해 논의하고 난 뒤에, 환자들은 종종 십자말맞추기가 뇌 건강에 뭐가 도움이 되는지 물어보곤 한다. 수년 동안, 나는 이들에게 좋은 대답을 해주지 못했다. 그러나 이제, 나는 십자말맞추기 애호가cruciverbalist(십자말맞추기를 하는 사람들에 대한 근사한 용어)가 되는 것이 뇌에 미치는 강력한 효과를 지지해 주는 연구 결과[11]를 이야기할 수 있게 되었다.

한 연구에서, 시작 시에 인지 문제가 없었던 약 500명의 노인을 시간 경과에 따라 추적조사를 하였다. 그들 중 101명이 궁극적으로 알츠하이머병 혹은 다른 유형의 치매로 발전하였다. 연구자들은 십자말맞추기에 관해 흥미로운 사실을 발견하였는데, 일주일에 최소 한 번의 십자말맞추기를 한 사람들이 그렇지 않은 사람들과 비교할 때, 기억력 손상이 2년 반 정도 늦게 일어났다는 것이다. 만약 우리가 이 결과를 일상생활에 일반화시켜 적용할 수 있다면, 일주일에 한 번 십자말맞추기를 하는 것이 나이가 들어가면서 발생할 수 있는 치매에서 보호하는 효과를 가질 수 있다는 것을 의미한다. 이것을 뇌 건강을 진짜로 다르게 만들 수 있는 돈이 거의 들지 않는 또 다른 정신 활동으로 기록해 두도록 하라.

카드놀이나 체스를 좋아하는가?[12] 아니면 조각 그림 맞추기를 좋아하는가? 한 연구에서 이런 활동들(그리고 십자말맞추기도)을 '게임하기' 범주로 함께 묶어서 보았다. 그리고 연구자들은 이런 종류의 활동들에 참여하는 것이 뇌에 의미 있는 영향을 미치는지 알아보려 하였고, 다행히도 효과가 있었다. 게임을 하는 사람들이 더 나은 작업 기억, 언어적 학습 및 기억, 처리 속도, 정신적 유연성과 공간 기능을 가지고 있었다.

이것은 꽤 대단한 목록이지 않은가! 더 흥미를 끄는 결과는 특정 인지 능력을 개선시키기 위해 게임을 하는 것이 그 사람의 직업적인 복잡성보다 중요했다는 사실이다. 이 장에서 나중에 일과 연관된 정신적 요구의 긍정적 효과에 대해 이야기할 것이지만, 카드게임을 하거나 체스를 하는 것과 같은 여가 활동이 우리가 이전에 믿어왔던 것보다 뇌에 더 중요하다고 확실하게 이야기할 수 있다.

또 다른 연구는 읽기, 보드게임 하기 및 춤추기와 같은 흔한 여가 활동에 대해 조사하였다.[13] 연구자들은 노인들을 5년 이상 추적을 하였고 정신적으로 참여하고 있는 취미 생활이 치매가 발전하는 것을 보호하는 효과를 가지고 있는지를 알아보려 하였다. 결과는 그런 효과가 있다는 것이었다. 특히, **정신적인 활동에 가장 많이 참여한 사람들이 정신적인 활동에 많이 참여하지 않은 사람들에 비해 치매에 걸릴 확률이 63%나 낮았다.** 이 연구의 또 다른 강력한 결과는 읽기 혹은 보드게임하기 등과 같은 인지 활동을 하루씩 더 증가시키면 인지 손상의 위험도를 그만큼씩 낮추어 준다는 것인데, 즉 일주일에 하루를 더 하면 이것이 인지 손상의 위험도를 7% 낮추는 것과 관련이 있었다는 것이다. 일주일에 두 번 저녁에 책을 읽는다고 가정해 보자. 이 연구 결과를 적용하면, 일주일에 하루나 이틀 저녁에 책을 읽는 것이 치매에 걸릴 위험도를 7~14% 줄여 줄 수 있다는 것이다. 이것은 꽤 강력한 것인데, 특히 당신이 이미 좋아하는 일을 하고 있을 것이고, 거기에 더해 조금 더 자주 하는 것이라 생각한다면 더 그렇다.

만약 악기를 연주한다든가 혹은 악기를 좋아한다면, 뇌는 당신에게 좋은 소식을 전해 주게 될 것이다. 뇌는 이런 식으로 자극받기를 좋아한다. 다수의 동료검토 연구들이 음악을 배우는 것에서 오는 도전과 기쁨이 일부 인지 능력의 개선과도 연관이 있다는 것을 발견했다. 피아노, 기타, 베이스, 클라리넷 혹은 다른 어떤 악기이든 이것을 연주하는 사람들이 증명할 수 있듯이, 새로운 곡을 배우는 것은 꽤 많은 정신적 노력을 들이게 만들 수 있다.

남가주 대학의 과학자들에 의해 이루어진 연구에서 악기 연주하는 것이 치매 발생의 확률을 낮추어 주는지를 보기 위해 쌍둥이를 살펴보았다.[14] 이런 유형의 연구는 소위 쌍둥이 연구라고 하며, 쌍둥이가 같은 혹은 유사한 유전자를 가지고 있기 때문에 특히 흥미를 끄는데, 이들이 함께 자라면서 유사한 경험을 할 것이기 때문에 더 그렇다. 결과적으로, 쌍둥이 중 한명의 뇌 건강을 도와주는 특별한 요소를 좀 더 정밀하게 살펴볼 수 있고, 이것이 다른 쌍둥이에게는 해를 끼치는지 혹은 도움을 주는지를 살펴볼 수가 있다.

이 연구는 악기 연주에서 일치하지 않는 쌍둥이를 대상으로 살펴보았다. 이 이야기는 쌍둥이 중 한명은 악기를 연주하였지만, 다른 한 명은 악기를 연주하지 않았다는 것을 의미한다. 연구자들은 놀라운 사실을 발견하였는데, 악기를 연주한 쌍둥이가 악기를 연주하지 않은 쌍둥이에 비해 치매가 발전할 위험도가 64% 적었고, 이것은 이 둘이 얼마나 교육을 받았는지, 신체적으로 얼마나 활동적인지를 고려하였을 때도 변화가 없었다. 다른 연구들은 평생 더 음악적으로 참여하고 있는 쌍둥이 중 한 명이[15] 나이가 들어가면서 실행 기능, 기억력 및 다른 기능이 더 나은 경향이 있다는 것을 보여주었다. 요점은 어떤 수준이든, 음악을 하는 것이 장차 뇌를 보호하는 효과를 가진다는 것이다.

다른 활동들도 더 나은 뇌 건강과 연관이 있다. 당신은 아마도 사진을 찍거나, 여러 유형의 공예 중 하나를 하고 있을 수 있는데, 이런 활동들을 하는 것이 인지 기능에 긍정적으로 영향을 줄 수 있다는 증거들이 있다. 한 연구에서 사람들에게 디지털 사진 찍기 기술, 퀼트, 혹은 둘 모두를 가르치고 훈련을 시켰다.[16] 이 훈련과정은 꽤 집중적이었다. 참가자들에게 이 새로운 취미를 일주일에 15시간씩 3개월 연속해서 수행할 것을 요청했고, 그들은 정말로 그렇게 수행했다. 연구 마지막에, 사진 찍기를 훈련받은 사람들이 처음 시작할 때와 비교해서 상당히 나은 기억력을 보여주었다. 퀼트를 새롭게 시작한 사람들도 거의 비슷하였고, 두 가지 모두를 훈련받은 사람들 또한 기억력 향상을 보여주었다. 새로운 기술을 습득하는 데 무엇이 필요한지를 고려할 때, 이 연구 참가자들이 자신들이 배우고 있는 것을 기억하는 것은 당연하겠지만, 훨씬 더 인상적인 것은 이들이 보여준 기억력 향상이 학습에 대한 기억력이 아니라 일반적인 기억력의 향상이었다는 점이다.

## 활동의 다양성과 참신함

특정 활동의 가치에 대해 논의하고 있지만, 정신적 교차 훈련은 어떤가? 뇌를 능력껏 사용하게 하는 몇 가지 서로 다른 취미를 가지는 것이 어떤 긍정적인 효과가 더 있을까? 존스홉킨스대학교의 연구는 이런 질문에 대해 답을 찾기 위해 시도되었다. 그들은 대단위 집단의 여성 노인들에게 그들이 참여하고 있는 활동들에 대해 질문하였는데, 여기에는 그 활동들이 인지적으로 얼마나 요구적인지에 대한 것도 포함되어 있었다. 이 결과, 십자말맞추기 혹은 읽기는 뇌를 위해 꽤 좋은 운동으로 생각할 수 있지만, 텔레비전 보기는 그렇지가 않았다.

활동들이 얼마나 정신적으로 강도가 높은지에 상관없이, 활동이 더 다양할수록 이들 여성이 얻을 수 있는 혜택은 더 컸다.[17] 그리고 이 결과는 정말로 **다양성**variety에 관한 것이었으며, 활동의 빈도 혹은 강도보다 더 중요하였다. 그들의 이 학술적 논문의 부제목(「다양성이 인생의 향신료일 수 있다」)조차 이런 점을 강조하고 있었다. 만약 당신의 정신적 취미 생활에 무엇인가를 추가하려고 생각하고 있다면, 다음 통계 결과를 염두에 두는 것이 좋을 것이다. 즉 뇌를 자극하는 활동을 한 가지 추가할 때마다 기억력 문제와 전반적인 인지 장애를 보일 수 있는 위험도가 추가로 8~11%가 줄어든다는 것이다. 덧붙여 말하자면, 이 연구자들은 운동에서도 유사한 결과를 발견하였는데,[18] 신체 활동의 종류가 다양할수록 치매에 대해 특히 더 보호 효과가 있었다. 활동 참여에 관한 한, 특히 정신적, 육체적 요구를 가진 취미와 관련해서는 두 가지를 섞어서 하는 것이 두뇌에 중요한 영향을 주는 것으로 보인다.

정신 활동의 다양성의 문제를 고려할 때 또 다른 방법은 **참신함 추구**novelty seeking를 평가하는 것이다. 다르게 이야기하면, 새로운 기술을 개발하고, 새로운 주제에 대해 배우거나, 새로운 취미를 갖는 것이 중요하다는 이야기이다. 앞에서 논의한 바와 같이, 참신함이 뇌에 정말로 좋다는 증거들이 있다. 또한 참신함은 전두엽의 특화된 기능이라는 것을 잘 알고 있다. 따라서 신선한 활동들로 전두엽을 지속적으로 바쁘게 해주는 것은 가치 있는 일로 보인다.

한 연구는 시간이 지나면서, 새롭고 정신적으로 자극을 주는 활동을 규칙적으로 찾는 것이 치매의 발전 위험을 크게 낮추는 효과가 있다[19]는 것을 보여주었다. 같은 연구자들 중 일부 연구자들이 시행한 다른 연구에서 초기 성인기부터 중년기까지 지적인 취미 생활을 하는 시간이 감소하면 알츠하이머병의 위험도를 올린다고 보고[20]하였다. 다행히도, 이 반대도 사실인데, 나이가 들어가면서 점차 정신적으로 더 활동적이 된 사람들이 치매의 위험도가 낮았다.

우리가 예측하듯이, 다양한 정신 활동들에 참여하고 있을 뿐만 아니라 운동과 사회 참여를 포함하는 더 광범위한 다양한 활동에 참여하고 있는 사람들이 일반적으로 더 좋았다. 이것은 5장에서의 뇌 건강과 관련한 용량-반응 관계에 대한 우리 논의와 연관이 있다. 즉 활동을 하면서 보내는 시간의 양이 증가할수록 더 나은 뇌 기능의 결과를 가져오는 경향이 있다는 것이다. 몇 년 전의 연구에서 한 가지 유형의 활동에 참가하는 것도 도움이 되지만 두 가지 이상의 활동 '용량dose'을 증가시키는 것이[21] 치매의 위험도를 상당히 낮춘다는 것을 보여주었다.

더 나은 뇌 건강을 위해 얼마나 많은 시간을 정신적으로 자극하는 취미 생활에 참여하고 있어야 하냐면, 하루에 최소한 1시간을 보내는 것이 특히 장래에 인지 문제의 위험도를 낮추는 데 효과적이었다[22]는 증거가 있다. 한 연구에서 노인들을 대상으로 이들이 책이나 신문 읽기, 보드게임, 십자말맞추기, 악기 연주 및 공예 작업 등을 하는 데 얼마나 많은 시간을 보내는지에 대해 평가한 적이 있다. 하루에 적어도 1시간 이상 이런 종류의 여가 활동에 관여하고 있는 사람들은 하루에 30분 이하로 참여하고 있는 사람들과 비교할 때 치매에 대한 위험도가 굉장히 낮았다. 앞에서 논의했던 다른 연구들에서 보여주었듯이, 여가 활동의 광범위한 다양성 또한 치매에 대해 보호 효과를 가지고 있다.

### 지금 시작하라… 중년기의 정신 활동 문제

나는 앞서 이 책에서 고려했던 관련된 점을 언급하려 한다. 즉 중년기의 활동이 나이가 들어감에 따라 인지 상태에 매우 중요한 역할을 한다는 것이 그것이다. 사십 대와 오십 대의 신체 및 사회적 참여처럼, 중년기에 정신적으로 자극을 주는 활동은 장래의 경도 인지 손상과 치매가 생길 수 있는 기회를 줄여준다. 만약 당신이 이 책을 읽고 있고 나이가 대략 40에서 60세에 속한다면, 정신적으로 자극을 받고 있기 때문에 올바른 일을 하고 있는 것이다. 아마도 당신은 이것을 직관적으로 깨닫고 있을 것이지만, 과학은 이 직감을 확실하게 뒷받침해 주고 있다.

만약 당신이 40대라면, 다음 연구가 지금 즉시 뇌를 작동시키도록 동기부여 해 줄 수[23] 있을 것이다. 이 연구는 남자 쌍둥이의 중년기 정신 활동을 평가하였는데, 쌍둥이 중 한 명은 나중에 치매가 나타났고 다른 한 명은 인지적으로 건강하게 유지되었다. 이 쌍둥이들을 시간 경과에 따라 추적하였는데, 약 30년 후에 치매가 발병한 쌍둥이는 중년기에 인지적으로 훨씬 덜 활발하였다는 것이 밝혀졌다. 흥미롭게도, 치매로부터 가장 보호 효과를 가졌던 중년기 활동은 영화 보러 가는 것, 연극 보는 것, 혹은 라이브 뮤직 관람하는 것 등이었다. 나는 이들 활동이 지닌 사회적 요소와 지적 요소가 특히 도움이 되었을 것이라고 추측한다. 따라서, 만약 개봉이 임박한 영화 혹은 콘서트를 갈 기회가 있고, 이를 위해 약간의 명분이 필요하다고 느낀다면, 지금부터 몇 년 후에 보상을 받을 수 있도록 뇌를 도우려 하고 있다는 사실을 기억하라.

만약 당신이 50대라면, 이 패턴이 거의 같은 것 같다. 한 대단위 연구는 연구를 시작할 때 50대 후반의 대상들을 약 20년간 추적하였다.[24] 연구 시작 시, 참가자들을 대상으로 면담을 통해 광범위하게 다양한 생활방식 활동에 대해 물어 보았다. 이 연구의 목적은 정신적으로 자극을 주는 활동을 포함해서 어떤 유형의 활동이 수년 후의 주의력 및 기억력과 같은 기능과 연관이 있는지를 명확히 하는 것이었다. 연구 결과, 정신적(책 읽기, 악기 연주하기, 다른 취미 생활하기) 및 정치적(정치적 시위에 참여하기, 편집자에게 글이나 편지 보내기)으로 자주 활동했던 중년의 사람들이 20년 후에 더 나은 인지 기능을 가지고 있다는 것을 보여주었다. 후자의 결과는 특히 흥미를 끄는 것이었는데, 정치적으로 소란스러운 시대에 살고 있는 동안 어느 정도 정치적으로 관여하는 것이 특정한 뇌 관련 이점을 가지는 것처럼 보인다는 것을 주목할 필요가 있다는 것을 보여준다.

직장에서 일하는 사람들이 중년기에 고려해야 할 또 다른 영역은 바로 직업이 가지는 자극적인 특성이다. 우리가 일을 하며 얼마나 많은 시간을 보내는지를 감안한다면, 직장에서 하는 일이 뇌에 기반을 둔 관점에서 중요하다는 것은 말이 된다고 할 수 있다. 그렇지 않은가? 실제로, 과학도 이런 생각을 지지해 주고 있다. 데이터, 사람, 사물의 세 가지 영역에서 직업의 복잡성을 살펴보는 연구가 수년 전에 시도되었다.[25] 연구자들이 발견한 것은 더 복잡한 일이 전체 뇌의 위축, 특히 기억력에 필수적인 구조인 해마의 위축을 보호한다는 것이었다. 그러나, 특히 더 흥미로운 것은 일이 사람들과 관련된 복잡성, 즉 매니저 역할을 하는 근로자의 경험이 걱정스러운 뇌 변화에 대해 가장 방어적인 효과가 있었다는 것이다.

반대로, 만약 일이 정말로 정신적으로 자극하지 않는다고 해도, 인지적인 관점에서 희망이 있다. 일부 연구에서 인지적으로 자극적이지 않은 일을 하고 있는 사람이 일 외에 이런 자극을 주는 것에 참여함으로써 이를 보상할 수 있다는 것을 밝혀주었다.[26] 사실, 책을 읽고, 취미 생활을 하며, 영화나 연극을 보러 가는 것들은 어떤 사람의 일이 얼마나 복잡한지와 상관없이 미래의 더 나은 뇌 기능과 연관되어 있다. 이와 함께 이전에 논의했던 몇몇 뇌를 강화시키는 작업들은 사회적 활동을 포함하고 있다는 사실을 주목할 필요가 있다. 이것은 훌륭한 원투 펀치인 것이다.

### 뇌를 훈련시키는 게임

부수적으로, 내가 자주 질문받는 문제에 대해 언급하고 넘어갔으면 한다. 그것은 컴퓨터화된 '뇌 훈련' 게임이 우리의 뇌 기능에, 혹은 더 나아가 치매를 예방하는 데 도움이 되는가 하는 질문이다. 이런 앱과 프로그램은 아주 인기가 많지만, 과학이 이에 대해 어떤 이야기를 해주는지 생각해 볼 필요가 있을 것 같다. 어떤 아이디어가 인기가 많다는 것이 그것이 타당하다는 것을 보여주는 좋은 지침이 아닐 수도 있기 때문에, 연구결과들이 이런 제품들이 종종 뇌 건강을 위해 만들어졌다는 회사들의 주장을 뒷받침해 주고 있는지를 확인하는 것이 중요하다.

잠시 동안 한 걸음만 물러서서, 개발하는 데 시간이 한참 걸렸던 당신의 기능들에 대해 생각해 보도록 하자. 이런 예로는 운전, 특정한 음식 만들기, 카드게임 혹은 일과 연관된 작업 등이 포함될 수 있다. 이 일들을 어느 정도 해내는 데 시간이 꽤 걸렸을 수 있지만, 결국에는 더 잘하게 되었을 것이고, 결국에는 완벽하게 할 수 있게 되었을 수도 있다. 여기서 자신에게 질문해 보도록 하라. 특정한 작업(운전 혹은 요리와 같은)을 잘하게 되는 것이 다른 작업 또한 잘하게 만들어 주는, 소위 일반화가 가능했는가? 만약 운전을 배울 때, 더 나은 눈과 손의 협조 기능을 발전시켰다면, 이와 유사한 기능을 포함하고 있는 다른 관련 없는 작업들을 할 때도 향상되었다는 것을 발견한 적이 있는가? 보통은 이런 식으로 진행되지 않는다.

같은 문제에 대한 조사가 뇌 훈련 게임을 대상으로 이루어졌다. 이 게임을 사용하는 것이 일상생활에서의 더 나은 인지 기능과 연관이 되어 있는가? 이 문제에 대한 전반적인 과학적 의견은 그렇지 않다는 것이다. 차를 운전하거나 음식을 하는 것처럼, 그것을 열심히 할수록 더 잘하게 될 것이다. 그러나 이것이 이와 비슷한 요구를 포함하고 있는 다른 활동들까지 반드시 잘하게 될 거라는 것을 의미해 주는 것은 아니다.

최근까지의 자료에 대해 과학적으로 포괄적인 검토를 통해,[27] 과학자들은 광범위한 개별 뇌 훈련 연구들(130개 이상의 개별적인 연구들)에 대해 조사하였다. 그들은 그들에게 주어진 게임을 더 잘할 수 있게 되었고,

이는 점차 나아지는 경향을 보였지만, 특정 게임에서 향상된 기능이 일상생활에서의 인지 수행을 강화시켜 주는 것처럼 보이지는 않았다고 결론을 내렸다. 이 분야의 300개 이상의 연구를 조사한 최근의 메타 분석은[28] 본질적으로 같은 결론을 내렸다.

이와 함께 흥미를 끄는 것은 사람들이 비디오 게임 훈련이 자신의 인지 능력을 호전시켜 줄 것이라고 믿을 때, 그런 효과가 나타났다는 것이다. 한 연구는 두 종류의 전단지를 사용하여 사람들을 모집했다.[29] 한 전단지에는 이 연구는 뇌를 훈련시키는 것이 포함되어 있고 연구는 작업기억 훈련을 통해 지적 개선을 보여주는 연구라고 언급하였다. 다른 전단지는 무미건조하고 평범하게 만들어졌는데, 여기에는 연구에 참여하는 사람들은 5학점을 얻을 수 있을 것이라고 언급되어 있었다. 이건 별로 재미없지 않은가?

연구 결과, 자신들이 지적 개선을 경험할 것이라고 생각하면서(그들이 읽은 전단지에 기초해서) 연구에 참여한 사람들이 1시간의 훈련 직후에 실시한 지능검사에서 다른 집단에 비해 더 나은 점수를 보여주었다. 연구자들은 이 집단이 앞으로 지속될 수 있는 방식으로 향상을 보인 것이 아니라, 연구 동안에 빠른 개선을 보인 것이고, 이것은 이들이 그렇게 될 것이라 믿고 있었기 때문이라고 주장하였다. 이것은 위약 효과 혹은 기대 효과라고 부르는 것으로 연구에 참가한 사람들이 개선되었는데, 그 이유는 그들이 그렇게 될 것이라 기대했거나, 혹은 아마도 단지 학점을 얻기 위해 연구에 참여 한 사람들보다 더 노력했기 때문에 그런 결과가 나왔을 것이라고 보는 것이다. 흥미롭게도, 그들의 연구 결과에 대한 기술에서, 저자들은 이 분야에서 참가자들을 모집하는 데 비슷한 전략을 사용한 다른 연구들에 대해서 언급하였다. 과학자들은 뇌에 긍정적인 효과가 있을 것이라는 것을 암시하는 중재가 어느 정도 효과가 있지만, 적어도 효과의 일부는, 그리고 아마도 효과의 전부는 아니더라도 대부분은 '치료' 자체보다 그 사람의 기대와 연관이 있을 것이라고 결론을 내렸다.

따라서, 만약 특정 유형의 게임을 통해 더 나아지는 데 관심을 가지고 있다면, 뇌를 위한 훈련이 도움이 될 수 있다. 그리고 일부 과학자들은 두뇌 게임이 인지 기능을 증진시켜 줄 가능성에 대해서 보고하기도 하였다.[30] 하지만, 만약 이 제품들이 일상생활에서 의미 있는 효과를 보이지 않는 것 같다는 다수의 과학이 이야기하는 것에 대해 관심이 더 있다면, 마음을 자극해 줄 수 있는 다른 방법들에 초점을 맞추는 것이 좋을 것이다.

## 요점 정리

정신적 활동과 뇌와 연관된 몇 가지 중요하게 챙겨야 할 것은 다음과 같다.

- 새롭고 도전적인 취미 생활을 갖는 것이 특히 뇌에 좋다.
- 중년기에 취미 생활을 하고 다른 정신적으로 자극을 주는 활동에 참여하는 것이 수십 년 지속해서 뇌에 대한 보호 효과를 가지는 것처럼 보이고, 이것이 치매에 대한 위험도를 낮추는 것과도 관련되어 있다.
- 읽기, 십자말맞추기, 게임하기, 사진 찍기 및 악기 연주하기와 같은 특별한 활동들이 모두 더 나은 인지 건강과 관련되어 있다.
- 다양하고 서로 다른 정신적으로 자극을 주는 활동들에 참여하는 것이 한 가지 활동을 자주 하는 것보다 더 낫다. '정신적 교차 훈련'을 생각하라.

- 어떤 취미 생활이든 이에 참가하는 것은 긍정적이다. 그러나 하루에 적어도 1시간 이상 하는 것이 뇌에 대해 더 강력하고 보호 효과를 가진다.
- 복잡하고 자극을 주는 일을 하는 것, 특히 만약 다른 사람들을 관리하고 있다면, 이것이 뇌를 향상시키는 효과를 가진다.
- 만약 그렇게 자극을 주는 일을 하고 있지 않다면, 정신적으로 참여하는 취미 생활을 가짐으로써 인지적으로 보상할 수 있다.
- 이제까지의 연구는 컴퓨터화된 뇌 훈련 게임에서의 개선은 일상생활에서의 인지 이득을 가져오는 것처럼 보이지 않는다는 사실을 보여 주고 있다.

실제 문제

## 정신 활동을 증진시키기 위한 전략 계획 수립하기

내가 참여하고 있는 정신적으로 자극을 주는 활동 혹은 취미:

내가 이런 활동들에 참여하기 위해 하루/일주일에 보내는 시간:

위의 활동이나 다른 활동들에 참여하기 좋아하는 시간:

더 많은 정신적 활동을 참여하는 데 방해되는 요인:

더 많은 정신적 활동에 참여하는 것을 가장 어렵게 만드는 두 가지 장애물:

1.

2.

정신적 활동 장애물 #1을 극복하기 위해 할 수 있는 전략들:

정신적 활동 장애물 #2를 극복하기 위해 할 수 있는 전략들:

더 참여하고 싶은 정신적 활동 혹은 취미 활동:

이번 주에 (아주 조금이라도 더) 정신적 활동에 참여하기 위해 할 수 있는 작은 단계들:

이번 달에 (아주 조금이라도 더) 정신적 활동에 참여하기 위해 할 수 있는 작은 단계들:

다음 3개월 동안 나 자신을 위해 가질 수 있는 정신적 활동 목표:

다음 6개월 동안 나 자신을 위해 가질 수 있는 정신적 활동 목표:

______________________________

______________________________

______________________________

이번 장에서 배운 것 중에 더 많은 정신적 활동을 하는 데 도움이 되는 방법:

______________________________

______________________________

______________________________

더 많은 정신적 활동을 하는 것이 어떻게 나의 현재 가치와 일치하는지:

______________________________

______________________________

______________________________

# 3부 인지 문제를 예방하는 다양한 방법

## 8장

# 먹는대로 따라가는 뇌: 영양과 인지

유행하는 다이어트는 수십 년간을 왔다가 사라졌고, 분명히 이제 곧 또 다른 것이 나타날 것이다. 사람들은 흔히 체중이 줄어들 것을 기대하고 다이어트를 선택한다. 아마도 그들은 수영복을 입고 더 멋지게 보이기 위해 여름이 오기 전에 빠른 체중 감소 계획을 제공해 주는 유행하는 다이어트에 대해 들어 본 적이 있을 것이다. 아니면 그들은 효과가 있었던 다이어트 계획을 시도해 본 친구를 가지고 있을 수도 있다. 어떤 사람이 식단을 변경하는 데는 많은 이유가 있겠지만, 이 장은 뇌 건강의 관점에서 식이요법 선택의 중요성에 대해 초점을 맞추고 있음에 주목할 필요가 있다. 앞으로의 논의와 당신이 변화시키려 마음먹은 것과 관련된 변화들이 체중감소를 가져올 수도 있겠지만, 여기에서의 주요 목적은 먹는 것과 이것이 뇌에서 어떻게 작용하는가에 대해 생각하는 것이다.

다음은 중요한 경고이니 관심을 가지고 잘 보아야 할 사항이다. 나는 영양사가 아니다. 따라서 당신이 식이요법 변화에 대해 생각한다면, 그때는 주치의, 영양사 혹은 이와 관련된 전문가들에게 자문을 구해야 한다. 여기서 이야기하고자 하는 것은 뇌를 건강하게 해주는 식사 유형을 조사하기 위한 아주 많은 연구들이 있다는 것이다. 많은 과학적 연구들이 어떤 음식 선택이 노인들의 인지 저하 혹은 치매의 위험성을 줄여주는지를 조사하였고, 일부는 특히 중년기를 비롯해 더 젊은 연령층에서의 영향에 대해서도 살펴본 바가 있다. 이와 관련된 맥락에서, 최신 연구는 체중을 줄이는 것이 전체 사망률 혹은 조기 사망의 위험도에 꼭 영향을 주는 것은 아니라는 것을 보여주고 있다.[1] 사실상, 과학은 과체중이라도 그 사람이 신체적 건강 수준을 비교적 높게 유지한다면 꽤 건강할 수 있다는 것을 보여주고 있다.

강조해야 할 또 다른 점은 뇌를 빠르게 혹은 마술적으로 변화시켜줄 수 있는 한 가지 음식, 비타민 혹은 영양제는 없다는 사실이다. 만약 이와 같은 주장에 대해 읽은 적이 있다면, 아마도 즉시 이것이 사실이 아니라는 것을 폭로할 수 있을 것이다. 영양적 요인들은 시간을 두고 서서히 인지 기능에 영향을 주고, 궁극적으로는 뇌의 작동방식에 강력한 영향을 미치게 될 수 있다. 그렇지만 이런 과학적 정밀조사에 맞설 수 있는 '7일간에 더 나은 뇌 건강을 만드는' 다이어트, 혹은 14일, 아니면 30일, 혹은 또 다른 단기간 안에 효과를 본다는 다이어트는 있을 수 없다. 우리가 다이어트 패턴과 몇몇 특수한 영양소와 음식과 연관된 과학적 증거에 대해 논의할 때 이를 염두에 두고 있기를 바란다.

잘 먹는다는 것이 인지 기능을 유지하는 데 중요하고 뇌 관련 문제들을 잠재적으로 예방할 수 있다는 사실을 감안한다면, 이 장은 이제 우리에게 익숙해진 C.A.P.E. 모델의 'P' 혹은 예방 범주에 들어간다. 더 많은 정보에 굶주리고 있는가?(미안하지만, 이런 표현을 거부할 수 없었다.) 이제 과학이 영양과 뇌에 대해 무엇을 이야기해 주고 있는지를 살펴보도록 하자.

## 배경 과학

내가 치료하거나 평가하고 있는 사람들이 가끔 나에게, "제가 먹는 것이 제 뇌에 영향을 주나요?", 혹은 "제가 다른 음식보다 더 먹어야 하는 음식이 있나요?", "저는 블루베리를 많이 먹어야 한다고 이야기를 들었는데, 그게 사실인가요?" 하고 물어본다. 많은 연구들이 이러한 것과 관련된 질문을 다루었고, 이제는 어떤 음식이 뇌에 좋은지 그리고 어떤 음식을 피하거나, 줄이려 노력해야 하는지에 대해 증거에 기반한 관점을 제공할 수 있게 되었다.

2017년에, 전미퇴직자협회(American Association of Retired Persons, AARP)는 큰 집단, 그리고 다양한 인종으로 구성된 집단의 중년기와 노년기(40세 이상)의 미국인을 대상으로 식습관을 알아보기 위해[2] 연구를 시행하였다. 이 연구의 참가자들은 과일, 야채, 단백질, 유제품 및 곡류의 5가지 기본 식품군과 연관된 음식 소비에 대해 설명하도록 요청받았고, 이와 함께 그들의 행복감과 지각된 뇌 건강에 대해 점수를 매길 것을 요청받았다. 이 연구에서 뇌 건강은 인지 검사의 점수가 아니라 주관적인 생각에 기인하고 있는 반면에, 앞으로 논의할 연구는 영양과 연관한 인지 수행을 조사한 것임을 염두에 두도록 하라.

이 연구 결과 긍정적 결과들이 있었는데, 미국 농무부(United States Department of Agriculture, USDA)가 권고한 양의 과일(하루에 1.5에서 2컵)과 채소(하루 2~3컵)를 먹은 사람들이 더 높은 안녕감과 더 나은 뇌 기능을 보고하였다. 그리고 이 결과에는 용량-반응 효과도 있었다. 즉 과일과 채소를 더 먹을수록, 사람들이 자신들의 뇌 건강이 더 낫다고 보고하였다. 또한 일반적인 한 주 동안에 붉은 살코기 대신에 생선을 먹었던 사람들이 더 강력한 인지력을 가졌다고 보고하였고, 같은 양상이 견과류를 즐겨 먹는 사람들에서도 나타났다. 올리브유, 카놀라유, 포도씨유로 음식을 하는 것은 식물성 기름으로 음식을 하는 것보다 지각된 더 나은 뇌 건강과 더 관련이 있었다. 덧붙여 말하자면, 적절한 양의 생선, 견과류 및 올리브유를 먹는 사람들은 소위 말하는 지중해식 식단으로 먹고 있었는데, 이 식단에 대해서는 나중에 간단히 검토하게 될 것이다.

이 연구 결과에서 정신이 번쩍 들게 하는 결과로는, 놀랍게도 연구 참가자의 1% 미만의 사람들만이 모든 다섯 가지 음식에 대한 권고 영양 기준을 준수하고 있었고, 34%의 사람들이 다섯 가지 음식 중 어떤 음식 군도 권고 양을 먹고 있지 않다고 대답하였다는 사실이다. 단 후식 혹은 음료수 및 가공식품을 일주일에 적어도 한 번 이상 먹는 사람들은 자신의 뇌 건강에 대해 '우수' 혹은 '매우 좋음'으로 점수를 주는 확률이 낮은 경향을 보였다. 흥미로운 것은, 비록 대다수의 사람들이 영양 기준을 잘 지키고 있지 않았지만, 거의 90% 정도가 자신들이 만약 영양 기준을 잘 지키는 것이 뇌와 심장의 건강을 더 좋게 해준다는 것을 알았다면 더 잘 먹었을 것이라 대답하였다는 사실이다. 반 이상이 자신들의 주치의가 그렇게 하라고 조언해 준다면 먹는 것을 변화시킬 의향이 있다고 답하였다.

운동에서의 장애물과 마찬가지로, AARP 연구에 참여했던 것과 같은 사람들이 건강한 음식을 먹는 것이 어렵다고 한 데에는 다양한 이유가 있다. 흔한 장애물로는 비싼 가격,[3] 더 영양가가 있는 음식이 맛이 없을 것이라는 생각 그리고 건강한 음식을 접하는 데 있어 어려움 등이 있었다. 심지어 개인적으로 '건강한 식품에 맞는 유형이 아니다'라고 정의하는 것이 식단 선택에 부정적인 영향을 미친다. 반대로, 가족전통, 의학적 조언 및 건강에 이점이 있다는 지각 등과 같은 요소들은 사람들이 더 건강하게 먹도록 동기부여 해 주는 경향이 있다. 뇌 건강에 좋다고 알려진 식단과 특정 음식의 배경에 있는 과학을 생각하면서, 무엇을 먹고 무엇을 먹지 않을지를 결정하는 데 중요한 사회 및 문화적 요소들 또한 있다는 것을 기억할 필요가 있다.

## 지중해식 식단과 연관된 식단

뇌 건강 증진과 관련된 확실한 과학적 증거를 가진 식단을 이야기한다면, 지중해식 식단만큼 이에 가까운 식단은 없을 것이다. 아마도 이 식단에 대해 들어보았을 것이지만 이것이 확실하게 무엇을 이야기하는지에 대해서는 모를 수 있다. 본질적으로, 이 이름은 지중해 연안 지역(이탈리아, 그리스, 프랑스, 스페인 및 중동 지역을 생각해 보아라)에 사는 사람들이 먹는 식생활 경향에 그 뿌리를 두고 있다. 식단은 대부분이 식물성이고 많은 양의 과일과 채소, 콩류, 견과류 및 통곡류 등으로 이루어져 있다[4]([그림 8.1] 참고). 올리브유가 강조되는데, 특히 조리를 할 때 그렇다. 적당한 양의 생선 및 가금류가 포함된다. 약간의 적포도주 또한 일반적으로 이 '패키지' 안에 포함된다고 여겨진다. 강조되지 않는 음식에는 붉은 고기, 고지방 유제품 및 가공된 것(이에 대해 나는 적어도 한 명 이상의 영양사가 '당신의 할머니는 전혀 알지 못했을 음식들'이라고 이야기하는 것을 들었다)들이 포함된다. 이 식단이 가지는 더 넓은 의미는 중등도 신체 활동, 사회 참여, 적절한 휴식 및 수면과 같은 생활방식 선택도 포함된다. 지중해식 식단(흔히 연구자들은 이를 'MeDiMediterranean Diet'라고 부른다)과 뇌 기능을 연결시켜 주는 과학적 연구들에 대해 살펴보도록 하자.

영양에 대한 아주 다양한 연구들이 같은 결과를 보여주는데,[5]

MeDi는 경도 혹은 이보다 더 문제가 되는 인지 문제들로부터 보호해주는 역할을 한다는 것이다. 연구 결과들은 과학적 배경에 따라 약간씩은 다르지만. 대부분의 연구들은 생선, 올리브유 및 채소 등과 같은 MeDi 음식을 지속적으로 많이 먹는 사람들에서 경도 인지 손상[MCI] 혹은 알츠하이머병의 **위험도가 약 20~40% 정도 감소**된다는 것을 보여주고 있다. 기본적으로, 이런 식으로 더 먹을수록, 뇌가 더 보호받는 것처럼 보인다. 여기에 더해 이런 식사를 오랜 기간 유지한 사람들은 MCI가 치매로 바뀌는 위험도도 감소되었다.[6] MCI로 진단받은 많은 사람들이 궁극적으로 치매로 전환된다는 사실을 고려할 때, 치매로의 전환을 잠재적으로

**강조되는 음식**

과일, 채소, 올리브유, 콩류(콩, 렌틸콩, 땅콩, 병아리콩),
견과류/씨앗류(호두, 아몬드, 피스타치오),
곡물/빵/파스타/쌀/쿠스쿠스(가급적이면 통곡류),
엽채류/향료/마늘/양파(양념을 위해서), 하루에 6잔에서 8잔의 물

**적거나 적당한 양**

생선, 하얀 살코기(닭/칠면조), 계란,
요구르트와 치즈(가급적이면 저지방),
적포도주(만약 원한다면, 식사 중에)

**피하거나 최소한으로 줄여야 하는**

붉은 살코기, 가공된 고기, 다른 가공 음식들,
고지방 유제품, 단음식, 탄산음료

**[그림 8.1]** 지중해식 식단의 구성요소

예방할 수 있는 이런 생활방식으로 바꾸는 전략은 절대적으로 필요한 것이다. 또 다른 핵심적인 이점으로, 지중해식 식단을 좇은 사람들에서 뇌졸중과 우울증의 위험도도 낮았다는 사실[7]이 그것이다.

몇 년 전에 시행된 한 연구는 MeDi를 잘 지키는 것이 인지적 문제의 위험성을 낮추는지를 보기 위해 2,000명이 넘는 사람들의 식단을 평가하였다.[8] 연구 대상자들은 그들이 얼마나 지중해식 식단을 잘 준수해서 먹는가를 알아보기 위해 0부터 9까지의 척도 점수를 매기도록 하였다('0'은 본질적으로 MeDi에 의미 있을 정도로 준수하지 않는 것을 의미하고, '9'는 매우 잘 준수하는 것을 의미한다). 4년의 기간에 걸쳐, 식단을 중등도로 준수한 사람들(MeDi 척도에서 점수가 4에서 5에 속하는 사람들)은 치매에 대한 위험도가 20% 정도 감소하였다. 정말로 MeDi 식단을 충실하게 준수한 사람들(점수가 6에서 9 사이의 사람들)의 결과는 놀라웠는데, 이들은 이 식단에 관심이 없는 사람들과 비교할 때 알츠하이머 치매에 걸릴 확률이 40%나 적었다. 이 결과는 MeDi를 더 많이 '준수'할수록 적게 준수하는 것보다 뇌에 대한 보호 효과가 훨씬 크다는 것을 보여주는 결과이다.

이 용량-반응 효과는 이전 장들에서 논의했던 것과 유사한데, 사람들이 뇌 건강 활동 혹은 생활방식 선택에 더 참여할수록 중요한 인지 문제가 발생할 위험이 적어진다는 것이다. 특히, 이 연구에서 MeDi 안에서 특정 음식들, 예를 들어 과일, 생선 혹은 콩류 등만 먹는 것이 전체 식단을 지키는 것보다 치매의 위험도를 낮추는 데 있어 효과가 떨어졌다는 것도 밝혀졌다. 특정 음식들에 대한 과학적 연구 결과들에 대해 나중에 논의할 것이지만, 뇌 건강을 향상시키는 데 있어 개별적인 음식들보다는 전체적인 식사 패턴이 더 중요하다고 말할 수 있을 것 같다.

지속적으로 운동하는 데 어려움을 가진 사람들, 혹은 신체적 제한 때문에 운동을 많이 할 수 없는 사람들을 위해, 뇌 건강의 측면에서 희망을 제공해 주는 MeDi 연구가 있다. 이 연구에서 큰 집단의 노인들에게 얼마나 운동을 하는지 그리고 얼마나 MeDi를 잘 준수하고 있는지에 대해 물었다.[9] 이 결과, 다른 사람들보다 운동을 더 하고 있는 사람들이 알츠하이머병으로 발전할 수 있는 확률이 훨씬 적었고, 이는 앞에서 운동과 뇌 관계에 대해 논의한 것들과 일치하는 결과였으며, 다이어트도 마찬가지였다. 5년의 기간 동안에 MeDi를 특히 잘 준수해서 먹었던 사람들이 유의할 정도로 알츠하이머병에 걸릴 위험도가 낮아졌는데, 이들이 비교적 신체 활동이 적었던 경우에도 그랬다. 달리 이야기하자면, 뇌 건강에 좋은 식습관은 신체 활동의 수준과는 무관하게 뇌를 보호하는 효과를 가진다는 것이다.

왜 MeDi가 그렇게 뇌에 좋은가? 이 영양학적인 식이요법은 다양한 수준에서 뇌에 영향을 주는 것으로 보인다. 미세한 분자 수준에서 이 식단은 항산화와 항염증 성분이 풍부하여 **산화 스트레스**oxidative stress라고 불리는 잠재적으로 독성이 있는 활성산소 분자가 너무 많은 경우에 뇌에 미치는 부정적인 효과를 감소시켜준다. 이 식단은 또한 항혈전 및 항동맥경화 특징을 가지고 있어[10] 뇌졸중과 동맥 막힘의 위험성을 감소시켜준다고 멋지게 말할 수 있다. 이와 함께 이 식단은 플라보노이드와 불포화 지방산(오메가-3 지방산과 같은)이 풍부하다. 이에 대해서는 나중에 좀 더 논의할 것이다.

뇌 구조와 뇌 부피에 대한 MeDi의 영향을 고려할 때, 이 식습관이 전체적으로 뇌 건강을 어떻게 개선시키는지를 볼 수 있다. 다른 모든 것이 동등하다면, 뇌 부피가 클수록 뇌는 더 잘 작동을 한다. MeDi를 잘 준수하는 사람들은 전두엽과 측두엽을 포함해서 뇌의 여러 영역에 더 밀도가 높은 뇌 실질을 가지고 있고,[11] 시간이 지남에 따른 뇌의 수축 혹은 위축이 적은 경향을 보인다. MeDi 식단을 따라 식사 시에 붉은 살코기와 유제품을 덜 먹고, 생선을 더 섭취하는 것[12]이 더 큰 뇌 부피와 연관이 있다. MeDi를 먹는 사람들은 또한 더 나은 **구조적 연결성**structural connectivity을 보여주거나,[13] 혹은 더 밀접하게 결합 되어있는 뇌 영역들을 가지고 있다. '당신이 먹는 것이 당신을 만든다'라고 이야기하는 것이 여기에 정말로 적용될 수 있고, 특히 뇌의 관점에서는 더욱 그렇다.

지중해식 식단을 잘 준수하는 것을 지지해 주는 강력한 증거들에 대해 검토하고 있지만, 이와 유사한 특징을 가진 식단에 대한 연구들도 수행되었다. 이런 식단 중 하나가 DASH 다이어트인데, 이것은 고혈압을 낮추는 식사요법Dietary Approaches to Stop Hypertension의 줄임말이다. DASH와 MeDi 식단의 근본적인 차이는 DASH 다이어트에서 저염과 저포화지방 음식을 강조하는 데 있다. 다른 음식들에 대해서는 비슷하다. 이 식단은 원해 고혈압을 예방하거나 줄이기 위해 고안되었지만, 이것은 뇌와 연관된 일련의 이점도 가지고 있다. 이 분야에 대한 몇 가지 연구들 중에, DASH 식단을 먹은 사람들이 더 나은 전반적인 인지 기능과 더 빠른 사고 속도를 보여주었다고 보고한 연구들이 있다.[14] 이들은 또한 낮은 알츠하이머 치매의 발병 위험도를 보여주었다.[15] 4개월에서 11년까지에 걸쳐 DASH 다이어트를 한 사람들에 대해 살펴보는 연구가 있었는데, 이 결과, 이런 인지적 이점이 시간이 지남에 따라 지속적인 것으로 나타났다.

또 다른 연구는 **건강식이지수**healthy eating inde[8)]라는 용어를 탄생시켰는데,[16] 55세 이상의 사람들이 더 많은 과일, 채소, 통곡류, 콩단백 및 생선을 먹었을 때 더 높은 점수를 받았다. 이 연구는 인상적인 연구로서, 40개국의 27,000명 이상의 사람들을 4년에서 5년 동안 추적을 하였다.

---

8) HEI는 한 국가의 음식 선택이 식생활 지침과 어떻게 일치하는지 측정한다(역자 주).

이렇게 많은 사람들을, 특히 몇 년에 걸쳐 연구하는 것은 결코 작은 문제가 아니다! 우리가 주목해야 할 것에는 연구 참여자들이 당뇨, 심장 질환 혹은 신경학적 질환 등과 같은 의학적 문제들을 가지고 있었다는 점이다. 많은 연구들이 의학적 문제를 가지고 있지 않은 매우 건강한 집단을 대상으로 하고 있는데, 이 연구는 이런 범주에 속하지 않기 때문에 이 연구 결과는 의학적으로 관찰되고 있거나 치료 중인 보통 사람들에게 더 적용될 수 있다.

일부 참여자는 연구 기간 동안에 인지 저하를 보였지만, 많은 양의 과일, 야채 및 통곡류 등과 같은 특별히 건강한 식단을 유지한 사람들은 **인지 감퇴의 위험도가 24% 감소**된 결과를 보였다. 이 식단은 특히 집중력에 이점을 가지고 있었다. 연구자들은 또한 이런 식으로 먹으면서 일주일에 적어도 두 번 이상 운동을 한 사람들은 인지 문제에서 더 낮은 위험도를 보였다고 보고하였다. 다른 연구들에서 보았듯이, 한 영역(말하자면, 신체 활동)에서 건강한 생활방식의 선택은 뇌에 좋고, 다수의 영역에 있어 건강한 선택은 더욱더 뇌에 좋다.

인지 건강과 연관이 있다고 알려진 부가적인 식단은 연구자들이 **신중한 식단**prudent diet이라고 부르는 것[17]이다. 한 연구는 어떤 사람이 두 가지 일반적인 식사 경향(신중한 식단과 서구식 식단) 중 어떤 하나를 좋아하는지를 결정하기 위해 통계적 기법을 사용하였다. 신중한 식단의 구성 요소에는 채소, 과일, 콩류(완두콩, 콩, 렌틸콩 및 땅콩과 같은), 쌀, 파스타, 통곡류, 물, 생선 및 가금류 등이 포함된다. 다른 식단 범주는 **서구식 식단**Western diet이었는데, 이는 붉은 살코기, 감자, 페이스트리, 소다, 맥주, 설탕, 정제된 곡류 및 고지방 유제품 등을 총망라하는 용어이다. 과학자들은 얼마나 많은 사람들이 이들 유형의 식사 중에 어느 쪽으로 혹은 양쪽 모두에 기울어져 있는지를 결정하였다.

약 6년 동안의 기간에 걸쳐, 신중한 식단을 가장 잘 준수한 사람들은 집중력, 기억력, 언어 및 공간인지 능력과 같은 것을 살펴본 인지 측정상 가장 적은 저하를 보여주었다. 반면에, 스테이크와 감자를 좋아한 사람들, 소위 말하는 서구식 식단의 팬들은 가장 심하게 인지 저하를 보여주었다. 냉정하게 말하면, 많은 사람들이 햄버거도 즐겨 먹고 생선도 즐겨 먹는다.[18] 어떤 날의 저녁은 연어와 파스타일 수도 있고, 다음 날은 고기가 듬뿍 들어간 피자일 수도 있다. 다행히도, 연구자들은 좀 더 다양하게 먹는 사람에게 힘이 될 수 있는 결과를 발견하였다. 만약 서구식 식단을 하는 사람들도 규칙적으로 건강하게 '신중한' 영양학적인 선택을 하면, 시간이 지남에 따라 인지 저하가 훨씬 덜 하다는 것이다. 신중한 다이어트가 가장 최선의 방법이기는 해도, 양쪽 식습관을 선호하는 사람들은 서구식 식단이 지닌 뇌 건강에 대한 위험도를 줄일 수 있다는 것이다.

왜 서구식 식단은 뇌에 나쁜가? 몇몇 연구들은 포화지방과 정제된 설탕이 높은 이 식단이[19] 특히 뇌의 전두엽 피질과 해마에 나쁜 영향을 미친다고 보고하고 있다. 분자적 수준에서, 이들 영역은 특히 뇌유래 신경영양인자 혹은 BDNF의 수치 감소와 관련해서 영양학적으로 불량한 내용의 식사에 대해 민감하다는 것이 밝혀졌다(운동과 뇌에 관한 장에서 BDNF에 대해 논의하였고, BDNF가 어떻게 뇌가 새로운 신경세포를 성장시키고 기존 신경세포의 육성에 도움을 주는 데 결정적으로 중요한 역할을 하는지에 대해서도 논의한 바 있다). 낮은 BDNF는 또한 뇌의 염증과 연관이 있고, 이런 염증은 알츠하이머병과 같은 상태를 유발할 가능성이 있다. 여기에 더해, 산화 스트레스는 지방이 많고 항산화요소가 적은 식사를 할 때 일어나고, 이것은 MeDi 식단과 다른 비서구적 식단에서 보았던 것과는 본질적으로 반대인 것이다. 산화 스트레스는 전두엽의 용적 감소를 포함하는 부정적인 뇌 변화를 가져오게 할 수 있다.

모두 종합하면, 포화지방과 정제된 설탕을 강조하지 않는 식습관이 최선의 것으로 여겨진다. 이것은 더 넓은 건강의 관점에서도 말이 되지만, 뇌 건강을 증진시키기 위한 합리적인 방법이기도 하다.

## 뇌 건강을 개선시킬 수 있는 특정 음식들

지금까지 우리는 다양한 여러 가지 음식들을 포함하는 뇌에 도움이 되는 식단에 대해 논의했다. 그 음식이 가지는 인지적인 이득을 위해 더 자주 먹어야 하는 특정한 음식은 어떤 음식일까? 일반적으로는, 식단 선택에 있어 폭넓은 접근이 이상적으로 보인다. 즉 한 가지 특정한 음식에 초점을 맞추기보다는 여러 가지를 함께 먹어서 오는 이득을 가진 지중해식 식단과 같은 식단을 먹는 것이 더 낫다. 하지만, 신경과학 연구에 따르면 뇌에 특히 이득을 주는 몇 가지 음식이 있다.

아마도 어린 시절 과일이나 채소를 먹으라는 잔소리에 별로 관심이 없었겠지만, 그 조언이 실제로 뇌 건강에 꽤 관련이 있다. 몇 년 전에 한 연구에서 대규모의 여성 노인을 대상으로 과일과 채소 섭취를 평가하였다.[20] 과일, 특히 감귤류를 많이 먹거나 적게 먹는 것은 뇌 건강에 그렇게 중요해 보이지 않았다. 그러나 브로콜리, 케일, 컬리플라워 및 시금치와 같은 십자화과 혹은 녹색잎 채소를 더 먹는 여성들은 기억 및 전반적 인지 저하가 이런 채소를 덜 먹는 사람들에 비해 1~2년 늦게 발생했다. 과학은 줄곧 엄마가 옳았었다는 설득력 있는 사례를 제시해 준다.

다른 연구도 이와 유사한 결과를 보여주었는데, 잎이 무성한 채소를 먹는 것이 6년 동안에 걸쳐 더 늦은 인지 저하를 보여준 것과 연관이 있었다는 것[21]이다. 하루에 적어도 두 번 이상 채소를 먹은 사람들은, 인지 관점에서 볼 때 약 5년 정도 더 젊었다는 것이다. 매일 샐러드와 브로콜리 한쪽만 먹어도 나이가 들어 발생할 수 있는 인지 문제에 대해 상당한 보호 효과가 있다는 것은 너무 인상적인 것이다.

몇몇 최근의 영양학적 연구들이 채소와 인지 기능의 연결에 대해 더 명확하게 해 주었다.[22] 과학자들이 대규모의 중년기와 노년기의 사람들을 대상으로 녹색잎 채소를 먹는 빈도에 대해 조사하였고, 이런 식단 선택이 약 5년간에 걸친 인지 건강과 어떻게 연결되어 있는지에 대해 조사하였다. 결과는 강력했는데, 하루에 1~2번 채소를 먹는 것이 시간에 따른 인지 변화가 상당히 적은 것과 연관이 있었고, 이는 채소를 먹지 않거나 적게 먹는 사람들에 비해 **11년이나 젊은 것**과 유사한 것이었다. 채소에 있는 특별히 중요한 영양소에는 루테인, 엽산 및 필로퀴논(이것은 비타민 K1으로도 알려져 있다) 등이 포함이 된다. 이들은 의사나 영양학자를 제외한 대부분의 사람들에게는 생소한 것들이지만, 이 영양소들이 가진 새롭게 대두되는 뇌 관련 이점들을 고려할 때 미래에는 많은 사람들에게 익숙한 것이 될 수도 있을 것이다.

이제 채소가 전체적인 신체와 특히 뇌, 모두를 위해 중요하다는 것을 잘 알고 있다. 그러나 대단위 조사연구는 대부분의 사람들이 지속적으로 채소를 먹고 있지 않다는 것을 보여주고 있다. 오직 약 10%의 사람들만이 매일 1인분(미국질병통제예방센터가 채소 2~3잔으로 정의함)의 양의 채소를 먹고 있다.[23] 앞서 논의했던 연구들을 감안한다면, 만약 더 많은 사람들이 매일 시금치 혹은 케일 샐러드를 먹는다면, 아마도 일련의 인지 장애들(알츠하이머병과 같은)의 발병률이 상당히 줄어들 수 있을 것이라 추측할 수 있다.

현재 과학들이 채소가 과일보다 더 뇌 건강에 도움이 된다고 제시하고 있지만, 한 가지 과일은 그렇지 않다는 증거들이 있다. 그것은 바로 **베리**berries이다. 베리는 플라보노이드로 가득 차 있고, 플라보노이드는 동물을 이용한 다수 연구들에서 뇌 건강을 강화시킨다는 것이 밝혀졌다. 플라보노이드는 그것이 가지는 항산화 효과와 염증을 감소시키는 기능 때문에 뇌에 특히 중요하다고 생각되고 있다.[24] 임상 실험은 베리를 더 먹은 사람들이 인지 저하를 덜 보이고, 더 나은 작업 기억을 보여주며, 다수의 뇌 영역에서 혈류량이 증가한다는 것[25]을 보여주고 있다. 그들은 또한 일상생활에서의 실행 기능에도 더 적은 문제를 보였다고 보고하였다.[26]

블루베리와 인지 기능과의 관계를 살펴본 가장 큰 연구는 16,000명 이상의 여성을 대상으로 하였다.[27] 이전에 논의했던 다른 연구들과 함께, 연구 표본이 클수록 연구 결과가 더 정확해지고 더 중요해지는 경향을 보였다. 이 여성들을 대상으로 얼마나 자주 블루베리, 딸기, 다른 과일을 먹거나, 차를 마시는지를 물었다. 참가자의 연령, 수입, 교육수준 및 신체 활동과 같은 다른 요인들을 고려한 후에도, 블루베리와 딸기를 가장 많이 먹는 사람들이 베리에 대해 관심이 적었던 다른 사람들과 비교할 때, 기억력 및 다른 인지 저하가 최고 2년 반에 달할 정도로 상당히 지연되었다는 것을 보여주었다. 베리 팬들이라고 해서 베리 종류를 항상 먹을 필요는 없다는 사실을 염두에 둘 필요가 있는데, 이 연구에서 '베리 섭취'를 많이 한 군은 일주일에 적어도 1~2인분(약 3~4컵)을 먹는 군이었다. 우리는 회색곰 수준으로 베리를 먹어치우는 것을 이야기하는 것이 아니라, 서서히 그리고 꾸준하게 먹는 것을 이야기하는 것이다.

이런 식으로, 지중해식 식단을 기반으로 하며 베리와 녹색 잎채소 섭취를 강조하는 비교적 새로운 식단이 만들어졌다.[28] 지금까지, 이것은 뇌 건강에 관해서 인상적인 결과를 보여주고 있다. 이 식단은 MIND 식단이라고 불리며, 이는 신경퇴행지연을 위한 지중해식 DASH 중재 Mediterranean DASH Intervention for Neurodegenerative Delay의 앞글자를 딴 것으로 본질적으로는 MeDi에 DASH의 이점을 추가한 것이다. MIND 식단은 몇 가지 실제적인 이점을 가진 것으로 밝혀졌는데, 이것은 중년기와 노년기의 성인의 더 강력한 언어 기억력 그리고 알츠하이머병에 대한 위험도 저하와 연관이 있다는 것이다. 이와 함께 이것은 인지적 노화과정을 느리게 해줄 수 있는데,[29] 이 식단을 잘 준수한 사람들은 그들의 원래 연령에 비해 7년이나 더 젊은 인지력을 가지고 있었다.

지중해식 식단에 대해 앞에서 논의하며 이 식단에 생선이 포함되는 것에 대해 언급한 바가 있다. 일부 연구들이 특별히 생선 섭취에 대해 따로 살펴보았다. 그중 하나에서, 연구자들은 노인 군에게 생선을 얼마나 많이 먹고 있는가를 물었고,[30] 그리고 난 후에 이들을 약 8년간 추적하였다. 연구 참여자들은 두 군으로 나뉘어졌는데, 한 군은 일주일에 1~4회 생선을 먹는 집단이었고 다른 군은 이보다 적게 먹은 집단이었다. 불행하게도, 만약 (튀긴) 피시 앤 칩스[9)]의 팬이라면, 이 군에는 해당되지 않는다. 생선 섭취는 굽거나 끓인 것만 해당된다.

연구 결과는 생선을 좋아하는 사람들에게 매우 긍정적인 것이었다. 연구 시작 시 일주일에 적어도 1인분의 생선을 섭취하는 사람들이 나중에 다수의 영역에서 더 큰 뇌 질량을 보여주었다. 이런 영역들에는 기억에 중요한 해마와 안와전두엽 피질이라고 불리는 전두엽이 포함되었다. 이런 결과는 신체 활동을 고려했을 때도 마찬가지였고, 이것은 생선을 먹음으로써 뇌에 준 이로운 영향이 다른 중요한 생활방식 활동의 효과를 넘어선다는 것을 보여주는 것이다. 이런 결과가 생선에서 발견되는 오메가-3 지방산의 효과에 의해서만 얻어진 것이 아니라는 점을 주목할 필요가 있는데, 저자들이 이 요소를 그들의 분석에서 고려할 수 있도록 포함시켰다.

9) 생선 튀김과 막대 모양의 감자튀김(역자 주).

다른 연구들은 굽거나 끓인 생선을 더 먹으면,[31] 미세하거나 혹은 더 심각한 뇌졸중을 경험할 확률이 더 적어진다는 것을 보여주고 있다. 반면에 튀긴 생선을 먹는 것은 뇌졸중과 같은 신경학적 문제를 가질 확률을 올려주고, 기본적으로 튀기지 않은 생선을 먹었을 때 얻을 수 있는 뇌 관련 이득의 효과를 없애 버린다. 튀기지 않은 생선을 먹는 것이 정말로 뇌(그리고 신체)를 위해 좋은 것 같다. 좀 더 일반적으로 이야기하자면, 이런 결과들은 앞의 장에서 논의한 내용들을 반영한다. 즉 건강한 생활 방식의 선택이 뇌 건강에 강력한 영향을 준다는 것이 그것이다.

## 뇌 건강과 관련이 있는 다른 영양소

생선 섭취가 그 자체로 중요한 것으로 보이지만, 생선과 견과류와 같은 다른 제품에서 발견이 되는 오메가-3 다중불포화지방산(polyunsaturated fatty acids, PUFAs)은 뇌(그리고 심장과 눈에도)에 정말로 좋다. PUFAs는 뇌 건강을 촉진시키기 위해 많은 것을 하는데,[32] 여기에는 신경세포 기능을 지지하는 것, BDNF와 다른 신경유도인자들을 정상 수치로 유지하는 것이 포함된다. 이것은 또한 신체 전반 그리고 뇌에서 중요한 항염증작용을 한다.

우리는 자체적으로 PUFAs를 생산할 수 없기 때문에, 뇌에 도움이 되는 이 요소를 가진 음식을 먹어서 얻는 것이 중요하다. 에코사펜타엔산(eicosapentaenoic acid, EPA)과 도코사헥사엔산(docosahexaenoic acid, DHA)의 두 PUFAs가 특히 뇌가 최상의 수준으로 작동하게 도움을 주는 데 중요한 작용을 하는 것으로 여겨진다. 이들은 또한 '해양marine' PUFAs로 알려져 있는데, 그 이유는 이들이 주로 연어, 고등어, 정어리 및 참치 등과 같은 생선에서 발견되기 때문이다. 또 다른 것으로 알파-리놀렌산(alpha-linolenic acid, ALA)이 있는데, 이것은 비록 식단에서 PUFA를 모두 섭취해야 할 정도로 낮은 수준이기는 하지만, 신체가 아주 작은 양의 EPA와 DHA를 합성하도록 돕는다. ALA는 호두, 아마 씨 및 대두와 같은 식물에서도 발견된다.

좀 더 특별하게 보면, 체내에서 높은 PUFAs 수치는 해마와 대상회 피질과 같이 기억과 실행 기능에 중요한 다수의 영역에서 더 큰 뇌 부피와 상관있다.[33] 해양 PUFAs의 하나인 DHA의 더 높은 수치는 어떤 유형의 치매이든 위험도를 47%나 낮추는 것과 연관이 있었다.[34] 같은 연구에서, 이들을 약 9년 정도 추적하였는데, 일주일에 적어도 생선을 3회 이상 먹은 사람들 이보다 생선을 적게 먹은 사람들과 비교할 때 알츠하이머병의 위험도가 50% 정도 낮았다. 치매에 대한 관심을 넘어서, 중년기의 DHA 수치는 더 나은 정신적 유연성, 추론, 작업 기억 및 단어 지식 등과 상관관계를 보였다.[35] 이것은 꽤 인상적이지 않은가! 이것은 몇 년 후의 잠재적 이익을 고려한다면, 중년기에 뇌를 건강하게 그리고 자극이 되도록 유지하는 것(이 경우에는 영양을 통해서)의 중요성에 대한 또 다른 예이다.

식사에서 오는 PUFAs는 뇌의 건강함과 연관이 있다고 알려져 있지만, PUFA 보조제를 먹는 것의 이점과 관련해서는 논란의 여지가 있다. 어떤 의사나 영양사와 이야기를 나누는가에 따라, 어떤 사람은 보조제를 권하나, 다른 사람은 권하지 않을 것이다. 이것이 어떤 사람이 영양(그리고 보조제를 먹는 것)에 대해 접근하는 법을 알려 줄 때 과학이 실제로 무엇을 이야기해 주는가를 알아야 할 중요한 이유인 것이다.

현존하는 PUFA 연구들에 대한 광범위한 검토와 메타 분석은 주로 PUFA 보조제가[36] 치매의 위험도를 낮추거나 인지적 건강을 증강시켜 주지 않는다고 결론을 내리고 있다. 그리고 노인에서 PUFAs와 위약을 비교하는 최근의 몇 해 동안 수행된 무작위적 임상 연구[37]도 같은 결과를 보여주었다. 즉 경도의 인지 문제를 가진 사람들과 인지 문제를 가지지 않은 사람들에서 눈에 띄는 이점이 없었다는 것이다. PUFAs는 또한 치매로 진단이 된 사람들에게도 도움이 되지 않는 것처럼 보인다.[38] 몇몇 연구들이 PUFA 보조제를 복용함으로써 경도의 인지적 이점이 있다고 보고하였지만,[39] 대부분의 연구들은 그렇지 않다고 보고하였다. 이것은 심혈관 건강에 관해서도 마찬가지였는데,[40] PUFA 보조제는 심장병 혹은 심장발작의 위험도를 낮추는 것과 연관이 없는 것으로 보인다. 요점은 뇌를 건강하게 하는 영양소는 보조제를 통해서가 아니라 음식을 통해서 얻는 것이 더 낫다는 것이다.

많은 환자들이 뇌 건강에 대한 항산화 화합물의 역할에 대해 물어보곤 한다. 가장 많이 연구된 것들에는 비타민 C와 E 그리고 베타카로틴이 포함된다. 대단위 개별 연구들이나 이보다 작은 연구들에 대한 검토에서는 비록 비타민 C의 경우에는 몇몇 긍정적 소견이 관찰되기는 했어도, 전반적으로는 이들 항산화제들의 뇌에 대한 일관성 있는 이점을 발견할 수 없었다.[41] 이 분야의 연구들은 좀 더 정교한 신경심리검사 대신에 단순한 선별 측정을 사용해서 인지력을 측정한 것과 같은 일부 문제를 가지고 있다. 그래서, 이 시점에서 항산화제를 주로 뇌 기능을 향상시키기 위해 복용한다는 것에 대한 증거는 그다지 설득력이 없다.

아마도 온라인이나 뉴스에서 커큐민curcumin이 뇌에 좋다는 것에 대해 들어 본 적이 있을 것이다. 이것은 울금 나무(강황)에서 온 색소로 가장 흔히는 커리에서 볼 수 있다. 이것이 인도 의학에서는 오랫동안 사용되어 왔지만, 커큐민이 뇌의 구조와 기능에 대해 미치는 가능한 효과에 대해서 연구를 한 것은 아주 최근의 일이다. 동물 연구에서 커큐민이 신경학적 건강을 호전시키는 것과 관련이 있다는 일부 긍정적인 결과가 있었지만,[42] 인간에서는 몇몇 소단위 연구들이 수행되었을 뿐이다. 현재로서는, 커큐민이 인간의 뇌와 인지력에 미치는 가능한 이점에 대해 배심원단의 결정은 아직 미결이다. 이 이야기는, 만약 커리 팬이라면 망설여야 할 이유가 전혀 없으며, 이것은 미각과 뇌에 좋은 일을 해 줄 수 있을 것이라는 이야기이다.

그렇다면 다른 처방이 없이 살 수 있는 보조제들은 어떤가? 징코 빌로바ginkgo biloba와 비타민 B군과 같은 화합물에 대한 40개의 개별 연구들에 대해 검토한 최근 연구[43] 결과는 그렇게 긍정적이지 않다. 전반적인 소견은 인지 저하를 예방하는 데 있어 이들 보조제들이 가지는 역할을 지지해 주는 증거들이 없거나, 있어도 약하다는 것이다. 결국, 과학자들은 뇌 건강을 촉진시키기 위해 이들이나 혹은 다른 보조제들을 권고하는 것에 대해 정당성을 부여할 수 없다고 결론을 내리고 있다. 치매에 대한 징코 빌로바의 효과를 검증하는 메타 분석에서 위약placebo pills과 비교해서 어떤 이점도 발견할 수 없었는데,[44] 다시 말하지만, 이 결과는 일반 사람들을 대상으로 한 것이 아니었고 상당한 인지 장애를 가진 사람들을 대상으로 한 연구들이었다.

종합하자면, 현재 사용 가능한 보조제들이 뇌에 대해 의미 있는 어떤 작용을 한다는 믿을만한 증거는 없다는 것이다. 다행인 것은 이 책 전체를 통해서 계속 논의를 하고 있는 것처럼, 뇌 건강을 촉진시키는 데 효과적인 다른 방법들을 우리는 아주 많이 알고 있다는 사실이다.

## 요점 정리

요약해서 말하면, 뇌 건강과 영양을 다룬 이 장에서 몇 가지 특히 핵심적인 사항은 다음과 같다.

- 지중해식 식단은 많은 연구에 의거하여 뇌를 촉진하는 데 있어 최선의 영양적인 선택이 될 수 있다.
- 붉은 살코기, 감자 및 고지방 유제품을 강조하는 서구식 식단은 좋지 않은 인지 기능과 연관되어 있다.
- 서구식 식단과 지중해식 식단 혹은 신중한 식단을 함께 하는 것은 인지 저하의 위험도를 낮추어 준다.
- 붉은 고기보다 생선을 더 포함하는 식사는 더 나은 뇌 건강과 연관되어 있다.
- 여러 연구들을 통해, 인지 기능을 증강시킬 수 있는 음식에는 생선, 견과류, 올리브유, 과일 및 채소가 포함된다.
- 잎이 많은 녹색 채소(시금치)와 십자화과 채소들(브로콜리, 케일, 컬리플라워)은 노화과정 동안에 더 늦은 인지 저하와 연관이 있다.
- 베리, 특히 블루베리와 딸기는 일부 연구들에서 기억 및 전반적인 인지 저하에 대해 보호 효과를 가진다고 밝혀졌다.
- 보조제가 아닌 식사를 통해 소화 흡수된 오메가-3 지방산은 더 나은 인지 기능, 더 큰 뇌 부피 및 치매에 대한 위험도의 저하 등과 연관되어 있다.
- 의사의 처방이 없이 구입이 가능한 영양 보조제 중 인지 기능을 호전시킨다고 일관성 있게 알려진 것은 없다.

실제 문제

## 나의 식생활 목표를 성취하기 위한 전략 계획 수립하기

나의 현재 식단의 전체적인 구성:

나의 식단을 바꾸고 싶은 방법:

나의 식단에 포함되게 하고 싶은 특정 음식:

나의 식단을 바꾸는 데 방해가 되는 요인:

나의 식단을 바꾸는 데 나를 가장 어렵게 만드는 두 가지:

1.

2.

식단 변화의 장애물 #1을 극복하기 위해 내가 사용할 수 있는 전략들:

식단 변화의 장애물 #2를 극복하기 위해 내가 사용할 수 있는 전략들:

이번 주에 (아주 조금이라도 더) 나의 식단을 바꿀 수 있도록 밟아야 할 작은 단계들:

이번 달에 (아주 조금이라도 더) 나의 식단을 바꿀 수 있도록 밟아야 할 작은 단계들:

앞으로 3개월 동안 나 자신을 위해 가질 수 있는 식생활 목표들:

앞으로 6개월 동안 나 자신을 위해 가질 수 있는 식생활 목표들:

이번 장에서 배운 것 중에 나의 식단을 바꾸는 데 도움이 되는 방법:

---

---

---

나의 식단을 바꾸는 것이 어떻게 나의 현재 가치와 일치하는지:

---

---

---

9장

# 수면과 충분한 휴식이 주는 뇌 건강의 이점

임상 실습에서, 나는 일상생활에서 집중력, 추론능력 및 기억력을 잃어가고 있다고 느끼는 사람들을 가끔 보는데, 이런 경우 수면 문제(알츠하이머병 같은 것과는 다른)와 관련이 있을 가능성이 높다는 것을 발견하곤 했다. 이런 문제는 평생을 통해서 나타난다. 집중이나 조직화에 문제가 있다고 보고하는 아이들을 포함해서, ADHD가 의심되는 아동이나 청소년들은 특히 잠들기 어렵거나 혹은 수면을 유지가 어렵다는 문제 때문에 힘들어한다. 지나친 소셜미디어 사용이 종종 이런 원인으로 비난받지만, 부담되는 숙제에 대한 요구, 혹은 진단되지 않은 수면 장애가 함께 혼재되어 있을 수도 있다. 성인과 노인에서는, 수면 무호흡증이 집중이나 기억의 어려움을 만들 수 있는데, 사람들은 이것을 임박한 치매의 신호로 잘못 믿는다. 사람들의 인지적 어려움의 원인이 되는 것을 파악하는 것이 나의 일이고, 따라서 뇌 건강을 돕거나 해치는 역할을 감안할 때 수면은 내가 정례적으로 고려하는 한 가지 요소이다.

이 장에서, 수면과 뇌 사이의 관계 속으로 파고들게 될 것이다. 나는 이 주제가 C.A.P.E. 모델의 'P'(예방) 범주의 또 다른 부분이라 생각하는데, 건강한 수면을 유지하는 것이 인지 문제가 일어나는 것을 예방하는 데 도움을 줄 수 있기 때문이다. 불행하게도, 진행 중이거나 잘 조절되지 않은 수면은 때로는 심각한 방식으로, 뇌에 부정적으로 영향을 줄 수 있다. 밤새 수면을 유지하는 데 있어 문제를 일컫는 일반적인 용어인 불면증이 치매나 다른 인지 문제에 대한[1] 다양한 위험요소 중 하나라는 것을 잘 알고 있다. 따라서, 이것은 수면이 뇌에 주는 긍정적인 효과와 부정적인 효과 모두의 관점에서 매우 심각하게 다루어야 할 필요가 있는 주제인 것이다.

## 배경 과학

대부분의 사람들에게 가장 적당한 수면은 하룻밤에 7시간에서 8시간 자는 것이다.[2] 대부분의 경우에 이 시간의 범위 안에 있는 것이 좋은 건강을 위해, 전반적인 건강과 뇌 관련 건강을 위해 필요하다. 많은 사람들이 이상적인 7시간에서 8시간 범위의 수면을 취하지만, 30% 이상의 사람들이 더 자거나 혹은 덜 자거나 한다.[3] 우리가 앞으로 논의하겠지만, **짧게 수면하기**short sleeping(6시간 이하의 수면)와 **길게 수면하기**long sleeping(9시간 이상의 수면) 모두가 뇌와 신체에 문제가 될 수 있다.

흥미롭게도, 미국수면재단the National Sleep Foundation에서 실시한 최근 설문조사에서 미국 성인의 65%가 수면이 자신들의 생산성을 올려준다며 수면의 가치에 대해 믿고 있었으나,[4] 10%의 사람들만이 자신의 일상적인 삶에서 수면을 우선시한다고 이야기하였다. 이건 대체 무슨 결과이지? 이것은 말은 하되 실행에는 옮기지 않는 것의 훌륭한 예처럼 보인다. 때로는 일을 마무리하기 위해 혹은 아픈 아이를 돌보기 위해 늦은 밤까지 잠을 못 자는 것에 대해서는 공감할 수 있다. 하지만 위의 연구에서도 나타나 있지만, 수면을 신체적 건강, 영양, 일 그리고 취미 생활보다 우선순위에 두지 않는 것은 우려되는 문제이다. 여기서, 수면이 뇌와 인지 기능에 미치는 영향에 대해 생각할 것이고, 나는 자신의 삶의 우선순위 목록의 제일 위 혹은 아주 상위에 수면을 두는 것의 중요성에 대해 당신을 설득하고 싶다.

### 수면은 어떻게 뇌가 더 잘 작동하도록 돕는가?

수면의 가장 중요한 세부 사항으로 들어간다면, 가장 우선적인 의문은 실제로 수면이 우리를 위해 무엇을 하는가이다. 과학자들, 철학자들, 심리학자들, 의사들 및 신비주의자들은 수백 년은 아니더라도 수십 년 동안 이 주제에 대해 논쟁을 벌여 왔다. 그런데 과학, 특히 가장 최신의 연구는 수면이 몸과 뇌에 왜 결정적으로 중요한지를 명확히 하는 데 도움을 주었다.

수면 신경과학 분야에서 가장 흥미진진한 발전 중 하나는 베타-아밀로이드β-amyloid라고 불리는 신경세포의 노폐물과 연관된 것이다. 베타-아밀로이드는 알츠하이머병의 알려진 기여요소로, 이것이 축적되면 뇌 반점brain plaques과 염증을 가져올 수 있다. 따라서, 이것이 뇌에서 적게 순환될수록, 더 나은 것이다. 베타-아밀로이드는 자연적으로 뇌에서 생성되지만, 문제는 이것이 폐기되는 것보다 생산이 많을 때 갑자기 나타나기 시작한다.

이제 수면이 뇌에서 베타-아밀로이드를 씻어 내는 것처럼 보이고,[5] 이렇게 씻어 냄으로써 이 잠재적으로 독성을 지닌 부산물을 뇌에서 제거하는 데 도움을 준다는 것을 잘 알게 되었다. 이것은 **그림프 체계**glymphatic system를 통해서 일어나는데,[6] 이 체계는 우리가 잠을 잘 때만 거의 활동하는 일종의 뇌 내부 청소 팀인 것이다. 이것이 잠을 잘 자는 것이 반드시 치매를 예방해준다는 것을 의미하는 것은 아니지만, 핵심적인 것은 잠을 잘 자는 것이 뇌의 쓰레기, 즉 베타-아밀로이드가 가지는 부정적인 영향을 줄여준다는 사실을 아는 것이다.

몇몇 최근 연구들이 정곡을 찌르고 있는데, 즉 수면의 질이 나쁘다고 보고하고[7] 낮에 졸음을 호소한 사람들이 실행 기능과 감정 조절과 연관된 다양한 부위에 베타-아밀로이드 축적을 비롯해서 뇌에 알츠하이머병과 유사한 변화가 더 많다는 것이다. 또한 시간이 지나면서, 낮 시간에 많은 졸음(야간 수면의 질이 좋지 않음을 보여주는 것)을 호소한 사람들의 뇌에서 베타-아밀로이드가 더 빨리 축적되는 것을 볼 수 있는데,[8] 이것은 잠재적으로 치매의 발전에 대한 취약성이 증가하고 있다는 것을 보여주는 것이다.

더 염려스러운 것은 잠을 잘 자지 못한 사람들이 인지 장애나 알츠하이머병으로 발전할 수 있는 높은 위험도를 가지고 있다는 것[9]으로, 한 대단위 메타 분석 연구는 이런 경우에 경도에서 좀 더 심한 인지 문제의 위험도가 68% 높았다고 보고하였다. 이 위험도 수준은, 비록 수면 무호흡이 인지 결함에 대해 특히 취약하였지만, 모든 유형의 수면 문제와 연관이 있었다. 연구자들은 또한 수면 문제가 기존의 알츠하이머병 사례의 15%를 설명할 수 있다고 밝혔다. 이것은 아주 많은 사람들이 수면 문제를 더 잘 조절함으로써 이 파괴적인 상태를 예방할 수 있다는 것을 보여주는 것이다. 다른 증거는 수면 장애가 전두엽 기능을 방해해서,[10] 실행 기능과 기분 조절에 어려움을 가져올 수 있다는 점을 지적하고 있다. 요점은 특정한 그리고 모든 수면 문제는, 특히 이것이 만성적이고 제대로 조절이 되지 않았을 때, 뇌에 파괴적인 타격을 줄 수 있다는 것이다.

## 길게 자는 것과 짧게 자는 것

치매와 같은 문제를 떠나, 잠을 너무 적게 자거나 혹은 너무 많이 자는 것 역시 경도의 인지 문제를 더 일으킬 수 있다. 그러나 이 문제들은 그 자체로 진단이 내려질 정도의 수면 장애의 맥락에 있지는 않다. 흔한 한 가지 예로서, 아마도 주중에는 잠을 적게 자고 이를 주말에 보충하고 있을 것이다. 많은 사람들이 일자리에서의 늘어나는 요구, 일정 변경 또는 육아 업무로 인해 필요했던 모든 잠을 그 주 안에 자려고 애쓴다. 보통 '나는 이번 주에 잠을 좀 못잘 것 같아, 하지만 주말에 잠을 자고 나면 다음 주는 괜찮을 거야' 같은 논리로 진행된다. 어떤가, 익숙한 이야기가 아닌가?

불행하게도, 수면 신경과학에 따르면 이 논리는 그렇게 효과가 크지 않는다는 것이다. 잘 수행된 한 연구에서 2주 동안 하룻밤에 4시간에서 6시간까지 수면을 제한한 것,[11] 혹은 좀 더 극단적인 실험 상황인 2주 동안 완전하게 수면을 박탈한 것의 효과를 살펴보았다. 이 연구 결과는 수면 부족을 보충하기 위해 주말에 잠을 몰아서 자려는 사람들에게 경종을 울릴지도 모른다. 연구자들은 하룻밤에 4시간에서 6시간 자는 것이 바로 집중력 유지, 작업 기억 및 정보처리 속도 등을 포함하는 다양한 인지 결핍의 문제를 가져왔다는 것을 확인하였다. 다른 결과 또한 흥미로운 사실을 보여주는 것이었는데, 2주간에 걸쳐 하룻밤에 4시간까지 수면을 제한하였을 때, 사람들의 사고력은 2일 밤을 완전하게 수면이 박탈된 사람들과 같은 수준으로 손상되었다는 것이었다. 바로, 단 며칠이라도 하룻밤에 8시간보다 적게 자는 것은 실제로 뇌에 심하게 타격을 준다.

**짧게 자는 사람들**short sleepers은 다른 문제를 일으키는 경향을 가지고 있는데, 이들은 자신들의 인지 수행이 실제로는 그렇지 않음에도 불구하고 사고력에 아무런 문제가 없다고 느낀다. 흥미롭게도, 이런 경향은 하룻밤을 완전히 자지 않은 사람들에게는 그다지 적용되지 않는데, 그들은 신체적으로 그리고 정신적으로 모두 지쳤다는 것을 깨닫고 있기 때문이다. 프로젝트를 끝내기 위해 잠을 자지 못했는데 지금도 최선을 다하고 있다고 자랑을 하는 동료가 있다면… 음, 좀 잘못된 평가를 하고 있을 가능성이 높다.

그렇다면 **길게 자는**long sleeping 사람들이라고 알려진, 너무 많이 자는 것은 어떤가? 이따금 잠을 많이 자는 것은 문제될 것이 없지만, 많은 연구들이 규칙적으로 하룻밤에 9시간 이상씩 자는 것[12]은 문제해결력, 언어 및 전반적인 사고력 등에 부정적인 영향을 미치고 있다는 것을 보여주고 있다. 산업화된 나라에서 이것은 짧게 자는 것에 비해 훨씬 흔하지 않지만, 말할 것도 없이 만약 자주 일어난다면 인지 문제의 위험성을 불러오게 된다.

전반적인 건강의 관점에서, 짧게 자기, 특히 하룻밤에 6시간보다 적게 자는 것은 당뇨병, 고혈압, 심장 질환 및 비만 위험도 증가를 포함하는 많은 건강 문제와 연관되어 있다.[13] 이들 문제 중 일부는 길게 자는 것과도 상관있다. 신체 및 뇌 건강에 대한 부적절한 혹은 지나친 수면 문제를 감안할 때, 7~8시간의 적당한 수면을 유지하는 방법을 찾는 것은 모두에게 중요하다. 다음에서 도움이 될 수 있는 몇 가지 전략에 대해 생각해 볼 것이다.

## 당신의 수면은 '위생적'인가?

때때로 뇌 건강에 부정적인 영향을 주는 수면 문제는 우리가 하루의 끝에 어떻게 휴식을 취하는지와 관련이 있다. 수면을 촉진하는 것과 관련된 넓은 범주의 습관을 **수면 위생**sleep hygiene이라 부른다. 수면 위생의 한 가지 중요한 측면은 잠자리 일상bedtime routine이다. 잠자리에 들 준비를 할 때, 당신은 휴대폰, TV, 혹은 태블릿 등과 같은 것들의 영상을 보기 시작하는가? 아니면 책을 읽는다든지, 샤워를 한다든지 혹은 명상을 한다든지와 같이 무언가 이완시켜주는 것을 하는가? 몸과 마음을 진정시키는 활동들을 포함하는 일관된 잠자리 일상이 일주기 리듬을 회복하고 평화로운 잠으로 빠질 수 있도록 도와줄 수 있다.

수면 위생은 잠자리에 드는 시간과 다음날 일어나는 시간에 관한 것이다. 항상 가능한 것은 아니지만, 일정한 시간에 잠자리에 들고 7~8시간을 자고 난 뒤 하루를 맞이하는 습관을 들이면, 정신이 언제 서서히 멈추어 나가고 언제 다시 시작할지를 인식할 수 있도록 훈련시킬 수가 있다. 주말에 항상 늦게까지 잠자고 있다면 그것도 포함해서, 일정하지 않은 수면 혹은 기상 시간은 수면 주기를 어긋나게 만들 수 있고, 몸이 수면 시간대에 적응하기 힘들게 된다.

당신이 마시거나, 먹는 것과 수면 문제 사이의 연결점을 눈치챈 적이 있는가? 카페인은 질이 나쁜 수면의 주요 원인 중 하나이다. 오후에 커피, 탄산음료, 초콜릿같이 카페인이 들어 있는 어떤 것을 먹으면, 이것이 결국에는 수면을 방해할 수 있다. 매운 음식이나 기름진 음식을 먹는 것이 어떤 사람들에게는 수면에 영향을 줄 수 있다.

수면 위생의 또 다른 측면은 잠자리에 있을 때와 연관이 있다. 잠자리에서 먹거나, 자지 않고 누워있거나, 일을 하거나, 영상을 들여다보는 것은 뇌로 하여금 잠자리가 휴식(그리고 친밀함)을 위해서 남겨진 곳이 아니라, 다중작업을 하는 곳으로 생각하도록 훈련시킬 수가 있다. 이러한 연관성은 특히 밤에 잠을 얼마나 잘 시작하는지와 관련하여 수면 과정을 방해할 수 있다.

수면 위생과 관련된 자신의 경향성을 관찰하는 것(이 장의 마지막에 있는 '실제 문제' 훈련연습지를 포함해서)이 빛을 발해줄 것이다. 우리의 즉각적으로 알아차리지 못하는 습관은 우리가 경험하는 수면 문제와 명백한 연관이 있다. 그러나 다행히도, 이것은 잠자리에 들기 수 분에서 수 시간 전에 무엇을 하는지 좀 더 알아차리게 되면, 조금 더 잘 잘 수 있게 해주는 몇 가지 변화를 발견할 수도 있다는 것을 의미해 주는 것이기도 하다.

## 오후 낮잠의 즐거움 (그리고 뇌 건강에 대한 이점)

얼마나 자주 낮잠을 자는가? 낮잠은 종종 나쁜 평판을 받기도 하지만, 낮잠과 뇌에 대한 과학은 이것이 뇌 건강을 촉진시키는 데 훌륭한 전략이라는 것을 보여주고 있다. 대학에서, 나는 매일 확실하게 20분씩 낮잠을 즐기는 상사를 모시고 있었다. 그는 문에 낮잠을 잔다는 의미로 "ZZZ"라고 쓰인 스티커를 붙여 놓아서, 자신에게 몇 분 동안의 여유를 주도록 다른 사람들에게 알려주었다. 그 당시에, 나는 이것이 직장에서 일을 하는 성인으로서는 적절하지 않은 습관이라고 생각했었다. 그러나 나중에 돌이켜 보면서, 난 알게 되었다. 데이브Dave는 내가 알고 있던 사람들 중 가장 생산적이며, 일을 열심히 하는 사람 중 한 명이었다. 낮잠 시간을 제외하고, 그는 참여적이고, 활기가 넘쳤으며, 대단한(그리고 행동으로 옮길 수 있는) 생각으로 가득 차 있었다. 이제 과학이 명확하게 데이브의 노력을 지지해 주고, 규칙적으로 낮잠을 자는 다른 사람들을 지지해 준다는 것을 알게 되었다.

간단히 이야기하면, 낮잠은 뇌 건강에 대해 잘 알려진 긍정적인 효과를 가지고 있다는 것이다. 일부 연구는 낮잠이 실행 기능, 특히 작업 기억을 호전시킬 수 있다는 것을 보여주었다.[14] 아마도 확대된 작업 기억 scaled-up working memory 덕에, 낮잠을 잔 후에 더 잘 정보를 학습할 수 있는 경향이 있는 것 같다. 낮잠은 또한 새로운 기억을 공고화, 혹은 고정시키는 능력을 향상시키고 아마도 감정적으로 부가된 정보를 처리하거나 스트레스를 관리하는 능력을 호전시킬 수 있다. 이렇게 많은 이점이 있다.

생물학적인 관점에서, 신경과학적 연구 또한 낮잠이 뇌에서 낮 동안에 만들어져서 졸린 감각을 증가시켜 주는 물질이며, 소위 신경조정물질이라고 불리는 **아데노신**adenosine을 처리하는 데 특히 도움을 주는 것처럼 여겨진다는 것[15]을 보여주었다. 만약 커피를 많이 마시는 사람이라면, 이미 아데노신의 효과에 익숙해져 있을 것이다.[16] 카페인은 아데노신의 뇌에 대한 영향을 줄여서, 각성수준을 호전시키는 데 도움을 준다. 낮잠이 신체의 면역체계에 의해 유발된 염증을 줄여준다는 증거도 있다.[17] 뇌의 문제와 연결된 신체에서의 반응로서 염증에 대해 이 책 전반에 걸쳐 논의하고 있다.

얼마나 낮잠을 자는가도 문제이다. 연구들은 낮잠을 30분 이하로 자는 것,[18] 즉 고전적인 원기회복 낮잠이, 최고의 인지 및 건강상 결과와 관련이 있는 것처럼 보인다고 보고하고 있다. 10분에서 20분인 경우에도, 특히 낮잠 후의 호전된 각성 및 처리 속도라는 측면에서는 적당할 수가 있다. 이런 뇌의 호전 현상은 수면 관성sleep inertia[10)]이라고 불리는 낮

10) 수면 관성은 각성 직후에 나타나는 인지 및 감각 운동 능력이 저하된 생리적 상태로, 수면이 각성 상태로 전환되는 동안에도 나타나며, 이때 개인은 졸음, 방향 감각 상실 및 운동 민첩성 저하를 경험하게 된다(역자 주).

잠 후 가벼운 둔화가 사라지고 나면 일어난다는 점을 주목하라. 이와 함께 오후, 특히 이른 오후의 낮잠이[19] 아침보다 인지력을 더 잘 촉진시키는 것처럼 보인다.

하지만, 모든 낮잠이 똑같은 것은 아니다. 낮잠이 뇌와 전반적인 건강에 도움이 될 수 있는 것은 밤에 이상적인 7시간에서 8시간의 수면을 취했을 때이다. 그러나, 더 자주 낮잠을 자야 할 필요를 느낀다면, 밤 수면의 문제를 나타내 주는 명백한 신호일 수 있다.[20] 더 나아가, 30분 이상(특히 60분 이상) 계속해서 낮잠을 자는 사람들은[21] 지속적인 이점을 가질 확률이 떨어지고, 우울증, 심혈관계 질환, 혹은 다른 건강 문제들에 더 취약하다. 또한 이렇게 긴 낮잠은 수면 주기를 깨뜨릴 수 있다. 긴 낮잠 후에는 잠자리에 들 무렵에 졸려 하지 않을 수 있어, 수면을 시작하고 밤사이에 수면을 유지하는 능력이 붕괴될 수 있다. 따라서, 가볍게 낮잠을 자는 것이 전반적인 건강과 뇌와 연관된 건강을 위한 좋은 방법이라 여겨진다.

### 목적과 감사

때때로 연구 세계에서, 사람들은 변수들 사이에 예기치 못했던 혹은, 적어도 처음에는 직관적이지 않은 관계를 발견할 때가 있다. 이 부분은 아마도 수면에 관한 장에서 읽을 것이라 기대하지 않았을 삶의 목적과 감사라는 두 가지 주제와 연관된 과학에 대해 설명하고 있다.

어떤 사람의 행동을 이끄는 데 도움이 되는 의미와 확신과 같이 삶의 뚜렷한 목적을 가진 사람들은[22] 더 오래 살고 뇌졸중, 경도 인지 장애 및 알츠하이머병과 같은 문제들이 발생할 위험이 낮다. 하지만 이런 삶의 목적을 가지는 것이 또한 수면의 질과 연관이 있다는 사실을 알고 있는가? 안 믿어지겠지만, 많은 연구들이 이런 연관성을 증명해 주고 있다. 4년에 걸쳐 진행된 한 연구는 4,000명 이상의 군을 대상으로 수면 문제와 삶의 목적에 대해 살펴보았다.[23] 이렇게 많은 숫자의 참가자들과 그들이 추적한 기간을 고려한다면 이는 수행하기 쉬운 연구가 아니다. 사람들은 전반적인 건강 문제, 감정적인 걱정, 수면의 어려움 및 삶의 목적 등에 대해 묻는 질문지(후자를 위해서는, '나는 내 삶에 있어 방향과 목적을 가지고 있다'와 같은 질문을 하였다)에 답하였다.

연구자들은 삶에 있어 목적을 가지고 있는 사람들이 현저히 적은 수면 문제를 가지고 있음을 발견하였다. 가장 강력한 삶의 목적을 가지고 있는 사람들이 가장 좋은 수면의 질을 가지고 있었다. 삶의 목적 측정에서 1점이 올라갈 때마다 수면의 문제가 16% 적어지는 것과 연관이 있었다. 이 연구는 연구 결과에 영향을 줄 수 있는 다양한 문제들(예를 들어, 우울증, 불안 및 의학적 문제)을 고려할 수 있도록 고안되어 있었기 때문에, 어떤 사람의 삶의 목적이 정말로 그 사람이 얼마나 잘 자는지 혹은 얼마나 못 자는지와 연관되어 있을 가능성이 높다.

다른 연구도 목적이 있는 삶이 수면 무호흡증 혹은 하지불안 증후군과 같은 수면관련 장애의 위험도를 줄여준다고 보고하였다.[24] 이런 결과를 설명할 수 있는 한 가지 가능성은 삶이 의미 있는 방향으로 나아가고 있다고 느낄 때, 당신은 잘 먹고, 운동하고, 사회적으로 지속적으로 참여하는 등 더 나은 생활방식을 선택할 것이고, 전반적인 건강을 개선시키기 위해 잠을 우선시하려는 노력이 여기에 포함된다는 것이다.

수면 만족도와 반드시 연관시킬 필요 없는 것은 일상에서 얼마나 자주 감사를 표시하는가이다. 감사는 회복탄력성과 전반적인 건강에 미치는 강력한 효과 때문에 과학계에서 지난 몇 동안 아주 많은 관심을 받아 왔다. 일부 연구들은 또한 이것이 어떻게 자는가에 미치는 영향에 대해서도 보여주었다. 예를 들어, 사람들이 일기에 자신들이 얼마나 감사한지를 규칙적으로 적고 있는 것과 같이 감사 훈련을 하고 있을 때,[25] 수면 질에 있어 개선을 보고하였다. 이런 변화는 단기간에 걸쳐 일어났는데, 이런 결과는 일상에 약간의 변화만 주어도 이것이 수면(그리고 삶의 질)에 중요한 효과를 가져다 줄 수 있다는 것을 보여주는 것이다.

왜 감사를 보이는 것이 수면의 질을 개선시키는지는 불명확하지만, 감사의 행동을 했을 때 밤에 문제가 되는 생각을 덜 한다는 증거가 있다.[26] 아마도 우리의 삶에서 좋은 것에 대해 많이 생각하는 것이 스트레스와 일상적인 어려움으로 부담을 느낄 때 살금살금 밀고 들어오는 정신적인 걱정거리를 줄여줄 것이다.

### 수면 무호흡증의 특별한 예

수면 연관 호흡 문제, 특히 폐쇄성 수면 무호흡증(obstructive sleep apnea, OSA)은 아주 흔한 문제이다. OSA는 중년기에 더 흔해지고 노인에게도 자주 일어나는데, 남성의 50%, 여성의 25%에서 일어난다. 이 상태는 밤새 단시간 뇌에 산소가 공급되지 않는 '저산소증'이 수백은 아니더라도 수십 번에 걸쳐 일어나는 결과를 가져온다. 많은 환자들이 수면 무호흡증이 특히 치료를 받지 않았을 경우에 뇌 구조와 인지 기능에 아주 상당한 영향을 줄 수 있다는 것을 알고 놀란다.

비록 과학자들이 이런 현상의 원인에 대해 몇 가지 가능성을 제시하고 또 조사하고 있지만, 이것이 왜 일어나는가에 대해서는 아직 불명확하다. 이 중 하나는 전날 밤 수면 부족에서 온 졸음의 여파로 인해 처리 속도가 느려지고, 주의력이 약해지고, 기억력이 저하되는 것이다. 이 가설을 지지하는 몇몇 증거들이 있지만, 사람들이 OSA의 효과적인 치료로 인해 졸음을 덜 보고할 때에도, 여전히 기억력과 다른 인지 문제를 보여줄 수 있다.

다른 가설은 OSA로 인한 다양한 저산소증 일화들이 뇌에 지속된 손상을 가져온다는 것이다. 기억력에 중요한 해마를 포함하는 일부 뇌 구조들은 특히 산소결핍에 취약하다.[27] OSA는 해마를 위축시키고, 편도, 시상 및 전두엽과 같은 다른 구조들에 부정적인 영향을 미친다.

수면 무호흡증을 가진 모든 사람들이 인지 문제를 가지고 있는 것은 아니다. 그러나 만약 문제를 가지고 있다면, 집중력과 기억력이 흔히 영향을 받는다.[28] 정보처리 속도와 시공간인지 능력도 영향을 받을 수 있다. 문제 해결, 작업 기억 및 유연한 사고 등과 같은 다수의 실행 기능에 대한 문제도 확인할 수 있었다. 수면 연구자들은 또한 수면과 관련된 호흡장애를 가진 사람들이 다른 사람들에 비해 인지 변화(치매를 포함해서)를 더 빠르게 경험한다는 것을 발견하였다.[29]

다행히도, 지속적 상기도 양압술(continuous positive airway pressure, CPAP) 기기를 사용하는 것이 이런 변화들을 완화시켜 줄 수 있다. 이 기기는 수면 시에 지속적으로 공기 압력을 제공해 주어서, 밤새도록 많은 무호흡증상들을 완전히 없애지는 못해도 최소화시켜 준다. CPAP를 지속적으로 사용하는 사람들은 기억력, 집중력 및 실행 기능을 포함하는 다양한 영역에서 향상된 사고 기능을 보여준다.[30] 하지만, 수면 무호흡증이 얼마나 심한지 그리고 이것이 치료가 되지 않은 채 얼마나 길게 유지되었는지에 따라, 일부 인지 결함은 지속될 수도 있다.

지속적인 수면 문제에 대한 수면 평가를 하는 것이 매우 중요하고, 이와 연관된 치료가 뇌를 더 큰 변화로부터 보호해 줄 수 있으며 잠재적으로는 이미 일어난 변화들을 되돌려 놓을 수 있을 것이다.

## 일찍 일어나는 새가 정말로 벌레를 잡을까?

아마도 수면 문제에서 화제가 된 주제에 대해 들어 본 바가 있을 것인데, 청소년들을 위해 등교시간을 늦추는 문제가 그것이다. 10대 청소년들은 초등학교나 중학교 학생들보다 늦게 자는 경향이 있지만, 이것이 꼭 어디에서나 볼 수 있는 영상들이나 소셜미디어 때문만은 아닌 것으로 여겨진다. 10대의 뇌는 수면에 영향을 주는 몇 가지 주목할 만한 변화를 경험한다. 십 대들은 저녁 늦게까지 자고 싶은 충동을 덜 느끼도록 일주기 리듬이 변화한다. 졸리게 만들어 주는 멜라토닌이 십 대의 뇌와 몸에서는 분비되는 데 시간이 더 오래 걸리고, 이것이 수면의 시작을 더 늦춘다.

이런 생물학적 변화들 때문에, 학교를 특히 일찍 시작하는 십 대들은 그들이 자야 하는 수면의 양보다 훨씬 적게 자는 경향이 있으며, 십 대에 이상적인 수면의 양은 매일 밤 8.5시간에서 9.5시간으로 생각된다. 결론적으로, 일찍 시작하는(일반적으로 아침 8시 혹은 그 이전을 말한다) 학군에서는 광범위하고 다양한 학업적, 인지적, 그리고 감정적인 문제들과 싸우는 학생들이 많다는 것이다. 이것은 낮은 성적, 약한 집중력 및 인지기능, 훈육문제 그리고 우울증 등을 포함한다. 심지어 운전도 영향을 받는다. 이렇게 일찍 시작하는 학군의 십 대 운전자들은[31] 차 사고를 낼 위험성이 훨씬 높다. 이것은 정보처리 속도에 대한 수면 박탈의 부정적인 효과에 기인하는 것으로 보여지는데,[32] 졸린 십 대는 운전 중에 더 느리게 반응한다.

이와 반대로, 연구들은 또한 등교를 늦게 하는 학교는 더 잠을 잘 수 있기 때문에,[33] 학생들이 다양한 방법으로 호의적으로 반응할 가능성이 더 높다는 것을 보여주었다. 아마도 잘 쉬고 난 후 수업받을 때 더 명료해지고 집중하는 경향이 있다는 것은 말할 필요도 없을 것이다. 그들은 더 학교에 결석하지 않았고, 성적을 더 잘 받았으며, SATScholastic Assessment Test[11)]와 같은 표준 시험에서 더 높은 점수를 받았고, 운전을 더 안전하게 하였다. 늦게 등교하는 학군의 아이들은 그들의 가족과 더 잘 지내고 감정 및 행동 문제도 더 적었다는 증거 또한 있었다.[34]

미국심리학회, 미국소아과학회 및 미국의사협회 등을 포함하는 큰 학회들은 추가적인 수면이 가지는 많은 이점을 고려할 때 등교 시간을 8시 30분이나 그 이후로 늦추도록 권고하고 있다. 등교시간을 늦추는 것에 대해 행정 및 운영상 문제가 있을 수 있지만, 미국의사협회의 윌리엄 코블러William Kobler 박사는 이 문제와 관련해서 "청소년의 건강상의 이익은 잠재적인 부정적인 결과를 훨씬 능가한다"라고 요점 정리하였다. 전국에 걸쳐 많은 학군들이 이 조언에 귀를 기울이고 있다. 아마도 이것은 청소년의 뇌 건강과 전반적인 건강을 위한 중요한 의미를 고려한다면 당신의 학교 이사회에서 제기되고 있는 주제일 수도 있다.

## 요점 정리

바라건대, 수면과 뇌 건강과 연관해서 몇 가지 새로운 것들을 배웠으면 한다. 염두에 두어야 할 몇 가지 핵심 사항을 요약하였다.

- 대부분의 사람들에게 이상적인 수면 시간은 매일 밤 7시간에서 8시간이다.

11) 미국의 대학 진학 능력 기초 시험(역자 주).

- 매일 밤 6시간보다 적게 자는 것은 저하된 집중력, 작업 기억 및 처리 속도와 같은 많은 인지 문제들과 연관이 있다.
- 매일 밤 9시간보다 길게 자는 것 또한 인지적 어려움의 원인이 될 수 있다.
- 주중에 적게 자고 주말에 이를 '보충하기 위해' 많이 자는 것은 인지적인 관점에서 보자면 위험하다.
- 오후에 카페인 섭취를 피하거나, 잠자리에서 TV나 다른 영상을 보지 않는 것, 잠자리에 들기 전에 이완할 수 있는 것을 하는 것 및 수면 시간과 기상 시간을 일관적으로 지키는 것과 같은 수면 위생 전략들은 좀 더 건강하고 만족스러운 수면을 촉진시키는 데 도움을 줄 수 있다.
- 감사를 표하고 삶에 있어 명확한 목적을 가지는 것이 수면의 질에 긍정적으로 영향을 줄 수 있다.
- 특히 오후에, 30분 이하로 낮잠을 취하는 것이 작업 기억, 학습 및 기억 공고화와 같은 인지 능력을 호전시켜줄 수 있다.
- 특히 치료하지 않은 채 둔 수면 무호흡증은 주의력, 처리 속도, 기억력 및 실행 기능을 포함하는 다양한 인지 기능에 부정적으로 영향을 줄 수 있다.
- 수면 무호흡증을 치료하기 위한 CPAP 기기의 사용은 인지적 호전을 가져오게 할 수 있다.
- 오전 8시 반 혹은 이 이후에 등교하는 고등학교 학생은 수업을 잘 받고, 감정적으로 더 건강하며, 차 사고도 덜 낸다.

실제 문제

## 수면을 호전시키기 위한 전략 계획 수립하기

나의 현재 수면은 다음과 같이 이야기할 수 있다(해당 항목에 ✔표시):

______ 좋다. 기본적으로 아무 문제가 없다

______ 가끔 문제가 있다

______ 꽤 많은 문제가 있다

______ 아주 많은 문제가 있다

나는 잘 만큼 자면 전형적으로 원기를 회복한 느낌을 느낀다(해당 항목에 ✔표시):

______ 네 ______ 아니오

일반적으로 매일 밤 자는 수면의 양은: ______________

매주, 나는 수면 때문에 문제를 느끼고 있다(해당 항목에 ✔표시):

______ 일주일에 한 번 이하

______ 일주일에 약 한 번

______ 일주일에 2~3일

______ 일주일에 4일 이상

나의 수면을 방해할 수 있는 위생 요소들은(잠자리 들기 전에 영상을 보는 것, 오후 늦게 카페인이 든, 혹은 기름진 혹은 자극적인 음식을 먹는 것, 일관적이지 않은 수면 혹은 각성 시간 등등):

______________________________

______________________________

나의 수면 버릇/위생 및 질을 호전시키기 위해 내가 할 수 있는 가장 우선적인 두 가지:

1. ____________________________________________

____________________________________________

2. ____________________________________________

____________________________________________

#1을 시행하기 위해 내가 사용할 수 있는 전략들:

____________________________________________

____________________________________________

____________________________________________

#2를 시행하기 위해 내가 사용할 수 있는 전략들:

____________________________________________

____________________________________________

____________________________________________

이번 주에 (아주 조금이라도) 더 잘 잘 수 있도록 내가 할 수 있는 작은 단계들:

____________________________________________

____________________________________________

____________________________________________

이번 달에 (아주 조금이라도) 더 잘 잘 수 있도록 내가 할 수 있는 작은 단계들:

____________________________________________

____________________________________________

____________________________________________

앞으로 3개월 동안 나 자신을 위해 가질 수 있는 수면 목표들:

앞으로 6개월 동안 나 자신을 위해 가질 수 있는 수면 목표들:

이번 장에서 배운 것 중에 나의 수면을 호전시키는 데 도움이 되는 방법:

나의 수면을 호전시키는 것이 어떻게 나의 현재 가치와 일치하는지:

## 10장
# 스트레스를 받는 뇌를 달래는 방법

스트레스는 삶의 일부분이다. 우리 모두는 마감시간, 과제, 사회적 관계, 혹은 우리에게 스트레스를 주는 앞으로 올 사건 등에 의해 시달린다. 벤자민 프랭클린Benjamin Franklin[12)]이 삶에 있어 확실한 것은 오직 죽음과 세금고지서뿐이라고 주장했을 때, 그는 그 무엇인가를 알아차리고 있었던 것이다. 나는 여기에 어떤 것들에 의해 녹초가 되고, 압도되는 경험을 하는 것 또한 보편적인 경험이라는 것을 더 하고 싶다.

인지적 평가를 위해 사람들을 만날 때, 나는 종종 그들이 보고하는 기억력 문제들의 주원인이 뇌와 관련된 장애가 아니라는 것을 발견하곤 한다. 스트레스는 우리의 기분과 생각에 아주 강력한 영향을 끼치고 있

12) 18세기 미국의 정치가 · 사상가 · 발명가로 미국 독립선언문 작성에 참여해 미국의 건국의 아버지로 일컬어지며 피뢰침과 복초점안경의 발명으로도 유명하다(역자 주).

기 때문에 이것 하나만으로도 왜 어떤 사람들이 집중할 수 없거나, 사물을 잘 기억하지 못한다고 느끼는지를 설명할 수가 있다.

한 예를 들자면, 알렉스Alex는 두 아이의 아버지인데, 최근에 매니저로 승진한 후에 판매 업무가 아주 많아졌다. 그는 회사에서 승진할 수 있다는 사실에 흥분하고 있음에도 불구하고, 업무에 집중할 수 없거나 최근에 배운 것을 기억할 수 없다고 느끼고 있었다. 그가 주치의를 보았을 때, 일상생활에서 인지 문제를 가지고 있음에도 불구하고 간단한 인지 선별 측정 검사상 그의 점수는 정상이었다. 나와의 상담에서 그는 중등도의 불안 증상(그의 스트레스에 기인한)을 보고하였으나, 기억력, 집중력 및 문제해결 검사는 잘 수행하였다. 그는 더 나은 스트레스 관리 전략들을 만들어나가는 것을 받아들였고, 뇌와 관련된 장애를 가지고 있지 않다는 것을 알게 되어 안심하였다. 우리는 또한 스트레스가 효율성과 생산성에 줄 수 있는 영향에 대해 이야기하였는데, 그 이유에 대해서는 다음에서 검토하게 될 것이다.

C.A.P.E. 모델의 예방을 이야기하는 'P'의 다른 측면으로서, 스트레스를 효과적으로 관리하는 것은 인지 문제를 예방하는 강력한 방법이다. 급성 스트레스는 일시적으로 우리의 뇌를 장악할 수 있지만, 만성 스트레스는 다양한 사고력에 문제를 가져올 수 있으며 말 그대로 뇌 구조를 위축시킬 수 있다. 다행히도, 자신의 수중에 좋은 스트레스 관리 '도구상자'를 가지는 것은 뇌 건강과 삶의 질을 개선시킬 수 있다. 스트레스와 뇌에 대해 과학이 무어라 이야기를 하는지를 가지고 시작하도록 하자.

## 배경 과학

매일의 스트레스는 우리 모두가 경험하는 것이다. 집에서나 가정에서 압도되는 느낌, 세금을 내기 위해 노력하는 것, 동료 혹은 가족과 문제가 있는 관계를 가지는 것 등, 이 모든 것이 스트레스가 될 수 있다. 스트레스는 특정하게 정의하기가 어렵지만, 우리는 그것을 볼 때(혹은 느낄 때) 알게 된다. 어떤 사람에게 스트레스가 되는 것이 다른 사람에게는 오히려 활기를 주는 것이 될 수 있다고 이야기해도 무방할 것이다. 대중 앞에서 이야기하는 것이 고전적인 예가 될 수 있는데, 어떤 사람은 다른 사람들 앞에 서는 것을 사랑하고, 자신이 알고 있는 것을 가르치는 것을 좋아한다. 그러나 어떤 사람은 차라리 숨을 곳을 찾고 싶어 한다.

스트레스에 대한 감각은 시간이 지남에 따라 변화하기도 한다. 삶에 있어 이전에 한때 스트레스가 되었던 것이 현재에는 더 이상 문제가 되지 않을 수도 있다. 어떤 사람들은 그들이 운전을 배울 때 평행 주차를 싫어하지만, 나중에는 자신의 차를 오직 한 자리만 남아 있는 곳에 맞추어 넣는 퍼즐을 즐길 수도 있다. 많은 일들이, 처음 시도할 때는 좌절하고, 당황하며, 심지어는 괴롭기도 하다. 그러나 어느 정도 연습하게 되면 스트레스에서 벗어나 좀 더 긍정적인 느낌으로 대체할 수가 있게 된다.

스트레스의 과학은 일상생활에서 어려움을 관리하는 실용성에 중요한 의미를 부여한다. 스트레스 연구는 또한 언뜻 보기에는 반직관적으로 보일 수 있다. 스트레스에 관한 고전적인 여키스-도슨 법칙Yerkes-Dodson law[1]을 살펴보도록 하자([그림 10.1] 참고).

여키스-도슨 법칙은 스트레스 반응에 대한 가장 오래 지속되는 묘사로 수십 년 동안 지속되어 왔는데, 이 책에서의 우리의 목적에도 맞는다. 이 개념에서 가져와야 할 중요한 것은 어떤 스트레스는 실제로 **좋은**

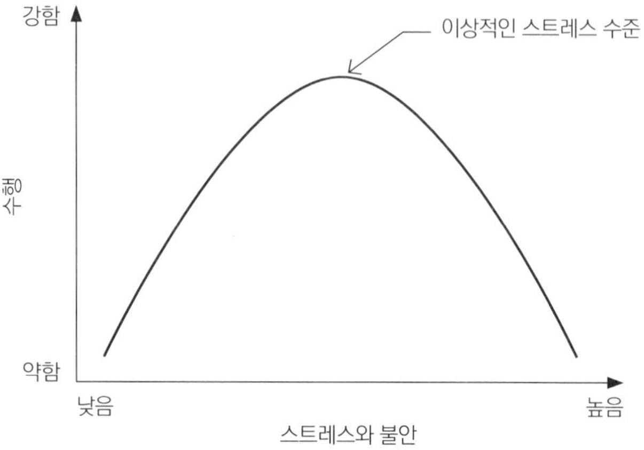


**[그림 10.1]** 스트레스에 관한 여키스-도슨 법칙

출처: Fig. 2, p. 250, in D.O. Hebb(1955), Drives and C.N.S., Psychological Review, 62(4), 243-254. Content in public domain.

것이라는 사실이다. 문제가 될 경우는 스트레스가 증가해서 우리를 압도하거나, 혹은 스트레스가 없다고 느끼거나 지루해질 때이다. 중등도 수준의 스트레스는 우리를 활성화시켜 행동할 수 있도록 움직이게 만든다. 마감일이 다가오는 것이 우리의 계획과 조직을 어떻게 가동시키는지, 또는 동료들이 보는 앞에서 발표하는 것이 어떻게 요점을 파악하기 위해 더 강력한 노력을 불러일으키는지를 생각해 보라. 다양한 스트레스 수준을 **역 U자 곡선**inverted U-shaped curve으로 부르는데, 너무 적거나 많은 것은 나쁜 것이고, 중앙에 있는 중등도의 양이 이상적인 것이다.

스트레스가 특별히 더 강해질 때, 이것은 더 이상 유용한 목적을 제공해 주지 못한다. 이런 경우에는 산만해지고, 불안해지며, 전통적인 스트레스 반응의 과정을 밟게 된다. 이 책의 앞에서 논의했던 것처럼, 심리학자인 대니얼 골먼은 이런 부정적인 상태에 **편도체 납치**amygdala hijack라는 기발하지만 기술적인 새로운 용어[2]를 만들어 사용하였다. 지나친 스트레스와 이를 감소시키려는 전략들을 적용하는 것의 어려움은 일부 뇌 영역에서 평상시보다 생리적인 자원들을 더 사용하게 만들 수 있다. 어떤 종류의 지각된 위협이 있을 때 울리게 되는 뇌의 화재경보기인 편도체는 스트레스가 위험한 정도로 올라가게 될 때 실제로 합리적인 문제 해결사인 전두엽을 압도하게 될 것이다. 사실상, 몇몇 연구는 편도체와 전두엽 사이의 연결이 스트레스 상태 동안에 본질적으로 단절되어서,[3] 생각과 추론을 효과적으로 하기 힘들게 만든다는 것을 보여주었다. 물론, 목적은 전두엽 피질이 다시 개입할 수 있도록 편도체를 잠잠하게 만드는 것이다. 행동으로 옮기는 것보다 말하는 것이 쉽겠지만, 나중에 스트레스 반응을 정말로 줄일 수 있는, 이런 관점에 따른 단순하지만 강력한 전략을 생각해 볼 것이다.

고려해야 할 또 다른 중요한 점은 우리가 느끼는 스트레스는 어떻게 그 문제가 가지는 스트레스 요인을 지각하고 **평가하는**appraise가에 달려 있다는 점이다. 스트레스에 관한 흔한 격언 중 하나는, 주어진 상황이나 활동이 궁극적으로는 개인적으로 의미를 어떻게 해석하는가에 비해 그다지 중요하지 않다는 것이다. 이것이 실제로 인지 행동 치료라는 부르는 정신치료의 근거이기도 한데, 이 치료는 우리의 감정(스트레스에 의해 유발된 것을 포함해서)은 우리의 생각 및 믿음과 직접적으로 관련이 있다고 생각한다. 낙관적인 생각이 긍정적인 감정을 가져오고, 부정적인 생각은 우리의 뇌를 납치해서 불안, 스트레스 및 우울의 원인이 된다.

스트레스로 인한 편도체 납치는 시상하부-뇌하수체-부신(hypothalamic-pituitary-adrenal, HPA)축이라 불리는 뇌와 몸의 더 큰 체계에 그 뿌리를 두고 있다. 이 체계는 두 가지 핵심 스트레스 호르몬인 아드레날

린과 코티솔을 분비함으로써 환경적 위협에 대해 빠르게 반응하고 대처할 수 있도록 도와준다. 이들 호르몬이 일단 순환되면, 몸은 고전적인 **투쟁-도피 반응**fight-or-flight response에 의해 반응한다. 5만 년 전에, 이 반응은 수풀 뒤에 있는 날카로운 이빨을 가진 호랑이를 향해 창을 던지거나… 아니면 안전을 위해 죽어라 도망치게 만들었을 것이다.

오늘날로 빨리 돌아와서, 5만 년 전과 똑같은 생리적 반응이 이제는 뇌와 몸에 문제를 만들 수 있는데, 특히 매일매일 스트레스를 경험할 때 그렇다. 흉포한 약탈자 대신에, 환경에서의 '위협'은 적의에 찬 이메일, 동료로부터의 모욕적인 눈길, 혹은 배우자와의 격한 말싸움 등이 될 수 있다. 뇌에는 이런 경험들이 똑같은 것이기 때문에, 스트레스 반응을 유발시켜서 잠재적으로 장기적인 부정적 감정을 가져오게 할 수 있다.

## 스트레스를 받고 인지적으로 어려움을 겪는 사람들

스트레스와 인지 능력은 서로 잘 섞이지 않는다. 스트레스 반응 동안에 분비되는 코티솔은 행동을 준비하도록 해주지만, 이것은 또한 스트레스가 계속된다면 뇌에 좋지 않은 영향을 미친다. 실제로, 너무 많은 코티솔은 처리 속도, 기억력 및 실행 기능과 같은 다양한 인지 기능에 부정적으로 영향을 미칠 수 있다.[4] 장기적으로 기간이 길어지면, 코티솔은 신경독성으로 작용하는데, 말 그대로 신경세포를 죽이고 다양한 뇌 영역이 위축되게 만들 수도 있다. 해마는 스트레스에 의해 가장 영향을 받는 부분 중 하나이기 때문에,[5] 스트레스가 많은 기간 동안에 기억력 감퇴가 나타날 수 있다. 해마는 많은 글루코코티코이드 수용체를 가지고 있어서 특히 스트레스에 취약한데,[6] 이 수용체는 신경세포의 일부분으로 코티솔이 여기에 달라붙는다. 전두엽도 같은 종류의 수용체로 가득 차 있기 때문에, 이는 스트레스가 실행 기능을 손상시킬 수 있는 한 가지 이유가 된다.

우리가 일상생활에서 의지하고 있는 핵심 실행 기능 중 하나가 정신적 유연성[7] 혹은 빠르게 새로운 해결책을 생각하거나 만들어 내는 능력으로 이것은 특히 스트레스에 의해 더 영향을 받는다. 이 능력이 어떻게 중요한지에 대해 생각해 보도록 하자. 예상치 않은 일 때문에 일정을 바꾸어야만 했던 것은 언제였는가? 아니면, 운전하는 중에 대형공사 우회로를 마주쳐 새로운 길을 생각해 내야 할 때는 언제이었는가? 혹은 어떤 사람의 관점이 비록 당신과는 다르지만, 더 이점이 있는 것을 깨달아서 추가적인 고려가 더 필요했던 것은 언제였는가? 스트레스를 받고 있을 때, 사물을 보는 눈이 더 고정되고 경직되기까지 한다. 이것이 우리가 해야 할 결정을 방해하거나 다른 사람들과의 관계를 방해할 수 있다.

몇몇 연구들이 어떤 순간의 스트레스가 사고 기능에 어떻게 영향을 미치는지를 살펴보았다. 한 연구는 많은 사람들이 스트레스라고 생각하는 두 가지 활동에 연구 대상을 참여하도록 하였다.[8] 우선, 그들은 법률사무소에 입사하거나 경영대학원에 입학하는 것에 대한 자신들의 관심사를 설명하는 연설을 하고 난 뒤에 5분 동안 암산 문제를 풀어야 했다. 이것이 어떻게 즐거운 시간을 보내는 것이겠는가. 메모를 하면서 아무런 긍정적인 반응을 보이지 않는 실험실 가운을 입은 위원들 앞에서 이 두 가지 과제를 해야 했다. 연구 참가자들은 영상과 음성이 모두 녹화가 되고 있으며 그들의 수행 결과는 나중에 전문가에 의해 분석될 것이라는 이야기를 들었다. 이것은 확실히 따듯하고 다정스러운 분위기는 아니다.

실험 동안에, 참가자들은 중간에 실험을 중단하고 뒤죽박죽이 된 단어를 최대한 빨리 풀어내는(말처럼 쉬운 일이 아니다) 등 문제 해결력과 창의력 테스트를 받아야 했다. 이런 상황은 실험의 '스트레스' 군과 빈방에서 책 구절을 읽거나 큰 소리로 숫자를 세는 것과 같이 그렇게 힘들지 않은 무언가를 하고 있는 '통제' 군의 모두에게 주어질 것이었다. 연구 결과는 사람들이 스트레스를 받았다고 느꼈을 때 그들은 상당히 더 사고 유연성에 문제를 보였는데, 그들은 뒤죽박죽된 단어들에 대해 더 어려움을 보였고 주어진 문제를 푸는 데 더 많은 시간을 소요하였다. 흥미로운 것은, 시각 기억력과 미세 운동 조정력과 같은 다른 능력들은 스트레스에 의해 영향을 받지 않았다는 것이다. 스트레스를 받는다고 느끼는 것은 몇몇 핵심적인 실행 기능에 특히 더 부정적인 영향을 미치는 것으로 보였다.

베스Beth는 그녀가 만나서 알게 된 새로운 사람의 이름과 같이 어떤 순간의 정보를 기억하는 것이나 그녀의 집에서 특정 방에 갔을 때 왜 그 방에 갔는지 이유를 기억하는 것과 같은 문제들이 걱정되어서 방문하였다. 그녀는 또한 직장에서 해고되는 것(기업 규모 축소의 또 다른 피해자)과 이와 연관된 재정적 어려움 때문에 크게 스트레스를 받고 있었다. 다행히도, 그녀의 신경심리학적 평가 결과에서 그녀의 인지 능력은 전반적으로 손상되지 않았고, 단지 몇 가지 미묘한 취약함을 보이고 있었다.

나는 그녀에게 그녀의 심리사회적인 스트레스가, 짧은 시간 동안 얼마나 잘 정보를 마음속에 간직하고 조작할 수 있는지와 연관이 있는 작업 기억에 영향을 주고 있을 가능성이 있다고 이야기하였고, 그녀의 삶이 안정되면(새로운 일에서 안정을 찾는 것과 같이) 호전을 경험하게 될 것이라 이야기하였다. 3장에서 고려했던 것처럼, '기억력 문제'라고 기술하는 것은 실제로 많은 것을 의미할 수 있다. 베스의 경우에, 작업 기억에 경도의 어려움을 가지고 있었지만 일화 기억이나 의미 기억과 같은 다른 유형의 기억력에는 문제가 없었다.

베스의 경우에서 보았듯이, 작업 기억은 스트레스에 의해 심하게 영향을 받는 또 다른 실행 기능이다. 몇몇 연구들은 스트레스가 짧은 기간 동안 정보를 기억하는 것을 방해하지만,[9] 기억의 다른 측면들에 영향을 반드시 주는 것은 아니라는 것을 보여주었다. 스트레스는 순간에 집중력을 흩어 놓을 수 있지만 새로운 자료에 대한 기억을 항상 손상시키는 것은 아니다.

더 넓은 관점은 스트레스 경험이, 특히 어떤 사람이 상황을 조절하고 있다고 느끼지 못할 때, 실행 기능과 이 기능의 신경학적 고향인, 뇌의 전두엽 피질에 영향을 준다는 것이다. 앞서 논의한 바와 같이, 이것을 정신적 유연성과 작업 기억의 저하라는 관점에서 볼 수 있는데, 문제는 또한 우리가 스트레스 하에 있을 때 더 충동적으로 반응하는 형태를 취할 수 있다[10](물질을 남용하고 폭식을 하는 것과 같이).

앞에서 여키스-도슨 규칙의 역 U자형 곡선에 대해서 이야기한 바가 있는데, 이것은 수행에 대한 스트레스 효과를 설명한 것으로, 너무 많거나 혹은 너무 적은 스트레스는 나쁜 것이라는 법칙이다. 가장 바람직한 것은 바로 그 중간에 있는 것으로, 동기부여를 하고 참여할 수 있도록 해 줄 정도의 스트레스이다. 왜 이 역 U자형 곡선이 스트레스 수준을 잘 설명하는지 그 이유를 고려하면 더 복잡해질 수 있다. 도파민과 노르에피네프린, 두 가지 신경전달물질의 수준이 스트레스가 인지 능력에 영향을 주는 정도를 결정하는 데 도움을 주는 것처럼 보인다.[11] 이들 뇌 화학물들이 너무 많으면 어떤 것에 대해 부정적으로 반응하도록 만들 수 있고, 전두엽 기능, 특히 작업 기억을 손상시킬 수 있다. 그리고 이것들이 부족한 것은 느려지거나 지루하다고 느끼는 것과 연관될 수 있다. 특히, 주요 스트레스 호르몬인 코티솔 또한 이와 같은 역 U자형 곡선을 따르는 경향이 있다.

한 연구에서, 많은 사람들이 정말로 스트레스가 심하다고 느끼는 상황, 즉 중요한 시험을 준비하는 상황에 대해 연구하였다.[12] 의사면허

고시를 위해 공부하는 것으로 스트레스를 받고 있는 의대생들을 대상으로 그들의 뇌 활동이 기능적 자기공명촬영술[fMRI]에 의해 관찰되고 있는 동안에 주의력을 한 가지 것에서 다른 것으로 전환하도록 요청하였다. 이 학생들을 공부하고 있지 않은 다른 사람들(이들은 잘 알다시피 스트레스가 덜한)과 비교하였을 때, 집중하는 데 훨씬 더 많은 어려움을 겪는 것으로 밝혀졌다. 더 걱정스러운 것은, 다양한 뇌 영역이 보통 때보다 덜 연결되어 있었다는 사실이다. 즉 불안한 학생들의 전두엽은 두정엽 및 몇몇 다른 뇌 영역들과 소통이 제대로 이루어지지 않고 있었다. 연구자들은 학생들의 스트레스가 학생들의 전두엽에 단락short-circuit을 일으키고 뇌의 다른 부분들과 잘 연결되지 않게 했다고 주장하였다.

하지만 이것을 보라. 시험이 끝나고 약 한 달 뒤 학생들이 여유가 생겼을 때, 그들의 뇌 기능은 정상화되었다. 학생들의 전두엽은 다른 영역들과의 연결이 회복되었고, 기본적으로 스트레스를 받지 않았을 때의 상태로 되돌아갔다. 이 연구는 대부분의 사람들이 관련이 있을 수 있는 문제에 대해 명확히 해주는데, 즉 스트레스 하에서 우리는 이성을 잃고 있는 것처럼 느낄 수 있다는 것이다! 과학은 명확하게 스트레스 반응이 뇌, 특히 전두엽과 실행 기능을 정말로 엉망으로 만들 수 있음을 보여주고 있다. 스트레스가 가라앉고 나면 평정을 회복할 수 있는데, 좀 더 일반적으로 이야기하자면, 우리 자신을 되찾은 느낌을 가질 수 있게 된다.

스트레스로 인한 뇌의 재구성은 **가소성**plasticity의 좋은 예가 될 수 있음에 주목하라. 뇌는 경험과 함께 긍정적으로나 혹은 부정적으로 변화하고 이런 변화들은 꼭 영구적인 것은 아니다(다행히도 부정적인 것도 포함해서). 초기 신경과학자들이 오래전에 이야기했던 것과는 달리, 뇌는 초기 발달 후에 굳어 버리는 것이 아니라, 모든 종류의 경험들에 의해 이리저리 흔들리면서 일생을 통해 항상 움직이고 있다.

## 스트레스의 영속적 효과

일시적인 스트레스가 몇몇 사고 능력, 특히 실행 기능에 문제를 일으킬 수 있음을 지금까지의 논의를 통해 알게 되었다. 하지만 시간이 지날수록 쌓이는 스트레스는 어떨까? 당연히, 만성 스트레스는 뇌의 모습과 기능에 부가적인 부정적 효과를 가질 수 있다. 특히 밝혀진 몇몇 연구들이 진행 중인 스트레스가 가지는 뇌 관련 부담에 대해 명확히 밝혀 주었다.

몇몇 연구들은 수개월에 걸쳐 재정적 문제, 직업을 잃는 것, 혹은 중요한 관계가 끝나는 것과 같은 스트레스가 되는 생활 사건들의 빈도[13]와 뇌의 관계를 살펴보았다. 한 연구에서, 지난 3개월 동안 스트레스를 더 경험한 사람들의 다양한 뇌 영역들이 더 작아졌다. 스트레스 때문에 뇌 부피가 작아진 영역들에는 기억을 담당하는 해마와 집중력을 촉진시키는 대상 피질이 포함되어 있었다. 따라서, 만성 스트레스를 받는 사람들이 새로운 것을 학습하고 기억하는 데 있어 문제를 보고한다는 것이 이해가 되는 것으로, 이들 능력과 상관있는 뇌의 부분들이 아마도 코티솔의 독성 효과 때문에, 스트레스 하에 있을 때 말 그대로 위축되는 것으로 보인다.

관련된 맥락에서, 뇌에 대한 스트레스 효과를 20년 넘게 지켜본 종단 연구가 있었다.[14] 연구자들은 여성 군을 대상으로 매년 혹은 2년에 한 번 그들이 지각한 스트레스에 점수를 매기도록 요청하였고, 20년 후에 뇌 자기공명촬영을 시행하였다. 이 시점에, 연구자들은 여성들의 스트레스 점수와 뇌의 여러 영역의 크기와의 상관을 봄으로써 만성 스트레스가 뇌에 가지는 역할에 대해 이해하려 하였다. 연구 결과, 더 많은 보고된 스트레스가 해마와 전두엽 영역(안와전두엽 피질)에서의 뇌 부피 감소와 상관관계를 보였고, 이는 진행 중인 스트레스가 가지는 매우 실제적인 뇌 기반 효과를 보여주는 것이라 할 수 있었다.

다른 연구는 특히 전전두엽 피질 내의 여러 영역에 대한 만성 스트레스의 해로운 영향에 대해 본질적으로 같은 결론을 내렸다.[15] 60대의 성인에서, 10년 동안에 높은 수준의 스트레스를 보고하고 있는 사람들은[16] 스트레스를 적게 경험하고 있는 사람들에 비해 약 40% 정도 더 경도 인지 장애로 진단될 확률이 높았다. 스트레스가 어떤 순간 혹은 수년간에 걸쳐 적절하게 관리되지 않으면 분명히 몸과 뇌에 큰 피해를 준다는 것은 말할 필요가 없을 것이다.

과학은 또한 단일 스트레스 혹은 외상적 사건조차도 뇌에 지속적인 영향을 줄 수 있음을 명확히 보여주고 있다. 예를 들어, 9.11 세계 무역센터 테러 공격 때 2.5km 안에 있었던 사람들을 살펴본 연구가 있었다.[17] 3년이 훨씬 지난 후에, 테러 지점에 가까이 있었던 사람들은 해마, 편도 및 전두엽 피질의 여러 영역들과 같은 부분의 뇌 용적이 수백 킬로미터 떨어져 살고 있었던 사람들과 비교할 때 적었다. 이들 테러 공격과 가까이 있었던 사람들이 외상 후 스트레스 장애와 같은 심리적 상태를 앓고 있지 않았고, 따라서 이런 더 심각한 연구 결과를 설명할 수 없다는 점에 주목할 필요가 있다. 그냥 그런 고통스러운 경험에 노출된 것이 뇌를 변화하게 만든 것이다.

급성 및 만성 스트레스에서 보여준 뇌 용적의 감소가 반드시 더 약한 인지 능력으로 연결되지 않다는 점을 아는 것도 중요하다. 이런 결과가 어떤 사람들에서는 나타나지만, 어떤 사람들은 변함없이 인지적으로 잘 기능한다. 다른 모든 것이 같다면, 뇌 용적이 더 큰 것이 이상적이다. 뇌 회백질이 적은 것이 인지적 어려움뿐만 아니라 심리적인 어려움에 대한 취약성을 만들어 낼 수 있다. 예를 들어, 우리는 기분 장애와 불안 장애와 같은 상태가 스트레스에 의해 영향을 받는다고 이야기하고 있는 똑

같은 뇌 영역의 용적 저하와 관련이 있다는 것을 알고 있다. 이러한 문제들을 잠재적으로 되돌리거나 아니면 완전히 예방하기 위해, 다음에 스트레스를 줄이고 뇌를 젊게 만드는 것과 연관된 과학을 검토할 것이다.

## 스트레스 해소 전략

내 아내와 함께 웅장한 삼나무 숲을 하이킹하고 있는 동안에, 나는 이 자연이 지닌 거인과 같은 나무들의 장엄함과 놀라운 역경에 직면해서 나무들이 가진 경이로운 회복력에 대해 놀랐다. 많은 나무의 아래 둥지는 거의 완전하게 산불, 번개 불, 곰팡이 혹은 거처를 만들려는 동물들의 노력들로 인해 커다랗게 움푹 패어 있었다. 특히 인상적이었던 것은 나무들이 이런 파괴적인 타격에도 불구하고 살아남았을 뿐만 아니라 반등하여 계속 성장해서 때로는 수십 미터 이상까지 컸다는 사실이었다. 이렇게 번창하는 삼나무는 우리 모두가 갈망하고 있는 스트레스 관리에 대한 유용한 은유이다. 우리는 스트레스에 직면해서 배우고 성장할 수 있도록 일상생활에서 어려움에 대해 성공적으로 대처해야 한다.

당신은 아마도 마음챙김, 혹은 좀 더 자세히 이야기하면 마음챙김 명상에 대해 들어 본 적이 있을 것이다. 이 스트레스 관리 및 이완 전략은 여러 가지 형태가 있지만 본질적으로는 주어진 순간에 현재에 충실하고, 성찰하며, 판단하지 않는다는 개념을 중심으로 전개된다. 마음챙김은 대중 매체에서 광범위하게 거론되어왔다. 이것은 크거나 작은 사업적 상황에서도 흔히 사용되는 전략으로, 사람들로 하여금 스트레스를 관리하도록 도와주고 일이나 아니면 전반적으로 집중한 채 머무르도록 도와준다. 정신건강에 있어 유행은 왔다 갔다 하지만(때로는 좋은 이유로), 마음챙김은 세월의 시험을 견디어 내었다. 이것은 부분적으로는 이미 아주 오랫동안 존재했기 때문에 역사가 몇천 년이 되었다고 볼 수 있다.

사람들이 참여할 수 있는 마음챙김 훈련에는 다양한 유형이 있다. 흔한 것은 그냥 호흡에 집중하는 것이다. 이것을 잠깐 시도해보도록 하라. 편안하게 앉은 자세를 취하고 셋을 쉬면서 서서히 숨을 들이마시고, 신선한 공기가 폐에 가득 차는 것에 주의 집중하도록 하라. 잠깐 동안 숨을 멈추었다가, 셋 쉴 동안 숨을 내쉬면서 공기와 스트레스가 몸에서 떠나는 것에 집중하도록 하라. 이렇게 숨을 쉬고 있는 공기와 각각의 숨을 내쉬면서 방출하는 긴장의 이점을 상상하면서, 그 주기를 몇 번(아마도 8에서 10번의 정도를 반복) 시도해 보도록 하라. 동시에, 알아차리되 마음에 들어오는 생각을 판단하지 않도록 하라. 그것들은 왔다 갔다 할 것이다. 그것들에게 너무 많은 시간을 할애하지 말고 그저 정신적으로 그것들을 관찰하도록 하라.

또한 마음챙김 방식으로 일상적인 일을 대할 수 있다. 예를 들어, 많은 사람들이 설거지나 빨래하는 것을 싫어하는데, 둘 다 눈에 띄지 않을 수도 있는 활동의 세부 사항에 순간적으로 집중할 수 있는 기회를 제공한다. 설거지할 때, 닦고 있는 접시 위로 떨어지는 물소리에 주의를 기울여 보고, 마음챙김적인 태도로 남아 있는 샐러드 드레싱이나 라자냐 치즈를 신중하게 문질러 닦으면서 수세미를 가지고 문지르는 그 행동 자체에 집중하도록 한다. 건조기로부터 옷을 꺼낼 때 이것을 정해진 시간 안에 끝내려고 성급하게 서두르는 대신에, 예를 들어, 소매는 소매대로 접고, 바짓가랑이는 바짓가랑이대로 접는 식으로 각각을 의도를 가지고 옷을 개어보도록 하라. 이것이 마음챙김의 핵심으로, 우리가 하고 있는 모든 것은 그 순간에 머무를 기회를 제공해 준다.

특정한 감각에 집중하는 것도, **애쓰지 않는 알아차림**effortless awareness이라고 하는 것의 일부분으로[18] 경험에 대해 마음챙김 능력을 개선시켜 줄 수 있다. 이것은 주어진 순간에 가장 많이 사용하고 있는, 듣기 혹은 보기와 같은 감각을 그냥 알아차리는 것을 포함한다. 두드러진 감각은 자주 바뀔 수 있기 때문에 우리의 감각을 이런 식으로 관찰함으로써, 종종 스트레스를 줄이고, 우리 자신에게 귀를 기울일 수 있게 된다.

이런 종류의 훈련은 그 순간의 스트레스를 줄이는 데 도움을 줄 수 있다. 시간이 지나면서, 그들은 또한 인지 건강을 향상시키고 스트레스로 위축이 되었던 뇌의 부피를 어느 정도 회복하게 만들 수 있다. 유념해야 할 것이 있는데, 넓게 이야기해서 명상은 뇌의 각 반구 전체 그리고 이 둘을 가로지르는 더 풍부한 연결을 촉진시키도록 돕고,[19] 이것은 잠재적으로 더 나은 정보처리와 다른 인지 기능의 개선으로 이어질 수 있다. 그리고 특정한 유형의 마음챙김, 즉 감정 상태에 라벨을 붙이는 것과 같은 마음챙김이[20] 전두엽을 활성화하고 변덕스러운 편도에 대한 전두엽의 조절을 재확립하게 만들 수 있다.

마음챙김에 기반한 스트레스 감소Mindfulness-Based Stress Reduction 훈련 혹은 MBSR이라는 마음챙김과 연관된 특별한 훈련 프로그램이 있는데, 이는 당신의 영역에서도 유용하게 사용할 수 있을 것이다. 내가 이것을 언급하는 이유는 만약 마음챙김에 대해 관심이 있다면, 이것이 마음챙김에 대해 더 배울 수 있는 정말로 좋은 방법이기 때문이다. 이것은 또한 특히 뇌 건강을 향상시킨다고 알려져 있다.

스트레스에 의해 부정적으로 영향을 받는 뇌의 부위들에 대해 어떻게 논의하였는지 기억하는가? MBSR은 근본적으로 이 과정을 역전시킨다. MBSR을 단지 몇 개월간 훈련하는 것만으로도 다양한 영역의 크기가 증가되었다는, 뇌에 대한 긍정적인 영향이 보고되었다. 한 연구는 사람들을 MBSR에 8주간 참여하도록 하였다.[21] 연구가 끝날 무렵, 연구 참여자들은 어떤 순간에 집중하는 능력이 개선되었고, 명상을 더 효과적으로 할 수 있었으며, 마음챙김 요가를 할 수 있었다. 그들은 또한 뇌를 튼튼하게 만들 수 있었는데, MBSR을 배우는 것과 마음챙김 강화의 결과로, 좌측 해마와 후부 대상회피질이 상당히 커졌다. 후부 대상회피질은 내성 및 자기성찰과 연관이 있기 때문에, 뇌의 이런 변화는 MBSR에서 배운 기술을 반영해 주는 것이라 할 수 있다. 이미 기억력에 있어 해마의 중요성을 논의한 바 있는데, 이 중요한 구조물의 왼쪽 부위가 특히 언어적 기억에 아주 중요하다. 그것은 또한 명상할 때 비슷하게 향상되는 경향이 있는 감정을 조절하는 능력과 연결되어 있다.

앞에서 보고 있거나 혹은 듣고 있는 것과 같은, 특정한 감각에 전념을 하는 것과 관련된 명상 기법인 애쓰지 않는 알아차림에 대해 검토한 바 있다. 몇몇 연구들은 이 전략과 이것이 뇌에 미치는 영향에 대해 조사하였다. 한 연구는 경험이 많은 애쓰지 않는 알아차림 명상가와 이제 막 시작을 한 초심 명상가를 비교하였다. 숙련된 명상가는 뇌 전반에 걸쳐서 더 통합되었다는 것을 보여주었다.[22] 이것은, 다양한 뇌 영역들이 서로 더 잘 연결이 되어있다는 이야기다. 이 결과는 명상이 참가자들의 주의력을 장기간에 걸쳐서 유지하도록 하는 데 효과적인 경향이 있다는 것[23]을 보여준 다른 연구들의 결과를 설명해 줄 수 있을 것이다. 주의력을 지속적으로 유지하는 데는 다양한 뇌 영역의 협동을 필요로 하기 때문에, 명상의 생리적인 '소스sauce'에는 이 기본적인 인지 기능을 촉진하는 데 도움이 되는 무언가가 있는 것 같다.

요가는 최근 들어 점차적으로 인기가 있는 또 다른 스트레스 관리 및 전반적인 건강을 위한 활동이다. 이것은 또한 이완을 위한 '중재intervention'의 한 요소로서 마음챙김을 조사하는 연구에 종종 포함되어 왔다. 앞에서 논의한 바대로, 요가는 뇌에 몇몇 강력한 영향을 준다. 최근 한 연구는 3년 이상 꾸준하게 요가 연습을 해온 사람들을 대상으로 조사하였다.[24] 이 참가자들은 요가를 하지 않은 사람들과 비교할 때 상당한 뇌 관련 차이를 보였는데, 언어적 기억에 중요한 좌측 해마가 더 커져 있었고, 전두엽은 작업 기억 검사를 완료하는 데 더 효율적인 것으로 나타났다. 이런 맥락에서, 요가 연습은 주의력, 처리 속도, 일화 기억 및 실행 기능과 같은 인지 기능에 대한 이점이 있다.[25]

3장에서 자기 확언 훈련을 했을 때, 당신에게 특히 의미 있는 가치를 표시했던 것을 기억하는가? 중요한 것을 확언하는 것이 삶에 새로운 습관을 자리 잡게 할 수 있고, 더 넓은 관점으로 어떤 것을 볼 수 있는 능력을 향상시킨다는 것이 밝혀졌다. 이 성찰 훈련 또한 스트레스를 줄이는 데도 도움이 될 수 있다.

몇 년 전, 일 군의 대학생들을 대상으로 개인적인 가치와 우선 사항(독립심, 창조성, 혹은 다른 사람들과의 관계와 같은)의 상위 2개를 결정하고, 이들이 왜 자신들에게 중요한지에 대해 보고서를 쓰도록 요청한 강력한 연구가 시행되었다.[26] 대조군은 그들이 가장 중요하지 않게 여기는 가치들과 왜 이 가치가 자신 이외의 다른 사람들에게 중요할 수 있는지에 대해 쓰도록 하였다. 달리 말하면, 이들은 성찰적인 분석에는 참여하였지만, 자기 확언 그 자체는 하지 않은 것이었다. 두 군은 상당한 스트레스 상태에 있었는데, 특별히 힘든 중간고사 시험이 다가오고 있었다. 연구자들은 또한 사람들이 자신들의 가치에 대해 위협을 느끼고 있는지 그리고 만약 그들이 좋지 않은 시험 점수를 받으면 다른 사람들이 자신들을 부정적으로 판단할 것이라 생각하는지도 연구에 고려하였다. 그들의 스트레스는 자기보고에 의해 측정되었고 이와 함께 몇몇 흔한 스트레스의 생물학적인 부산물(소변 에피네프린과 노르에피네프린)도 함께 측정되었다.

연구 결과, 중간시험 전의 자기 확언은 정말로 효과가 있었던 것으로 밝혀졌다. 자신들의 가장 강한 가치에 대해 쓴 사람들은 중간고사 2주

전부터 시험 당일까지의 이 실험 동안에 스트레스 부산물의 증가를 보이지 않았지만, 대조군은 증가를 보여주었다. 연구자들은 또한 나쁜 시험 점수를 받을 수 있는 가능성으로 인해 개인적으로 가장 위협을 느끼고 있는 사람들이 자기 확언 훈련에 의해 스트레스로부터 가장 많이 보호받았다고 밝혔다. 이 실험에서처럼 단기간의 훈련이라 할지라도 우리 자신의 가치에 대해 성찰하는 것이 많은 심리적인 이득을 가져다준다. 이것은 일반적으로 그럴 뿐만 아니라, 특히 스트레스 상황 때문에 취약하다고 느낄 때 더 그런 것처럼 보인다.

긍정 심리학positive psychology은 낙관주의, 행복 및 회복탄력성과 같은 인간의 자질들을 향상시키는 것을 연구하는 심리학 분야이다. 감사에 관련한 연구는 스트레스 관리 전략에 대한 우리의 논의와 일치한다. 한 연구에서, 사람들로 하여금 2주 동안 일주일에 3번씩 감사했던 일에 대해 일기를 쓰도록 요청하였다.[27] 그리고 난 다음 연구자들은 참가자의 안녕감과 수면 질과 같은 생활방식 요소들에 대해 점수를 매겼다. 수면 질의 개선 이외에도, 감사 훈련에 참가한 사람들은 더 낙관적이 되는 느낌과 더 나은 안녕감을 가진다고 보고하였다. 그들의 혈압 또한 감소하였다. 이렇게, 단기적인 감사 훈련은 심리적으로 그리고 생물학적으로 모두에 지대한 영향을 미치고 있었다. 더 일반적으로, 이와 같은 연구들은 일주일에 적어도 몇 번 감사하는 것에 대해 쓰는 것과 같은 일종의 자기성찰이 삶의 질을 호전시키고 다양한 방법으로 스트레스를 관리해 줄 수 있다는 것을 보여주고 있다. 이와 함께 이런 작은, 그러나 긍정적인 생활방식의 변화가 가져다주는 이점을 경험하는 데는 그렇게 많은 시간이 걸리지 않는다.

이 책에서 여러 다른 관점으로 다룬 주제들은 확실히 스트레스 관리에 도움을 주고, 결과적으로는 두뇌의 기능을 돕는다는 것은 말할 필요도 없다. 사회적으로 그리고 정신적으로 활발하게 생활하고, 잘 먹고, 매일 밤 7시간에서 8시간 자는 것 모두가 중요하다. 운동과 뇌에 대한 논의는 뇌와 인지 건강을 촉진시키는 데 대부분이 집중되어 있었지만, 운동은 그 외에도 최고의 스트레스 관리 전략 중 하나이기도 하다. 좀 더 신체적으로 활발한 사람들(유산소 운동 혹은 근력 운동 둘 다 이거나 둘 중 하나를 통해서)은 더 적은 스트레스와 우울증 문제를 포함해서 더 나은 감정적 기능을 보고하는 경향이 있다.[28] 앞으로 나아가, 아마도 더 나은 신체적 건강, 감정적 건강 및 뇌 건강을 위해 스트레스 관리 '도구상자'에 운동과 우리가 논의했던 다른 아이디어들을 추가할 수 있을 것이다.

## 요점 정리

여기에 스트레스와 뇌 건강과 연관해서 몇몇 특별히 중요하게 챙겨가야 할 것을 정리하였다.

- 어떤 사람이 스트레스가 많다고 생각하는 것이 다른 사람에게는 스트레스가 아니라고 느껴질 수 있고, 나아가 오히려 즐겁다고도 느껴질 수도 있다.
- 어떤 시점에 스트레스가 되었던 것이 시간이 지나서, 아니면 연습 후에는 아주 다르게 경험될 수가 있다.
- 스트레스는 해마의 작동을 방해할 수 있는데, 이것은 새로운 정보를 학습하거나 이미 알고 있는 어떤 것을 회상하는 데 문제를 가져올 수 있다.

- 스트레스는 또한 전두엽에도 영향을 주어서, 작업 기억과 유연한 사고에 어려움으로 나타날 수 있다.
- 스트레스는 단기적으로나 장기적으로 인지 기능에 영향을 줄 수 있다.
- 마음챙김은 어떤 순간에도 연습할 수 있다. 즉 숨을 쉴 때, 설거지할 때, 혹은 빨래를 할 때도 그렇다.
- 지속적으로 마음챙김 훈련을 하는 것은 뇌, 특히 해마와 전두엽을 강화시켜 줄 수 있다.
- 요가 연습은 몇몇 뇌 부위를 확장시킬 수 있고, 주의력과 처리 속도와 같은 인지 능력을 향상시켜 줄 수 있다.
- 당신의 가장 중요한 개인적인 가치를 정기적으로 확인하는 것은 스트레스 수준을 의미 있게 줄여줄 수 있다.
- 운동은 뇌를 강화시키는 특성에 더해서 감정적 건강을 개선시키는 뛰어난 스트레스 관리 전략이다.

실제 문제

## 스트레스 관리 목적을 성취하기 위한 전략 계획 수립하기

나의 스트레스의 원인이 되는 내 생활에서의 상위 세 가지 어려움 혹은 스트레스 요인은:

1. ____________________________________________

____________________________________________

2. ____________________________________________

____________________________________________

3. ____________________________________________

____________________________________________

스트레스 요인 #1의 현재 심한 정도의 수준에 동그라미 표시를 하시오.

0 1 2 3 4 5 6 7 8 9 10

(심하지 않음) (매우 심함)

스트레스 요인 #2의 현재 심한 정도의 수준에 동그라미 표시를 하시오.

0 1 2 3 4 5 6 7 8 9 10

(심하지 않음) (매우 심함)

스트레스 요인 #3의 현재 심한 정도의 수준에 동그라미 표시를 하시오.

0 1 2 3 4 5 6 7 8 9 10

(심하지 않음) (매우 심함)

위에서 이야기한 스트레스 요인들의 영향을 줄이는 데 나를 방해하는 장애물들:

______________________________________________

______________________________________________

______________________________________________

이런 장애물들을 관리하거나 이를 변화시킬 수 있는 방법들:

______________________________________________

______________________________________________

______________________________________________

내가 시도하고 싶은 스트레스 감소 기법과 전략들(혹은 과거에 내가 시도했던 방법 중 다시 하고 싶은 것):

______________________________________________

______________________________________________

______________________________________________

이번 주에 (아주 조금이라도 더) 스트레스를 줄이는 데 도움이 될 수 있는 작은 단계들:

______________________________________________

______________________________________________

______________________________________________

이번 달에 (아주 조금이라도 더) 스트레스를 줄이는 데 도움이 될 수 있는 작은 단계들:

______________________________________________

______________________________________________

______________________________________________

앞으로 3개월 동안 나 자신을 위해 가질 수 있는 스트레스를 관리하기 위한 목표들:

---

---

---

앞으로 6개월 동안 나 자신을 위해 가질 수 있는 스트레스를 관리하기 위한 목표들:

---

---

---

이번 장에서 배운 것 중에 스트레스 관리를 개선하는 데 도움이 되는 방법:

---

---

---

스트레스를 관리하는 것이 어떻게 나의 현재 가치와 일치하는지:

---

---

---

11장

# 의학적 문제와 흡연이 뇌에 미치는 영향

폴Paul은 오십 대에 당뇨병을 진단받아 자신의 혈당이 잘 지켜질 수 있도록 고군분투하고 있었다. 그는 자신의 혈당을 꽤 규칙적으로 측정하고 있지만, 때로는 점검 없이 며칠을 지나가는 경우도 있었고, 때로는 괴로울 정도로 좋지 않은 결과를 보이곤 하였다. 그는 약도 불규칙하게 먹고 있어서 주치의와 부인의 걱정이 증가하고 있었다. 그는 약간 과체중이었지만 그 외에 다른 진단된 의학적 문제나 심리적인 문제를 가지고 있지는 않았다.

그가 신경심리학적 평가를 위해 방문하였을 때, 그는 나에게 자신의 집중력과 기억력이 떨어지는 것 같다고 이야기하였다. 우리가 시행한 검사에서 그의 처리 속도와 새로운 정보를 학습하는 능력에 일부 경도의 문제를 발견할 수 있었다. 그는 실제로 그가 일단 학습한 새로운 자료를 꽤나 잘 유지할 수 있었지만, 처음에 그것을 입력하는 데는 어려움을 겪고 있었다. 우리가 검사 결과에 대한 의견을 나눌 때, 다른 당뇨병 환자들이 종종 그러듯이 그도 당뇨병이 인지 감퇴에 영향을 미칠 수 있다는 것을 알고는 놀랐었다.

이 장에서, 우리는 의학적 문제와 흡연과 관련해서 C.A.P.E. 모델의 'P' 혹은 예방 부분의 또 다른 측면을 다루려고 한다. 여기서 다룰 특정한 의학적 문제에는 당뇨병, 고혈압 및 비만이 포함이 되는데, 이들 모두는 잘 관리가 되지 않았을 경우에 뇌 건강을 떨어뜨린다고 알려진 것들이다. 불행하게도, 어떤 사람들은 이러한 상황을 관리하기 위해 옳은 일을 하지만 여전히 그들을 통제하기 위해서 고군분투해야만 한다. 여기에 더해, 일관적이지 않은 약물 순응도, 신체적 활동의 부족 및 좋지 않은 식사 선택 등과 같은 요소들이 의학적 상태를 훨씬 더 악화시킬 수 있고, 거기에 더해 뇌에도 부정적인 영향을 미칠 수 있다. 또한 흡연이 뇌에 정말로 여러 영향을 줄 수 있으며, 특히 기저의 의학적 문제를 가지고 있는 사람들에서 더 그렇다는 사실을 알고 있다.

뇌 건강의 맥락에서 이 분야의 문제에 대해 이야기할 것이고, 여기에는 두 가지 목표가 있다. (1) 소위 말하는 이들 **심혈관계 위험요소**들이 사고력에 미치는 영향을 명확히 하고, (2) 이들의 뇌에 미치는 영향을 줄이는 전략에 대해 생각하는 것이 그것이다. 이들 문제들을 보다 효율적으로 관리하는 것은 전반적인 건강을 호전시키고 더 잘 작동하는 뇌를 가져오도록 해 줄 수 있다.

# 배경 과학

## 당뇨병과 뇌

폴Paul이 가진 것과 같은 **제2형 당뇨병**, 혹은 종종 **성인기 발병 당뇨병**이라고 이야기되는 문제에서 일어나는 인지적 어려움은 꽤 많이 연구가 되었다. 당뇨병이 몇 가지 핵심적인 사고 기능에 문제를 일으킬 수 있다는 것이 밝혀졌다.[1] 그중 하나가 인지 처리 속도, 혹은 얼마나 빠르게 새로운 정보를 관리하고 소화할 수 있는가 하는 문제이다. 실행 기능과 새로운 자료를 학습하는 것 또한 당뇨병으로 인해 저하되어 있을 수 있다. 시간이 지나가면서, 당뇨병을 가진 사람들은 대화를 할 때 단어를 찾는 것에 있어 점점 더 어려움을 보여주는 경향이 있다.[2]

만약 당뇨병을 앓고 있거나 혹은 이것 때문에 검사받은 적이 있다면, 아마도 당화혈색소glycohemoglobin 수치(HbA1c; hemoglobin A1c)에 대해 익숙할 것이다. 더 흔히는 A1c라고 불리는, HbA1c는 지난 수개월 동안의 혈당 수준을 반영해 준다. 손가락 단자 검사를 통해 매일 혈당 수치를 측정하는 것은 HbA1c 수치보다 훨씬 더 변화가 많다. 그래서 의사들은 종종 A1c를 당뇨병이 얼마나 잘 조절이 되고 있는가에 대한 안정적인 지표로 이용한다. 더 높은 A1c 수치는 뇌졸중, 신장 문제, 혹은 눈의 손상과 같은 추가적인 의학적 문제들의 위험에 놓이게 한다. 그리고 이런 문제들은 저하된 뇌 건강과도 연결되어 있다.

약 10년에 걸쳐 수천 명의 당뇨병 환자들을 추적한 최근 연구에서,[3] 특히 HbA1c 수치와 인지 능력을 집중적으로 살펴보았다. 연구자들은 시간이 지나면서, 더 높은 HbA1c 수치를 보인 사람들이 언어 기억과 실행 기능의 두 영역에서 더 의미 있는 인지 저하를 보였다는 것을 발견하였다. 저하된 실행 기능은 일분 안에 얼마나 많은 동물의 이름을 말할 수 있는 가로 측정하는, 소위 말하는 언어 유창성 부분이었다. 이 검사에 대한 수행 능력은 실생활에서 대화를 할 때 적절한 단어를 찾는 데 있어 어려움과 흔히 상관있다는 점에 주목할 필요가 있다. 그리고 이 연구 결과들은 다른 의학적 상태 혹은 감정적 상태와는 연관이 없었는데, 이것은 혈당 변동 자체가 저하된 사고력과 연관되어 있다는 것을 보여준 것이라는 것을 의미한다.

물론, 당뇨병을 앓는 모든 사람들이 이런 종류의 어려움을 겪는 것은 아니지만, 당뇨병이 이런 문제들을 경험할 위험성을 높여주는 것은 사실이다. 당뇨병에서 일어나는 인지 문제들은 중등도 혹은 심한 정도보다는 경도 범위의 문제들이 흔히 일어난다는 점을 아는 것도 중요하다. 달리 말하면, 관찰가능하고 문제를 일으키는 변화들이 있지만, 이 변화들이 일상생활에서 기능하는 우리 능력에 대해 일부 다른 문제들처럼 그렇게 많이 영향을 주지는 않는다는 것이다.

**제1형 당뇨병**은 대부분 어릴 때 진단되는데,[4] 이것 또한 몇몇 인지 문제와 연관될 수 있다. 늦어진 정보처리 속도와 약한 실행 기능이 제1형 당뇨병을 앓고 있는 사람들에서 가장 흔히 볼 수 있는 문제인데, 특히 7세 이전에 당뇨병으로 진단받은 아이들이 그렇다. 말하자면, 이런 유형의 당뇨병에 있어 인지적 변화는 나중에 당뇨병으로 진단받은 사람들에서 볼 수 있는 인지적 변화보다 흔히 더 약하게 나타난다.

아마도 당뇨병이 어떻게 뇌에 영향을 주는지에 대해 궁금할 것이다. 다르게 표현하자면, 왜 당뇨병에 걸린 사람들에서 인지 변화를 보게 되는 것인지 궁금할 수 있다. 과학자들은 이런 변화들이 서로 다른 몇 가지 경로를 통해서 일어난다고 믿고 있다.[5] 저혈당과 고혈당(각각 혈중 포도당 수치가 낮은 것과 높은 것) 모두가 뇌혈관에 스트레스를 줄 수 있다. 고혈당 상태가 오래 유지되거나 아니면 혈당치가 자주 그리고 심하게 변동하면 특히 더 뇌에 손상을 야기할 수 있다. 저혈당 혹은 고혈당의 한 번의 일화도 또한, 비록 이들 변화들이 오랫동안 지속되는 경향은 없지만, 인지 문제를 가져오게 할 수 있다. 여기에 더해, 몇몇 뇌 영역은 당뇨병 환자들에서 위축될 수 있는데,[6] 특히 해마와 대뇌 피질의 전두엽 및 측두엽이 그렇다. 이와 함께 뇌의 서로 다른 구조들 사이에 연결이 약해져 있을 수 있는데,[7] 이것은 처리 속도가 늦어질 수 있다.

특히, 당뇨병은 치매의 위험 요인이 될 수 있는데, 중년기에 진단이 되었을 때 더욱더 그렇다.[8] 그러나, 모든 치매가 다 똑같이 생기는 것은 아니라는 것을 염두에 두는 것이 중요하다. 당뇨병은 가장 흔한 유형의 치매인 알츠하이머병과 어느 정도의 연관이 있으나 이보다는 **혈관성 치매**vascular dementia와 더 연관이 있다. 이 유형의 치매는 뇌혈관의 만성적인 손상에 의해서나, 아니면 **미세경색**microinfarcts이라고 불리는 다수의 작은 뇌졸중에 의해 나타날 수 있다. 당뇨병은 종종 고혈압과 비만과 같은 다른 의학적 문제와 함께 일어나고, 이런 의학적 문제들은 뇌에 대해 각각 부정적인 영향을 미친다. 앞으로 이런 문제에 대해 다시 짧게 다루게 될 것이다.

몇 장 앞에서, 뇌에 건강한 생활방식을 위해 지중해식 식단의 중요성에 대해 논의한 바 있다. MeDi 식단을 잘 준수하는 것이 2형 당뇨병을 예방해 줄 수 있다는 것을 보여주는 몇몇 관련 연구들이 있다.[9] 혈당 수치를 더 잘 조절하는 것이 더 큰 전체적인 뇌 크기 및 특히 작업 기억과 관련된 인지 기능의 호전과 상관있다.[10] 더 일반적으로 이야기하면, 신체적 활동이 당뇨병이 몸과 뇌에 미치는 영향을 줄여 줄 수 있는 가장 좋은 방법 중 하나이다. 이 책의 앞에서 이야기한 운동의 다른 이점 모두를 여기에도 적용할 수 있다. 비교적 낮은 수준일지라도, 신체적 건강을 증진시

키는 것이 전체적인 건강을 향상시키는 추가적인 이점을 가져다준다.[11]

## 고혈압과 비만

고혈압이라고 알려져 있는 높은 혈압은 아주 흔하고 나이를 먹으면서 더 증가한다. 사실, 최근의 설문조사는 미국 성인의 약 1/3이 고혈압(만약 궁금하다면, 최소 수축기 혈압 140mmHg/이완기 혈압 90mmHg 이상의 수치를 이야기한다)을 가지고 있고,[12] 이 문제를 가지고 있는 사람의 숫자는 실제로 최소 15년 동안 변화가 없다고 밝혔다. 이 문제는 또한 아프리카계 미국인 남성과 여성에서 매우 흔하다. 그리고 60세 이상부터는 대부분의 사람들(60% 이상)이 고혈압을 가지고 있다.

내가 왜 여기에서 이 주제를 언급하고 있는가 하면, 고혈압이 심장 발작 및 다른 심혈관 질환들을 가지고 올 뿐만 아니라, 뇌 기능도 떨어뜨릴 수 있기 때문이다. 고혈압은 뇌 전체를 통해 혈액이 효율적으로 순환할 수 있게 해 주는 혈관 작용에 영향을 주고 뇌의 한 부분과 다른 부분을 연결시켜 주는 결합섬유인, 뇌 백질을 파괴시킬 수 있다. 고혈압으로 인해 명백하게 뇌와 연관된 위험은 뇌졸중이지만, 이것은 경도 인지 손상, 치매 및 다른 인지적 어려움 등과 관련되어 있다.[13]

고혈압은 다양한 인지 기능을 저하시킨다고 알려져 있는데,[14] 특히 기억력이 영향을 받는다. 실행기능과 언어능력 또한 손상될 수 있다. 많은 연구들이 또한 중년기를 포함해서, 고혈압을 가지면 앞으로 인지 손상의 확률이 증가 될 수 있음을 보여주고 있다. 몇몇 최근 연구들은 고혈압이 여성에서 치매 위험을 65% 증가시켜 줄 수 있음을 밝힌 바 있다.[15] 남성에서 중년기의 고혈압이 궁극적으로는 치매로 연결되었는데,[16] 성공적으로 혈압을 줄이면 이런 인지 문제의 위험을 최소화시킬 수 있었다는 증거도 있다.[17] 전체적으로, 혈압을 뇌 관련 및 전반적인 건강과 관련된 변경 가능한 생활방식 요소로서 생각할 수 있는데, 이 수치를 빨리 정상으로 돌려놓을 수 있을수록 더 좋다.

최근의 한 연구는 심혈관계 문제를 가지고 있는 사람들에서 운동이 어떻게 인지 기능에 영향을 주는가를 특별히 살펴보았는데,[18] 이들 대부분은 고혈압도 가지고 있었다. 연구 시작 시에, 이들은 일반적으로 활동이 적어서, 일주일에 2번 이하, 한 번에 30분보다 적게 운동하고 있었다. 이들에게 향후 6개월 동안 한 번에 35분씩 걷거나 자전거 타기를 일주일에 3번씩 하기를 요청했다. 그리고 또한 DASH 식단에 대해서도 교육받았다. 8장에서 논의한 바와 같이, 이 식단은 지중해식 식단과 유사하지만 식사로 섭취하는 소디움sodium, 즉 염분을 줄이는 것을 강조하는 식단이다.

고혈압을 가진 사람들을 위해, 이 연구는 좋은 뉴스를 가져다준다. 운동한 사람들은 사고 유연성 및 작업 기억과 같은 실행 기능에 있어 상당한 개선을 보여주었다. 비록 운동을 함께 한 사람들에게만 해당이 되었지만, DASH 식단을 먹는 것은 같은 기능을 더 강화시켜 주었다. 몇몇 이전 연구들이 운동과 같은 다른 요소와 상관없이 DASH 식단이 특정한 인지 이점이 있었다고 보고한 것을 감안한다면,[19] 뇌를 건강하게 하는 식단의 변화만으로도 좋은 변화의 시작이 될 수 있다. 아마도 만약 의학적인 문제로 걱정하고 있다 하더라도, 운동과 식사의 변화가 뇌가 얼마나 잘 작동하는지에 정말로 영향을 줄 수 있다는 것은 말할 필요가 없다.

또 다른 연관 주제는 비만이다. 비만(신체질량지수Body Mass Index 혹은 BMI 30 이상)[13)]은 사라지지 않는 주요 공중 보건 문제이다. 이 시점에, 미국 성인의 1/3 이상이 비만이고,[20] 심각한 체중 문제는 특히 중년기에 흔하다(성인의 40%가 이 문제로 싸우고 있다). 과체중을 가진 사람들이 고혈압을 가지는 경향이 있기 때문에, 앞에서 검토한 것이 확실히 체중 문제에도 적용될 수 있다. 그러나, 생각해야 될 다른 문제가 있다. 비만은 다른 요소들과 무관하게 뇌 변화와 연관이 있기 때문이다. 사실상, 다른 건강상의 문제가 없이 비만한 것은 뇌의 특정 부위의 부피가 작은 것과 연관이 있었다.[21] 예를 들어, 전두엽과 해마와 같은 영역들은 체중 문제로 싸우고 있는 사람들에서 더 작다고 알려져 있다.

과체중이 되거나 혹은 비만해지는 것은 또한 사고 기능, 특히 실행기능에 영향을 줄 수 있다. 몇몇 연구들이 과체중이 결정내리는 것, 계획 세우는 것 및 생각을 유연하게 하는 능력을 방해할 수 있다는 것을 보여주었다.[22] 연구 결과들은 다소 뒤섞여 있는데, 이것은 체중 문제를 가진 모든 사람들이 인지 문제를 반드시 다 경험하는 것은 아니라는 것을 의미해 준다. 하지만, 이것이 이런 유형의 문제에 대한 위험이 없다는 것을 의미하는 것은 아니다.

더 일반적으로 보면, 당황스럽지만 비만은 경도 인지 장애 및 알츠하이머병과 연관성을 가지고 있다. 당뇨병과 마찬가지로, 중년기에 비만해지는 것은 몇 년 후에 인지 문제를 가질 수 있는 위험을 상당히 증가시킨다.[23] 일정 기간 이상 수천 명의 사람들을 추적한 많은 연구들이 비만과 치매 사이의 연관성을 보여주었다. 엎친 데 덮친 격으로, 비만에서 흔한, 높은 총콜레스테롤 수치[24] 또한 치매에 대해 더 취약하게 만들 수 있는데, 특히 만약 이런 수치들이 중년기 동안 증가되었다면 더 그렇다.

다행히도, 비만과 과체중이 되는 것과 연관해서 염두에 두어야 할 몇 가지 긍정적이거나 보호적인 요소들이 있다. 첫째로, 체중으로 힘들

13) 미국과 달리 우리나라는 현재 BMI 25이상이 비만의 기준이나, 최근에는 서구적인 체형의 변화로 BMI 27을 기준으로 해야 한다는 연구결과가 있다. 신체질량지수 측정 방법은 체중(kg)/[신장(m)]$^2$이다(역자 주).

어 하더라도 신체적으로 건강할 수 있다는 것으로, 이렇게 되면 주요 의학적 문제를 가질 가능성이 훨씬 적어진다. 몇몇 과학적 연구들은 단지 살을 빼는 것보다는 신체적으로 더 활동적으로 되는 것이 더 중요하다는 것을 보여주고 있다.[25] 체중을 줄이는 것이 더 나은 기억력을 포함해서 사고력을 향상시킬 수 있다는 증거 또한 있다.[26] 영양에 관한 앞선 장을 다시 보면서, 지중해식 식단이 체중을 줄여주고[27] '나쁜' 콜레스테롤 수치[14)]를 떨어뜨려 주는 데 도움을 줄 수 있는 사실에 주목하는 것이 중요하다. 이런 변화들은 전반적인 건강과 뇌 건강에도 아주 좋은 것이다.

## 뇌가 연기처럼 사라져 가고 있는가?

만약 당신이 흡연자라면, 아마도 많은 사람들로부터 담배를 끊어야 한다는 이야기를 들었을 것이다. 나도 같은 이야기를 하려고 한다. 하지만 담배를 끊는다는 것이 아주 어려운 일 중 하나라는 것도 잘 알고 있을 것이다. 많은 사람들이 몇 년 동안을 끊고 지내다가 다시 시작하고, 이런 주기를 계속 반복한다. 나는 이런 패턴을 내 환자들에게서 많이 보았고, 이것을 아는 것 자체가 니코틴이 얼마나 중독성이 있는지에 대한 치료법이다. 환경적 유발 요소 혹은 신호들(담배 냄새가 난다든가 혹은 다른 흡연자와 함께 있는 것과 같은)이 어떻게 습관을 벗어나기를 더 힘들게 만드는지도 명확하다. 최근 담배에 중독되는 사람들의 수를 잠재적으로 줄이기 위해 담배의 니코틴 수치를 낮추라는 요구가 있었지만,[28] 흡연은 의심할 여지 없이 앞으로 오랫동안 주요 공공 보건 문제로 남아 있을 것이다.

---

14) 좋은 콜레스테롤이라고 알려진 콜레스테롤은 소위 고밀도지질단백질(high density lipoprotein, HDL)이고, 나쁜 콜레스테롤이라고 알려진 콜레스테롤은 소위 저밀도지질단백질(low density lipoprotein, LDL)이다(역자 주).

만약 흡연을 중단하기 위해 추가적인 동기를 찾고 있다면, 여기에 그것이 있다. 바로 흡연은 뇌를 위해 정말로 나쁘다는 것이다. 신경심리학자로서 몇 가지 예를 들면, 뇌손상, 치매, 다발성 경화증 및 뇌졸중과 같은 뇌에 부정적으로 영향을 주는 많은 것들에 익숙하지만, 신경심리학 분야는 최근까지 인지 문제를 일으키는 장본인으로써 흡연에 대해 그렇게 많이 초점을 맞추어 오지 않았다. 오래전 내가 수련 기간 중에는 이 문제에 대해서 배우지 않았었다. 하지만, 흡연과 뇌에 대한 과학을 찾아보면, 이 습관이 뇌의 건강에 주는 위험에 대해 경각심을 올려 주는 아주 많은 이유들이 있다.

흡연은 크고 작은 수준에서 뇌에 영향을 주는 것처럼 보인다.[29] 흡연자들은 전체적인 뇌 수축과 같은 전반적인 뇌 위축을 경험하고 있고, 전두엽, 측두엽 및 후두엽 등과 같은 다양한 영역의 크기도 감소하는 것으로 밝혀졌다. 흡연자의 백질에서도 작은 병변이 나타나는 경향을 보이는데, 백질은 뇌 전반에 걸쳐 신호들을 효율적으로 전달할 수 있도록 해주는 매우 중요한 뇌 조직이다. 흡연과 뇌 기능 사이에는 용량-반응 관계가 있다는 증거가 있는데, 달리 말하자면, 담배를 오래 피웠을수록 뇌가 더 많이 손상을 입는다는 이야기이다.

특정한 인지 능력의 관점에서 보면, 흡연은 보고 들은 새로운 정보를 학습하고 기억하는 우리의 노력, 즉 언어적 기억 및 비언어적 기억 그리고 빠르게 생각하고 추론하는 능력을 손상시킬 수 있다.[30] 흡연자는 또한 정신적 유연성과 작업 기억이 더 나쁘다. 이런 유형의 문제들은 모든 연령대의 흡연자들에서 볼 수 있는데, 10대에서 60대에 이르기까지 모든 연령대에서 나타난다. 많은 연구들이 또한 비흡연자들에 비해 흡연자들의 사고력이 시간이 지남에 따라 빠르게 저하된다는 것을 보여 준 바 있다.[31]

전문가들은 서로 다른 유형의 치매를 예방하는 전략으로서 금연이 확실히 중요하다는 것에 동의하고 있다.[32] 예를 들어, 거의 9,000명을 대상으로 40대 초부터 약 25년간 추적한 대단위 연구가 있었는데,[33] 이 연구의 목적은 중년기의 어떤 요인이 나중에 치매의 진단을 예측할 수 있는가를 보는 것이었다. 우리는 이미 이 연구에서 치매와 관련이 있는 몇몇 요인들에 대해 다룬 바가 있다. 고혈압, 당뇨병 및 고콜레스테롤증이 그것이다. 흡연은 치매의 위험도를 26%까지 올리는 또 다른 생활방식 선택이었다. 다른 과학자들은 금연을 함으로써 전 세계적으로 수백만 명의 사람들이 잠재적으로 알츠하이머병을 예방할 수 있다고 제안한 바 있다.[34]

다행히도, 만약 금연을 했거나 혹은 이렇게 하고 있는 과정이라면, 금연은 더 강한 인지 기능과 연결되어 있다는 사실을 마음에 간직하도록 하라. 과학은 흡연 습관을 중단하는 것이 시간이 지나면서, 아마도 수년 안에, 기억력과 실행 기능을 호전시켜줄 수 있다는 것을 보여주고 있다.[35] 금연하고 10년 정도 후에는, 이전에 흡연을 했던 사람들은 비흡연자인 사람들과 비슷한 속도로 연령에 적합하다고 예측된 인지 변화를 보여준다.[36] 오랜 기간 동안 흡연을 했음에도 금연하는 것은 다양한 면에서 강력한 이점을 가져다준다.

다시 이야기하지만, 중년기에 참여하고 있는 활동의 유형 및 선택한 식단, 의학적 문제를 관리하는 것, 그리고 흡연하지 않는 것 등이 앞으로 몇십 년 동안의 뇌와 전반적인 건강에 중요한 영향을 준다.

## 요점 정리

여기에 의학적 상태, 흡연과 뇌 건강과 연관된 몇 가지 핵심 사항을 정리해 놓았다.

- 제1형 혹은 2형 당뇨병은 기억력, 처리 속도 및 실행 기능의 문제와 같은 다양한 인지적인 어려움과 연관이 있다.
- 당뇨병은 또한 치매가 발전할 위험성을 높여줄 수 있다.
- 지중해식 식단을 먹는 것과 운동이 당뇨병을 예방해줄 수 있는데, 이 두 생활방식의 선택은 또한 당뇨병이 뇌에 주는 영향을 줄여 줄 수 있다.
- 고혈압은 경도 인지 손상, 치매 및 다른 인지적 어려움 등과 연관이 있다.
- 운동과 DASH 식단과 같은 식습관을 통해 혈압을 낮추는 것이 전반적인 건강과 뇌 건강을 개선시키게 할 수 있다.
- 과체중이 되거나 비만해지는 것이 특히 실행 기능과 관련된 인지적 어려움을 가져오게 할 수 있다.
- 다이어트와 운동을 통해 체중을 줄이는 것이 뇌 건강을 향상시킬 수 있다.
- 흡연이 다양한 뇌 영역의 크기를 감소시킬 수 있고 기억력, 실행 기능 및 처리 속도를 손상시킬 수 있다. 이것은 또한 치매가 발병할 확률을 높여준다.
- 금연을 한 사람들은 시간이 지나면서 다양한 인지 기능에 있어 개선을 보여준다.

실제 문제

## 의학적 상태를 더 낫게 관리하고 금연하기 위한 전략 계획 수립하기 (어느 쪽이든 아래 항목을 사용한다)

이번 장에서 나왔던 주제 중, 내가 더 잘 관리하기 위해 노력하고 있는 방법:

________________________________________

________________________________________

나의 의학적 문제를 호전시키는 데 나를 방해하는 요인들:

________________________________________

________________________________________

나의 의학적 문제를 호전시키기 위해 내가 변화시켜야 할 것:

________________________________________

________________________________________

나의 의학적 문제를 호전시키기 위해 내가 할 수 있는 두 가지 주요 방법:

1. ______________________________________

________________________________________

2. ______________________________________

________________________________________

#1을 시도하기 위해 내가 사용할 수 있는 전략들:

________________________________________

________________________________________

________________________________________

#2를 시도하기 위해 내가 사용할 수 있는 전략들:

___

___

___

이번 주에 (아주 조금이라도 더) 나의 의학적 문제를 호전시키기 위해 해볼 수 있는 작은 단계들:

___

___

___

이번 달에 (아주 조금이라도 더) 나의 의학적 문제를 호전시키기 위해 해볼 수 있는 작은 단계들:

___

___

___

앞으로 3개월 동안 나의 의학적 문제를 관리하는 것과 연관해서 나 자신을 위해 가질 수 있는 목표들:

___

___

___

앞으로 6개월 동안 나의 의학적 문제를 관리하는 것과 연관해서 나 자신을 위해 가질 수 있는 목표들:

___

___

___

이번 장에서 배운 것 중에 의학적 문제를 호전시키는 데 도움이 되는 방법:

________________________________________

________________________________________

________________________________________

나의 의학적 문제를 관리하는 것이 어떻게 나의 현재 가치와 일치하는지:

________________________________________

________________________________________

________________________________________

4부

# 앞으로 나아가기: 영감을 행동으로 옮기기

# 12장
# 뇌를 건강하게 만드는 생활방식 변화하기

이제까지 뇌 건강과 관련해서 많은 중요한 주제들을 다루었고, 당신이 일상적인 삶에서 이 문제들에 대해 좀 더 자주 고려하는 것을 시작하기 바란다. 아마도 당신은 운동, 영양, 정신적 활동, 수면 위생, 스트레스 관리 혹은 다른 분야에서 진전을 이루었을 것이다. 당신이 가고 싶어 하는 방향으로 스스로 움직일 수 있도록 돕기 위해 이전 장들의 마지막에 있는 훈련연습지를 사용해서 어느 정도 성공을 거두었을 수도 있다. 그러나 변화는 길고 종잡을 수 없는 과정이다. 아마도, 고전적인 '두 걸음 앞으로, 한 걸음 뒤로'라는 이야기는 다 이유가 있을 것이다. 새해가 되면 하는 결심과 같이, 변화를 만드는 데 있어 처음의 흥분과 관심은 시간이 지나면 가라앉을 수 있는데, 특히 일찌감치 방해하는 것이 나타났을 경우에 더 그렇다. 우리 스스로가 행동을 바꿀 수 있다고 생각하는 것은 좋은 것이다. 하지만 불행하게도, 보통은 그렇게 되지 않는다. 새로운 습관 혹은 생활방식 변화를 자리 잡게 하는 것은 정말로 힘든 일이 될 수 있다. 이 과정을 돕거나 혹은 방해하는 많은 요인들이 있고, 여기에는 예측하지 못했던 것들도 포함된다. 어떻게 변화가 일어나는가에 대한 우리의 믿음조차도 생활방식 변화의 목표에 긍정적인, 혹은 부정적인 영향을 미칠 수가 있다.

이 장에서, 이 책의 앞에서 다루었던 주제들을 생각하면서 습관 변화의 과학에 대해 좀 더 자세하게 검토할 것이다. 만약 새로운 변화를 위해 앞으로 나가는 데 문제를 가지고 있다면, 여기에 있는 아이디어들이 더 건강한 두뇌를 위해 그 문제를 더 쉽게 변화시킬 수 있도록 도움 주기를 바란다. 여기에서의 논의가 뇌에 건강한 습관을 만드는 맥락에서 C.A.P.E. 모델의 'E', 즉 **뇌에 대한 교육**education about the brain과 관련이 있다는 것은 이야기할 필요가 없을 것이다.

우선 대부분이 공감할 수 있는 습관인 운전배우는 것에 대해 생각해 보자. 이것은 주로 십 대에 있는 일로 이 과정을 도와주는 사람들이 몇 명 있기 마련인데, 부모, 연장자인 형제, 운전 교습자, 혹은 다른 사람들이 여기에 포함될 수 있다. 흔히 운전하고 싶은 욕구는 높지만, 이 욕구를 행동으로 옮기는 것은 작은 문제가 아니다. 노력의 시간들과 좌절이 엑셀과 브레이크를 어떻게 사용하는지, 운전대를 어떻게 돌리는지, 방향지시등을 어떻게 사용하는지 등등을 배우는 데 필요하다. 이것은 많은 노력이 필요하고 인지적으로 요구되지만, 수개월의 노력의 시간이 지난 후에 이 과정은 상당히 자동적으로 된다. 만약 오늘 차를 운전했었다면, 아마도 수년 전에 배웠던 운전과 관련된 기술들에 대해 거의 생각하지 않았을 것이고, 더 고차적인 것들(라디오에서 좋은 노래를 찾는다든지, 혹은 포장 주문하는 것이 오늘 밤 저녁식사를 위해 가장 좋은 계획인가를 결정하는 것과 같은 것)에 집중했었을 가능성이 많다. 앞으로 우리가 볼 수 있듯이, 운전을 더 잘하게 되는 것은 실제로 이 책을 통해서 논의하고 있는 생활방식 변화와 몇 가지 중요한 유사점이 있다.

## 배경 과학

### 뇌를 건강하게 하는 생활방식의 변화는 하룻밤에 일어나지 않는다

만약 새로운 뇌를 건강하게 만드는 활동을 시작하려고 노력하고 있거나 진행을 방해하는 장애물을 관리하는 것이 정말로 힘들다는 것을 발견하였다면, 걱정하지 말도록 하라. 당신은 혼자가 아니다. 자신의 행동을 변화시키려 시도하는 사람들의 약 50% 정도가 그렇게 하는 것에 실패한다.[1] 이 장을 읽고 있다는 사실과 이 책이 바로, 당신이 이 주제에 대한 관심을 가지고 있고 새로운 행동에 옮길만한 전략들을 배우고자 하는 동기가 있다는 것을 보여주는 것이다. 자신들의 행동을 긍정적인 방향으로 변화를 시킨 50%의 사람들과 함께 할 수 있는 길을 생각해 보도록 하자.

아마도 새로운 생활방식에 있어 변화가 계속해서 일상적인 생활의 일부분으로 되기까지 얼마나 오랜 시간이 필요할 것인지에 대해 궁금할 것이다. 새로운 습관을 확립하는 데 들어가는 시간에 대해 무엇을 알고 있는가? 여기에 이에 대해 흥미로운 통찰을 제공해 주는 연구가 있다. 일 군의 젊은 성인들에게 어떤 유형의 행동을 그들의 삶에 더하기를 원하는지를 물어보았는데,[2] 여기에는 운동, 건강한 식사를 따르거나, 명상하는 것과 같은 것이 포함되었다. 그 후에 그들은 매일 상기시켜 주는 알람 아니면 특정 신호 후에 이어지는 행동을 선택하도록 지시받았는데, 이 신호는 하루에 오직 한 번만 있을 수 있었다(예를 들어, 아침을 먹고 난 뒤에 매일 새로운 행동을 시도하는 것). 그들은 자신들이 정착시키길 원하는 습관이 무엇이든 간에 그것에 실제로 참여하고 있는지를 연구자들에게 매일 보고서로 작성해야만 했다.

연구 참여자들은 약 3개월간 추적되었다. 과학자들은 특별히 새로운 습관이 어떻게 빠르게 자동적이 되는지를 이해하고 싶어 했는데, 이것은 식사와 같은 매일 해야 하는 일 후에 자발적으로 이 습관을 행하였는지에 대한 것이었다. 실제 세계의 경우에서처럼, 많은 사람들이 연구가 끝날 무렵에 자동적인 행동을 확립하지 못하였다. 참가자의 약 반이 이 군에 해당되었다. 그러나, 다른 반은 달랐다. 그들의 새로운 습관은 12주째에 일관성 있게 유지되었고, 때로는 더 빠르게 이루어졌다. **습관이 굳어지는 데 필요했던 평균 시간은 66일이었다.** 운동 습관을 추가하는 것(평균 91일)보다 식사습관의 변화를 적용하는 것(평균 65일)이 좀 더 쉬웠다. 이외에도 연구 결과 새로운 습관을 만드는 것을 시도하는 데 있어 하루를 놓치는 것은 커다란 문제가 되지 않았다. 그러나 다른 연구에서는, 특히 새로운 활동을 조절하는 초기 단계에서, 하루보다 더 많은 시간을 빠뜨리는 것은 그간에 얻었던 것의 효과를 없애고 원점으로 돌려보낼 수 있다는 것을 보여준 바가 있다.

새로운 운동 습관을 만드는 데 얼마나 오랜 시간이 걸리는지를 특별하게 살펴본 흥미로운 연구가 있었다.[3] 연구자들은 94명을 대상으로 수개월간 추적하였고 어떤 시점에 사람들이 습관적으로 운동하게 되는지를 결정하려고 시도하였다. 습관적이라는 것은 연구 참가자들이 적어도 매주 체육관에 얼마나 자주 방문하는 지로 정의되었다(연구자들은 이것을 사람들이 체육관 입구에서 체육관 회원 카드를 얼마나 자주 긁는지를 봄으로써 관찰하였다). 운동 습관을 확립하는 데 있어 티핑 포인트tipping point[15]는 약 5주로 밝혀졌다. 사람들이 이 기간 동안 내내 체육관에 자주 방문

했을수록, 그들은 장기적으로 그 습관을 유지할 가능성이 더 높았다. 역으로, 만약 첫 5주 안에 너무 많이 게으름을 피웠다면, 특히 적어도 일주일을 건너뛴 경우 운동을 하려는 노력은 아마도 수포로 돌아가게 되었을 것이다. 일정한 시간을 두고 생활방식 변화를 유지하는 것과 피할 수 없는 후퇴를 빠르게 교정하는 것은 더 나은 뇌를 위해서 앞으로 나갈 수 있는 건강하고 현실적인 방법이다.

## 습관의 발전에 대해 우리가 생각하는 방법들

어떻게 습관이 형성되는지에 대해 생각할 때, 연구 결과는 4개의 핵심 단계가 있음을 보여준다.[4] 첫 번째 단계, 지금이 어떤 종류의 생활방식에 있어 변화를 가져야 할 시간이라고 결심할 필요가 있다. 아마도 이것은 운동을 더 한다든지, 정크푸드를 덜 먹는다든지, 혹은 악기 연주를 배우는 것 등이 될 것이다. 두 번째 단계는 이 변화와 연관된 무엇인가를 실제로 하려 한 결정인데, 여기에는 정기적으로 운동 시작하기, 혹은 식료품 저장실에서 쿠키와 칩 없애기 등이 포함된다. 이 단계는 어려운 단계로, **의도-행동 간극**intention-behavior gap이라고 기술되었듯이, 우리 모두는 삶을 어떻게 개선할까에 대해서 생각은 하고 있지만, 실제로 계획과 맞추어서 행동을 변화시키는 것은 정말 어려운 일이다. 앞에서 논의한 바대로, 운동한다든가 혹은 암을 위해 미리 검사하는 것과 같은 새로운 건강 지향적인 습관을 확립하려고 의도한 사람 중 반은 이렇게 하는 데 실패한다. 새로운 생활방식 변화를 삶 속으로 들어가게 만드는 것은 확실히 힘든 싸움이 될 수 있다.

15) 예상하지 못한 일이 한꺼번에 몰아닥치는 극적인 변화의 순간(역자 주).

습관 형성의 세 번째 단계로 들어가는 것도 힘든 것으로, 이것은 특히 새로운 습관을 계속해서 다시 반복해야 하는 것을 포함하는 중요한 단계이다. 어떤 것을 단지 한두 번 정도만 하는 것은 쉽게 원래 상태로 빠르게 되돌아가게 만들 수 있다. 반복은 어떤 생활방식의 습관이든 이것을 확립하는 데 결정적 역할을 한다.

습관을 확립하기 위한 마지막 단계는 이것이 자동화될 때까지 충분하게 반복하는 것이다. 이것은 매주 화요일과 목요일에 아침 식사 후에 규칙적으로 걷거나 혹은 체육관에 나가는 것, 오후에 간식이 당길 때, 오레오 대신에 당근을 찾는 것 등으로 나타날 수 있다. 뇌에 기반 한 관점에서 보면, 무엇을 할 때 그것에 더해 더 이상 의도적으로 생각할 필요(전두엽 우세)가 없게 되어,[5] 정례적으로 효과적이고, 자동적으로 될 때(기저 핵을 비롯한 대뇌 피질 아래에 있는 영역들에 의해 관장되는 것) 어떤 것이 습관화되었다고 이야기할 수 있다.

나는 기타를 치는데, 때로는 내가 배우기를 원하는 곡을 듣는다. 이런 일이 항상 있어서 언젠가 작업하고 싶은 곡 목록을 만들곤 한다. 그러나, 이런 야심찬 목록이 실제로 곡을 배우기 시작하는 것으로 연결되는 데는, 즉 나 자신의 의도-행동 간극을 메우는 데는, 노력이 필요하다. 나는 유튜브에서 교습 비디오를 찾거나, 음악상이나 온라인에서 기타 태블러처tablature[16)] 악보를 구하거나, 아니면 자신의 노력으로 곡을 알아내려 노력해야 할 것이다(마지막 방법은 흔히 가장 효과적인지 못한 전략이다).

일단 내가 특정 곡에 집중하게 되고 그것을 배울 수 있게 도와줄 수 있는 교습 자료를 찾고 나면, 그것을 수백 번은 아니더라도 수십 번을 계

16) 르네상스와 바로크 시대 류트와 건반악기의 기보법으로 리듬이나 음높이를 음표로 직접 보여주는 음들에 의한 기보법과는 달리 연주자의 손가락 사용법(운지)에 기초한 기보 체계(역자 주).

속 반복해서 연습할 필요가 있다. 내가 정말로 음악을 좋아하지 않거나, 혹은 어떤 음을 어떻게 연주하는지 또는 음의 조합을 어떻게 연주하는지 복잡하게 고민하는 동안 좌절감을 충분히 참고 견디지 않는다면, 나는 그만두고 말 것이다. 결국에, 그 곡은 자동적이 될 것이지만, 이것은 많은 시간과 노력(그리고 진중한 인내 또한)을 필요로 한다. 그래서, 그것의 가치는 내가 습관 형성의 네 단계를 모두 완료하는 것이 가지는 중요성과 직접적으로 관련이 있다. 모든 사람들이 이런 점에서 잠재적으로 성공할 수도 있고, 아니면 기회를 잃을 수도 있다.

물론, 나쁜 버릇들도 비슷한 방식으로 형성될 것이다. 스포츠 게임, 좋아하는 TV 쇼, 혹은 연속물 등을 보면서 감자 칩이나 건강하지 않은 간식을 일상적으로 먹는 것도 새롭게 시작되어 습관이 된다. 좋은 습관은 붙잡기 좋은 것이지만, 나쁜 습관은 당연히 끊기가 어렵다. 이 장의 나중에 이 문제로 다시 돌아올 것이다.

새로운 생활방식 변화를 성공적으로 정착시킬 수 있는 확률을 높일 수 있는 한 가지 방법은 내장된 알림built-in reminder 혹은 신호를 가지는 것이다.[6] 이것은 하루 중 특정 시간에 발생하는 알림일 수 있지만, 훨씬 더 좋은 신호나 알림은 사건과 연결되어 있는 신호나 알림이다. 그래야 시간에 의존해서 일을 복잡하게 만들지 않게 될 것이다. 아마도 식사나 혹은 매주 있는 회의가 이런 알림으로 작용할 수 있을 것인데, 이들은 일관성이 있고 변하지 않는 사건이기 때문에 무엇을 하도록 우리에게 신호를 주는 데 특별히 유용하게 사용될 수가 있다. 예를 들어, 책을 더 자주 읽기를 원한다고 해보자. 아침에 운전해 가는 진입로에서 신문을 보는 것을 상기시키는 것은 하루를 시작하기 위한 간단하지만 효과적인 신호이다. 식사 전에 운동을 하거나 혹은 정기적으로 계획이 된 회의 후에 운동을 하는 것도 같은 방식으로 작용할 수 있다(특히 이 회의가 스트레스를 올려서 그것을 나중에 태워 없애버릴 필요가 있는 경향이 있을 때는 더욱더).

벤Ben은 자신의 스트레스를 관리하는 방식으로서 명상에 관심을 가지게 된 나의 내담자였다. 비록 그의 처음 노력은 서서히 이루어졌지만, 그는 또한 마음챙김이 뇌와 관련되어 가지는 이점(10장에서 다루었던 것과 유사하게)에 대해서 배우는 데도 많은 관심을 가지고 있었다. 그는 자신이 좋아하는 휴대폰에 명상 앱을 깔아 놓았지만, 이 앱을 계속 사용하는 데는 어려움을 느끼고 있었다. 특정 식사와 같은 것을 신호로 사용해서 명상을 그의 삶 속으로 정착하게 할 수 있는 가능성 있는 방법들에 대해 논의하였다. 그는 점심시간이 그를 위해 완벽한 알림이 될 수 있을 것이라 마음을 먹었고, 점심 먹기 바로 직전에 5분간 명상하기를 시작하였다. 이것은 실제로 두 가지 목적을 달성하게 해주었는데, 하나는 그가 점심을 결코 거르지 않기 때문에 그를 상기시켜 주는 것으로서 잃어버릴 위험이 없는 지속적인 사건을 가지게 되었다는 점이었고, 둘째는 그가 명상 후에 좀 더 이완된 상태가 되었기 때문에 이로 인해 더 천천히 그리고 마음챙김적으로 식사하기를 시작했다는 것이었다.

또 한 가지 언급해야 할 것은, 스스로에게 주는 일종의 유형적인 보상(근사한 커피 혹은 달콤한 간식과 같은)이 새로운 습관을 만드는 능력에 도움이 될지 혹은 해가 될지는 불분명하지만, 과학은 목표를 추구할 때 **내적 보상**internal rewards의 가치를 정말로 강조하고 있다. 새로운 활동을 위해 개인적으로 동기를 가지는 것이 특히 강력한 힘을 발휘한다. 이런 관점에서, 이 책의 앞에서 몰입 상태에 대해 이야기한 바 있는데, 이는 어떤 활동을 할 때 이 활동이 어렵지만 동시에 즐겁고 활기를 준다고 느끼는 경험을 이야기한다. 몰입 상태가 되는 것은 내적으로 보상을 주는 것으로, 그렇게 되도록 하는 활동들은 우리로 하여금 그것들을 다시 시도하게끔 확실하게 동기를 부여해 준다. 같은 맥락에서, 새로운 활동을 즐기는 것은 우리가 이것을 지속하게 할 확률을 확실히 증가시켜 주는데,[7] 이것은 긍정 심리학 연구에서의 공통된 소견이다.

잠시 곰곰이 생각해 보자. 당신이 잘하는 것이 무엇인가? 아마도, 탁월하게 잘하는 취미, 스포츠, 혹은 일과 관련된 활동일 수 있다. 당신이 이 분야에서 기술을 어떻게 발전시켰고, 그렇게 되는 데 얼마나 걸렸는가? 과거에 작동했던 전략 혹은 과정이 새로운 생활방식 변화를 계획할 때 일종의 동맹자가 되어 줄 수 있을 것이다. 그전에 효과가 있었던 것의 일부가 지금도 당신에게 가치가 있을지도 모른다(정말로 진짜 가치가 있을 수도 있다).

## 하는 일을 잘 주시하고 계획에 따르라

우리의 행동을 변화시키는 데 가장 효과적인 방법 중 하나는 그것을 관찰하는 것이다. 너무 단순하게 들리고, 또 그럴 수도 있지만, 얼마나 많이 운동하는지, 사회적으로 활동하는지, 영양적으로 먹는지 등등을 지속적으로 지켜보는 것은 정말로 중요하다. 이 책 전체를 통해, 당신이 이렇게 하고 있기를 바란다. 나의 목표는 당신이 원하는 변화를 시작할 수 있도록 자기 관찰 기록지 형태로 되어 있는 관련된 도구를 제공하는 것이다. 우리가 만들기를 원하는 어떤 생활방식 변화도, 그 행동에 대한 기준선은 무엇인지, 앞으로 나아가기 위한 계획은 무엇인지, 그리고 목표를 잠재적으로 방해할 수 있는 가능한 장애물을 어떻게 다루어야 할지를 이해하는 것을 꼭 필요로 한다.

많은 연구들이 우리가 변화를 만들기 원할 때 행동을 관찰하는 것에 대한 가치를 지지해 주고 있다. 한 연구는 사람들이 자신의 식단을 얼마나 잘 개선하고 운동을 정기적으로 하도록 만들 수 있는지, 이와 연관된 요인들을 살펴보았다.[8] 이 연구는 수십 개의 소규모 연구를 통해서 모여진 40,000명 이상의 사람들을 대상으로 한 대단위 연구로, 사람들이 자신들의 생활방식 중 선택한 것을 긍정적으로 변경하는 데 사용할 수 있는 26개의 서로 다른 전략에 초점을 맞추었다. 모든 행동 변화 기법 중에서, 한 가지가 다른 모든 것보다 훨씬 우수했는데, 그것이 **자기 관찰**self-monitoring이었다. 단순히 이야기하면, 변화를 만들기 위해서 우리의 행동을 지켜봄으로써 현재 무엇을 하고 있는지를 알 필요가 있다는 것이다.

비슷한 맥락에서, 행동을 변화시키는 것과 관련된, 필요하다면 변경시킬 수도 있는 구체적인 공격계획을 가지는 것 또한 매우 중요하다. 행동을 바꾸는 것에 대해 지나치게 낙관적이 되는 것은 늘 불평불만만 털어놓는 것만큼이나 문제가 될 수 있다. 목표를 가지는 것과 목표를 향해 가는 길에 있는 가능한 장애물을 아는 것 사이에 중간점을 찾는 것이 필요하다. 목표를 너무 야망적이어서 모호하게 만드는 대신에 확실하고 잘 정의되도록 만드는 과정이 앞으로 나가게 해 주고 우리로 하여금 피할 수 없는 도전을 예상하게 하는 데 도움을 줄 것이다.

위에서 내가 언급한 연구에서 행동에 대한 자기 관찰을 넘어, 행동을 어떻게 변화시킬 것인지 목표를 설정하는 것과 목표를 주기적으로 점검하는 것이 생활방식 중에 선택한 것을 개선하는 데(그리고, 아마도 전반적인 안녕감까지도) 중요하다는 것도 발견하였다. 다른 사람들에게 당신이 하고 있는 것에 대해 이야기하는 것을 두려워하지 말라. 연구는 다른 사람들에게 자신이 하고 있는 것이 무엇인지 알려줄 때 목표를 더 잘 달성한다는 것을 보여주고 있다.[9] 이것은 당신이 하고 있는 일에 대해 당신의 삶에 있는 사람들로부터 지지를 받는 목표를 제공해 준다. 그들은 격려와 조언을 더 제공해 주려 할 것이고 심지어는 문제가 되는 주의산만으로부터 멀어지게 도와줄 수도 있다.

또 다른 강력한 전략은 우리가 목표를 가지고 어떻게 하고 있는가에 대해 물리적으로 기록하는 것이다.[10] 그것들을 목록으로 만들어 쓰거나, 포스트잇을 만들거나, 아니면 스마트폰 앱을 사용하거나 다른 기기를 사용하는 것이 우리가 하고자 한 것을 성취할 수 있는 확률을 올려 줄 수 있다. 이런 맥락에서, SMART 목표에 대해 들어 봤을 수 있다. 이 약어는 목표가 어떻게 보여야 하는가를 정의하는 5개의 유용한 주의사항을 나타내 준다.

- 특정(**S**pecific)
- 측정 가능(**M**easurable)
- 달성 가능(**A**ttainable)
- 관련성(**R**elevant)
- 시간 기반(**T**ime-based)

이것은 어떤 목표건 간에 유용한 틀이 되어 줄 수 있고, 뇌 건강과 연관해서 가질 수 있는 목표들을 위해 사용할 수 있다. 식단을 바꾸어서 식사에 더 지속적으로 뇌를 건강하게 해주는 지중해식 식단을 따른 음식들이 포함되게 만들고 싶어 한다고 가정을 해보자. 이 SMART 약어를 다음과 같이 사용할 수 있다.

- **특정:** 나는 적어도 일주일에 한 번은 생선과 녹색 잎채소를 먹을 거야.
- **측정 가능:** 나는 일지에 내가 먹는 생선과 녹색 잎채소의 양을 기록하고 이 일지를 부엌에 비치해 둘 거야.
- **달성 가능:** 나는 일주일에 한 번씩 이렇게 먹음으로써 내 목표를

위해 시작할 거야. 그것은 나에게 있어 변화지만 내가 이룰 수 있는 변화 중 하나야.

- **관련성:** 나는 나의 뇌 건강을 향상시키는 것에 관심이 있고 이것은 이렇게 하기 위한 한 가지 방법이야.
- **시간 기반:** 나는 이런 식사 변화를 한 달간 유지할 거야. 그리고 목표를 다시 설정하고 이후에 수정하고 싶은 것이 있는지를 재점검할 거야.

아니면, 운동을 좀 더 지속적으로 하는 것은 어떨까?

- **특정:** 나는 다음 달에는 화요일과 목요일 점심 식사 후에 30분 정도 빠르게 걸어야지.
- **측정 가능:** 나는 나의 스마트폰에 있는 측정 앱을 이용해서 내가 하는 운동을 지켜 볼 거야.
- **달성 가능:** 나는 흔히는 점심시간 동안 책을 읽거나 인터넷 서핑을 하지. 따라서 운동을 하기 위해 30분씩 시간을 두 번 내는 것은 가능한 일이야.
- **관련성:** 나는 운동이 나의 뇌에 정말로 좋다는 것을 잘 알고 있어. 따라서 이것은 나에게 의미 있는 목표야.
- **시간 기반:** 나는 이 운동을 다음 한 달간 정기적으로 유지하고 그때 다시 평가해 볼 거야.

이와 연관된 문제는 긍정적이고, 건강한 습관을 확립하는 데 방해를 하는 나쁜 습관을 관리하는 문제이다. 매일 7시간에서 8시간을 자기 위해 시도하려 하는데, 늦은 밤에 하는 코미디 쇼의 애청자여서 이렇게 하는 데 문제를 가지고 있다고 해보자. 웃는 것도 좋은 약이 되겠지만, 수면을 통해 좋은 밤을 보내는 것이 가지는 이점이 늦은 밤 생방송을 보는 것보다는 훨씬 더 많을 것이다. 앞에서 얘기한 바와 같이, 환경에서의 신호나 알림은 긍정적인 습관을 만드는 과정을 도와줄 수도 아니면 해를 끼칠 수도 있다. 이런 경우에 TV 리모컨을 보는 것이 다음과 같은 두 경로를 따르게 하는 신호가 될 수 있다([그림 12.1] 참고).

연구들은 여기에 또 몇몇 중요한 통찰을 제공해 준다. 잠자리에

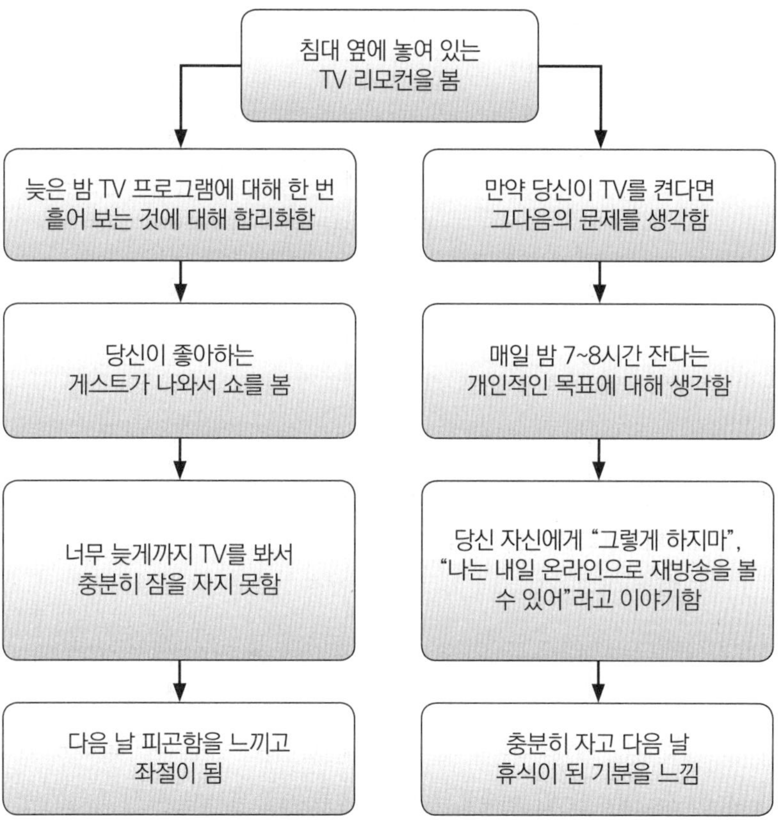


**[그림 12.1]**

들 때 TV 리모콘을 들고 전원 버튼을 누르는 것과 같이 특히 나쁜 습관을 시작하게 해주는 신호를 찾는 데 있어, **소위 경계 관찰**vigilant monitoring이라고 불리는 것은[11] 의도치 않게 벗어나려는 유혹을 관리하는 데 특별히 효과적인 방법이 된다. 이 경우에, 스스로에게 "그렇게 하지마", 혹은 "만약 내가 리모컨을 잡아든다면 무슨 일이 일어날지에 대해 잘 알고 있어"라고 이야기해 줄 수 있다. 더 일반적으로 이야기하면, 어떤 것을 함으로써 혹은 방을 떠남으로써, 아니면 앞으로 후회하게 될 무엇인가를 하도록 유혹하는 상황을 떠남으로써 자신을 나쁜 버릇으로부터 벗어날 수 있게 만드는 것은 당신이 유지하고자 하는 긍정적인 변화를 고수할 수 있도록 도와줄 수 있다.

## 요점 정리

여기에 이 장에서 얻어야 할 뇌를 건강하게 하는 습관을 삶에 정착시키려 할 때 염두에 두어야 할 몇 가지 조언이 있다.

- 새로운 습관을 확고히 하는 데는 66일 이상이 걸릴 수 있다는 증거가 있다.
- 몇몇 연구들은 우리가 새로운 운동 습관을 정착시키는 데는 적어도 5주가 필요하다는 것을 보여주고 있다.
- 새로운 습관을 발전시키는 데 필요한 4가지 핵심 단계는 변화를 만들기 위해 결심하기, 변화를 만들기 시작하기 위해 행동 취하기, 행동을 반복하기 및 이 행동을 자동적으로 되게 만들기(이에 대해 생각하지 않고 습관적으로 행하는 것)로 이루어진다.

- 습관을 작동시킬 수 있게 도와주는, 지속적인 알림 혹은 신호를 가지는 것은 습관을 오랫동안 유지하는 데 매우 중요하다.
- 우리가 새로운 뇌를 건강하게 해 주는 습관을 정착시키려 할 때, 내적 만족은 외적 보상보다 더 낫다.
- 현재 행동을 관찰하는 것이 이 변화를 당신의 생활방식 안으로 집어넣은 데 가장 중요한 단계 중 하나이다.
- 새로운 생활방식 행동을 시작할 때 구체적인 계획을 마련하라. SMART(특정, 측정 가능, 달성 가능, 관련성, 시간 기반) 계획을 세우는 것이 특히 유용할 수 있는데, 특히 만약 이것을 적거나 다른 방법으로 기록해 둘 때(스마트폰에 기록해 두는 것과 같이) 더 그렇다.
- 새로운 생활방식 변화를 만들려 할 때 거기서 벗어날 수 있게 유혹하거나 주의를 뺏는 것, 혹은 부정적인 습관으로 빠져들도록 이끄는 것에 대해 경계하라.

실제 문제

## 뇌를 건강하게 해주는 변화를 정착시키기 위한 전략 계획 수립하기

내가 나의 일상에 만들려고 하는 주요 활동 혹은 행동:

______________________________

______________________________

이 활동을 정착시키기까지 내가 이루었던 성공:

______________________________

______________________________

이 활동을 정착시키기까지 내가 경험했던 어려움 혹은 문제:

______________________________

______________________________

내가 습관을 확립하는 데 4가지 핵심 단계 중 문제 되었던 단계:

______________________________

______________________________

나를 정상궤도에 있을 수 있도록 도와주고 있는 알림 혹은 신호(혹은 내가 앞으로 사용할 수 있는 것):

______________________________

______________________________

새로운 습관을 발전시키는 동안 과거에 내가 배웠던 것 혹은 현재 관련 있는 기술:

______________________________

______________________________

나의 뇌를 건강하게 만드는 생활방식 변화를 정착시키는 데 나를 도와줄 수 있는 SMART 목표:

______________________________________________

______________________________________________

특정:

______________________________________________

______________________________________________

측정 가능:

______________________________________________

______________________________________________

달성 가능:

______________________________________________

______________________________________________

관련성:

______________________________________________

______________________________________________

시간 기반:

______________________________________________

______________________________________________

이번 장에서 읽은 것을 기초로 만들려고 계획한 변화들:

______________________________________________

______________________________________________

이들 변화는 어떻게 나의 현재 가치와 일치하는지:

이제, 1장의 끝으로 돌아가서 그 장의 끝에 있는 생활방식 질문지에 대해 다시 한번 점수를 매겨보도록 하라. 이전에 점수를 매겼을 때와 비교했을 때 어떤 변화가 있는가? 아직도 무엇인가를 하고 있는가?

종결부

# 뇌 건강을 위한 최종 실행 가이드

이 책 전체에 걸친 요점 정리 정신에 입각해서, 여기에 당신의 뇌 건강을 개선시키는 것과 관련된 몇 가지 핵심 사항에 대한 최종적인 요약을 하였다.

C.A.P.E. 모델은 뇌 건강의 4가지 핵심 영역을 정리해서 보여준다.

- 인지 전략(**C**ognitive strategies)
- 활동 참여(**A**ctivity engagement)
- 인지 문제의 예방(**P**revention of cognitive problems)
- 뇌에 대한 교육(**E**ducation about the brain)

## 인지 전략

- 매일 작업들을 기억하고 관리할 수 있도록 돕기 위해 내적(자기 생성적) 및 외적(달력 혹은 포스트잇과 같은 물리적인 어떤 것)인 전략들 사이에 균형을 맞추려 노력하라.
- 주의력을 촉진시키기 위해, 말로 표현하거나 혹은 작업을 통해서 '스스로 이야기하도록' 하라.
- 새로운 것에 대한 기억력을 향상시키기 위해, 반복하거나, 개인적인 연관성을 만들어 보거나, 기억하려 하는 것을 그려 보거나, 아니면 정보를 약어 혹은 이야기와 같이 쉽게 기억할 수 있는 '묶음' 안에 집어넣도록 하라.
- 간단하게 작업 목록을 작성해서, 다른 것으로 옮겨 가기 전에 한 가지 작업을 때에 맞춰 끝내도록 하라.
- 만약 일상의 문제가 무엇인지를 알아내려 노력하고 있다면, 정신적으로 한 걸음 물러서서, 몇 번 심호흡하고, 혹시 생각하지 못했던 다른 선택은 없는지에 대해 자신에게 물어보도록 하라.
- 새로운 작업을 하게 되었을 때, 몰입 상태로 들어갈 수 있는 확률을 높이도록 하라. 시작하기 전에 잘 준비하고, 필요로 하는 모든 자원들을 가지고 있는지 확인하며, 긍정적이고 참여적인 태도를 유지하도록 노력하라.

## 운동과 뇌

- 비록 관련된 대부분의 연구들이 평상시 걷기 혹은 빨리 걷기의 뇌 강화 효과에 대해 살펴보기는 하였어도, 얼만큼을 하든, 어떤 종류의 운

동이든 운동은 뇌에 좋다.

- 삶의 어떤 시점에서든 신체적 건강은, 특히 중년기의 신체적인 건강은 알츠하이머병이 발전할 가능성을 줄여준다.
- 낮은 수준의 신체적 활동조차도 심혈관계와 다른 건강 문제의 위험을 낮추어 준다.
- 적어도 하루에 10분에서 15분 운동하는 것이 뇌에 대한 이점과 인지적 이점을 가져온다. 하루에 20분에서 30분의 운동은 더 좋다.
- 중등도 강도의 운동(최소에서부터 최대한 힘든 정도를 보는 10점 척도에서 5에서 6점 정도의)은 특히 뇌 건강과 실행 기능과 같은 인지 능력에 이점이 있다.
- 운동에 사회적 요인을 추가하는 것이 운동만 하는 것보다 뇌 기능 향상을 더 도와줄 수 있고, 운동을 습관적으로 계속할 수 있게 도와줄 수 있다.

### 사회적으로 어울리는 것과 뇌

- 정기적으로 다른 사람들과 어울리는 것은 감정적인 건강과 뇌 건강 모두에 좋다.
- 적어도 10분 이상 지속되는 사회적 상호작용은 이것보다 짧은 것에 비해 더 강한 뇌에 대한 이점을 가진다. 적어도 이 정도 시간이 유지되는 사회적 '용량doses'을 지속적으로 가지는 것에 대해 생각하라.
- 당신의 사회망이 넓을수록 뇌는 더 잘 작동하는 경향을 보이며, 치매에 걸릴 위험이 낮아진다.
- 다른 사람들에 의해 지지받는다는 느낌이 감정적으로 풍요롭게 만들고 이와 함께 뇌 관련 이점도 가진다.

- 부정적인 사회적 만남과 외로움은 뇌와 인지 능력에 해롭다.
- 공동체에서 봉사하는 것은 중요한 부수적 효과를 가져오는데, 바로 뇌 건강을 호전시킨다는 것이 그것이다.

## 정신적 활동과 뇌

- 책 읽기, 보드게임 하기, 사진 찍기, 십자말맞추기 풀기, 악기 연주하기 혹은 공예 작업하기 등과 같은 정신적으로 자극을 주는 취미 생활에 참여하는 것은 정말로 뇌 건강에 도움이 된다.
- 하루에 한 시간 이상 취미 생활을 하는 것이 뇌에는 최선의 결과를 가져다준다.
- 중년기에 취미 생활하는 것이 나중에 치매가 발전할 위험으로부터 보호해 줄 수 있다.
- 한 가지 이상의 취미 생활 혹은 여가 활동을 하려고 노력하도록 하라. 한 가지도 좋지만, 두 가지 이상은 인지 기능과 뇌 건강을 위해 더 좋다.
- 자극을 주는 일을 하는 것은, 특히 만약 당신이 다른 사람들을 관리한다면, 이것은 뇌에 대해 보호 효과를 가지는 것처럼 보인다.
- 소위 말하는 뇌 훈련 게임은, 특정한 게임에 대한 수행이 좋아지는 경향을 보인다고 하여도, 일상생활에서 뇌 건강에 이점을 가져다준다고 일관성 있는 결과를 보이지 않았다.

## 영양과 뇌

- 많은 연구들이 지중해식 식단[MeDi]이 인지 저하와 치매의 위험을 낮추어 주고 뇌를 건강하게 만드는 훌륭한 영양 식단이라는 것을 지지해

주고 있다.

- MeDi를 약간 변경한 식단인, MIND 식단은 베리와 잎이 무성한 십자화과 식물을 강조하는데, 이것은 뇌에 더 좋을 수 있다.
- 고포화지방, 붉은 살코기 및 가공 처리된 음식을 포함하고 있는 서구식 식단은 뇌와 인지에 건강하지 않은 식단이다.
- 오메가-3 지방산은, 특히 음식을 통해서 섭취가 되었을 때, 뇌와 인지 기능을 위해서 많은 것을 해 준다.
- 생선, 견과류, 올리브유, 베리 및 채소와 같은 특정한 음식은 더 나은 뇌 건강과 연결되어 있다.
- 처방전이 필요 없는 영향 보조제가 뇌 기능을 향상시킨다는 과학적인 근거는 현재는 존재하지 않는다.

### 수면과 뇌

- 매일 밤 7시간에서 8시간의 수면이 전반적인 안녕과 뇌 관련 건강을 위해 가장 적당한 시간이다.
- 하룻밤에 6시간 이하로 자거나, 혹은 9시간 이상 자는 것은, 특히 만약 연속적으로 그렇게 잔다면, 인지 문제와 연관될 수 있다.
- 오후에 커피를 마시거나, 침실에서 TV 혹은 다른 영상을 보는 것을 피하는 것과 같은 수면 위생에 마음챙김적으로 되는 것과 수면 각성 시간을 일정하게 지키는 것은 좀 더 만족스러운 수면을 촉진시키는 데 도움이 될 수 있다.
- 30분 이하로 오후에 낮잠을 취하는 것은 우리가 새로운 정보를 얼마나 잘 배우고 기억할 수 있는가와 같은 것을 포함하는 다양한 인지 능력을 일시적으로 증가시켜 줄 수 있다.

- 수면 무호흡증은 주의력, 처리 속도, 기억력 및 실행 기능을 저하시킬 수 있으나, CPAP 기기의 사용은 인지 기능을 호전시키는 데 도움이 될 수 있다.
- 오전 8시 30분이나 이보다 늦게 등교를 하는 고등학교 학생들, 이로 인해 결과적으로는 수면을 더 취할 수 있는 학생들은 더 나은 인지, 감정 및 행동적 건강을 보여주었다.

## 스트레스받은 뇌를 달래기

- 스트레스는 매우 주관적인 경험이어서, 어떤 사람에게는 스트레스가 되는 것이 다른 누군가에게는 흥미를 끌거나 즐거운 일일 수 있다.
- 스트레스는 해마와 전두엽에 부정적으로 영향을 주어서, 기억력과 실행 기능의 저하를 가져오게 한다.
- 마음챙김적 명상 전략과 요가는 인지 능력을 호전시키고 다양한 뇌 영역의 크기를 증가시킬 수 있다.
- 일주일에 몇 번씩 당신이 고마워하는 일을 쓰는 것과 같은 감사 훈련은 스트레스를 낮출 수 있고 혈압을 떨어뜨려 줄 수 있다.
- 당신에게 중요한 가치를 확언하는 것이 효과적인 스트레스 감소 기법이 될 수 있다.
- 운동은 스트레스를 줄이고 기분을 호전시키는데, 이 두 효과는 순간적으로도, 또 시간에 걸쳐서도 다 그렇다.

## 의학적 문제와 흡연이 뇌에 미치는 효과

- 당뇨병은 다양한 인지 문제를 가져올 수 있는데, 특히 기억력, 처리 속

도 및 실행 기능과 상관있다.

- 고혈압과 비만 또한 인지적 어려움과 연관되어 있다.
- 당뇨병, 고혈압 및 비만은 알츠하이머병을 포함한 서로 다른 유형의 치매에 대한 위험요소들이다.
- 운동, 지중해식 식단 및 DASH 식단은 모두 뇌에 대한 의학적 문제가 가진 영향을 줄여줄 수 있다.
- 흡연은 뇌 크기의 저하, 인지적 결함 및 치매와 연관되어 있다.
- 금연을 한 사람들은 자신의 사고 기능에 호전을 경험할 수 있는데, 이런 변화가 일어나기 위해서는 수년이 필요하다.

## 뇌를 건강하게 만드는 생활방식 변화를 정착시키기

- 새로운 습관 혹은 생활방식 변화를 확립하는 것은 시간이 필요하다. 연구는 운동 습관이 일상적으로 되기 위해서는 적어도 5주가 필요함을 보여주고 있다. 일반적인 습관은 이것이 정착되는 데 약 66일을 필요로 한다고 알려져 있다.
- 새로운 뇌를 건강하게 만드는 변화를 만들 결심을 한 뒤에 변화를 만들기 위해 시작을 하고, 이 행동을 자동적으로 만들기 위해서는 수많은 반복이 필요하다.
- 현재 행동을 관찰하는 것이 당신의 생활방식에서 변화를 만들기 위해 나아가는 데 결정적으로 중요한 단계이다.
- 알림, 혹은 신호(매일 특정 식사 전 혹은 후에 운동을 하는 것과 같은)는 새로운 습관을 확립하고 시간이 지나면서 이를 유지하는 데 도움이 될 수 있다.
- 뇌 건강을 호전시키기 위해 어떻게 앞으로 나갈지에 대해 자세하고,

글로 계획을 쓰도록 하라. 한 가지 방법이 SMART한 목표를 만드는 것이다. 즉 특정, 측정 가능, 달성 가능, 관련성 및 시간을 기반한 목표를 말한다.

- 새로운 습관을 확립하는 것을 방해할 수 있는 방해물에 대해 마음챙김적이 되도록 하라. 그리고 목표에 집중을 유지할 수 있도록 도와줄 수 있는 전략을 발전시키도록 하라.

## 부록 A

# 신경과학 속 '과학'

이 책의 중심이 되는 기반은 신경과학 연구이다. 신경과학이라는 용어가 미래지향적이고 매력적으로 들릴 수 있겠지만, 신경과학 안의 과학도 분명히 결점이 있을 수 있다. 따라서 만약 우리가 신경과학적인 연구 결과에 의지하고 있다면, 우리는 이 과학이 과연 잘 작동하고 있는지에 대해 잘 알아야 할 필요가 있다.

이 책에서 논의한 많은 연구들 안에서, 연구자들은 특정 과학적 질문에 잠재적으로 대답이 될 수 있는 많은 요인들 중에서 한 가지 요인을 이해하려고 노력하고 있다. 예를 들어, 사회 활동이 뇌에 좋은가의 여부를 결정하는 것이 목적인 연구는 어떻게 어떤 사람이 사회적으로 참여하는가를 측정하고, 이와 함께, 흔히는 신경심리검사 혹은 뇌 영상 기법을 가지고 하는 뇌 기능에 대한 평가도 하게 될 것이다. 이들 변수 모두는 다양한 방법으로 측정될 수 있고, 연구 결과가 궁극적으로 어떻게 나타나는가에 영향을 줄 수 있다. 이와 함께, 사회 활동은 어떤 사람이 하루에 얼마나 많은 시간 어울리는가와 그 사람이 정기적으로 얼마나 많은 사람을 만나는가를 측정함으로써 평가할 수 있을 것이고, 이것은 그 사람의 사회적 지지의 수준 등을 보여주는 것이다.

과학자들은 한 연구의 발견이 궁금했던 질문에 대해 정확하게 답하고, 자료를 망치는 다른 일이 일어나지 않는다는 것을 증명할 필요가 있다. 그러므로, 사회적 참여가 인지 기능에 대해 가지는 효과를 살펴보는 연구에서, 다른 요인들에 대해 고려를 하거나, 이를 통제control for하는 것이 중요하다. 이들 요소 중에는 나이(어울리는 것은 젊은 사람들보다는 나이 든 사람에게서 더 기억력에 영향을 줄 수 있다), 교육수준(대학 교육을 받은 사람들은 이보다 교육을 덜 받은 사람들보다 어울리는 것에 의한 인지적 이점을 더 받을 수 있다), 혹은 신체 활동(사회적으로 활발한 사람들이 신체적으로도 더 활발한 경향이 있는데, 신체 활동은 인지 기능에 강력한 효과를 가진 또 다른 요인이다) 등이 있다. 이들 서로 다른 요인들, 혹은 **혼란요인들**confounds이 연구 결과를 부분적으로(완전히는 아니더라도) 설명해줄 수 있기 때문에, 우리는 우리가 이해하려고 하는 것에서 이들이 가진 가능한 역할에 대해 통제할 수 있는 능력을 가져야만 한다. 연구 결과에 영향을 줄 수 있는 혼란요인을 조정할 수 있도록 도와주는 몇몇 정교한 통계적 기법이 있다. 이런 방법들이 연구자들에 의해 정기적으로 사용된다고 이야기할 수 있다.

몇몇 연구들은 새로운 운동 프로그램이나 식사의 변화와 같은 개입이 가지는 뇌 관련 효과를 검사하였다. 이런 연구들을 위해, 연구자들은 대략적으로 동등한 **치료**treatment군과 **대조**control군을 만들 필요가 있다. 이들 군은 나이, 교육수준, 성별 및 때로는 다른 요소들이 같아야 할 필요가 있다. 만약 이런 것들이 다르면, 개입이 이루어진 군과 그렇지 않은 군 사이에 얻어진 차이는 그냥 이 군이 어떻게 구성되었는가에 있어 차이를 반영하는 것일 수 있기 때문에, 연구의 궁극적인 결과는 결함을 가질 수가 있게 된다.

예를 들어, 이전에 운동을 하지 않았던 50대의 사람들(**대조군**)과 비교해서 30대의 사람들(치료군)에서 운동 프로그램이 가지는 인지적 효과를 비교하는 것은 그렇게 합리적이지 않은 것으로 보인다. 훨씬 더 나은 연구 고안은 비슷한 연령의 사람들을 비교하는 것일 것이다. 그렇지 않은가? 이와 같이 함으로써, 우리는 어떤 종류의 생활방식 변화의 효과가 우리가 별로 흥미를 가지고 있지 않은 요인보다는 개입 그 자체 때문이라는 것을 알게 된다.

우리는 또한 연구 결과를 어디에 출판할 것인가에 대해서도 마음챙김적이 될 필요가 있다. 이 시대에, 각 학문 분야별로 많은 과학 잡지들이 있는데, 어떤 것은 그 분야에서 최상위에 있는 반면에 어떤 것은 거의 바닥에 있다. 연구 결과를 중간 정도의 잡지에 출판하는 것은 결과를 존경받는 잡지에 내는 것보다 쉬울 것이지만, 그럼에도 연구 결과를 학술지에 실었다고 주장할 수 있다. 하지만, 이것은 때로는 제대로 수행되지 않고, 근본적으로 결함이 있는 연구를 정당화할 수 있다. 설상가상으로, 최근 연구자들이 동료 검토(이것은, 동료들이 연구 결과를 출판하는 것을 동의하기 전에 살펴보는 것을 이야기한다)가 거의 또는 전혀 이루어지지 않고도 단지 돈을 지불함으로써, 자신들의 연구 결과를 출판할 수 있도록 하는 잡지들이 많아지고 있다. 가능한 한 많이, 나는 신경심리학, 심리학의 다른 하위 분야들(임상심리학과 사회심리학과 같은), 신경과학, 노인학, 신경학, 신경영상학, 일반의학 및 예방의학, 그리고 역학과 같은 영역들의 존경받는 잡지에서 온 결과들을 고려하고 인용하려고 노력해왔다.

또 다른 중요한 점은 연구의 크기와 연관이 있다. 모든 연구들은 똑같이 이루어지지 않는데, 우리는 흥미로운 결과에 대해 더 광의의 결론을 이끌어 내기 전에 표본 크기에 대해 알 필요가 있다. 이 책에서 기술된 연구 결과들은 통상적으로 중등도 혹은 더 큰 표본 크기를 사용한 연구들로부터 온 것인데, 그 주된 이유는 더 많은 사람들을 대상으로 연구할 때 그 결과는 더 강력한 경향이 있기 때문이다. 가능하면, 나는 또한 여러 연구에 걸쳐서 관찰된 결과들에 대해 언급하려고 노력하였다. 단일의 잘 시행된 연구로부터 온 결과도 흥미로울 수 있지만, 몇몇 연구에서 보인 유사한 소견이 더 설득력이 있고, 광범위 현상에 대한 더 나은 증거를 제공해 줄 수 있다.

이 책에서 인용이 된 많은 연구들이 생활방식 변화가 뇌 기능과 인지 기능에 주는 효과를 시험한 것이기 때문에, 우리는 인지가 어떻게 측정이 되었는가를 이해할 필요가 있다. 몇몇 연구들, 특히 아주 큰 연구들은 인지에 대해 간단한 **선별 측정**screening measures을 사용하는 경향이 있다. 이것은 기억하기 위한 몇 단어들, 암산에 대한 빠른 검사 및 요일과 날짜를 알아차리는 데 대한 몇 가지 질문 등으로 구성될 수 있다. 이런 인지적 선별 측정을 사용하는 것의 이점은 꽤 쉽게 수백 명의 연구 참가자들에게 이것을 시행할 수 있다는 점이다. 불리한 점은 선별 측정이 종종 어떤 사람의 뇌가 어떻게 작동하는지에 대해 많은 것을 우리에게 이야기해 줄 수 없다는 점이다. 그런 측정은 뇌졸중 혹은 치매를 가진 사람이 심각한 인지 장애를 가지고 있다는 것을 보여줄 수는 있지만, 경도의 인지 문제를 감지하는 데는 훨씬 효과적이지 않다.

한 가지 예로, 오랫동안 의사들은 대부분의 다발성 경화증(multiple sclerosis, MS) 환자들이 의미 있을 정도의 기억력이나 다른 인지 저하를 경험하지 않는다고 믿었었다. 이런 결론은 경도의 결함을 찾아내는 데 효과가 없는 간단하면서 아주 조악한 인지 선별 검사를 일반적으로 사용한 결과에 기반하고 있었다. MS 환자에 대해 더 광범위한 일련의 인지 검사들을 시행한 결과, 정보처리 속도와 기억 회상과 같은 기능의 문제가 명백히 드러났다. 이런 관찰들이 MS에서의 인지 문제에 대한 새로운 이해를 가져오게 하였고, MS 환자의 50% 이상이 적어도 경도의 기억력 문제나, 아니면 다른 인지적 어려움을 보인다는 것이 명확해 졌다. 이런 맥락에서, 포괄적인 신경심리검사 묶음을 사용한 연구들이 간단한 선별검사와 비교할 때 인지 문제와 또 인지 개선을 찾아내는 데 더 효과적인 경향이 있다.

여기에서의 초점이 우리의 뇌 건강을 호전시킬 수 있는 생활방식 요소들에 있기 때문에, 우리는 무엇은 효과가 있고 무엇은 효과가 없는지에 대해 알 필요가 있다. 이에 따라, 나는 가능한 한 인지 기능을 좀 더 정교하게 측정을 한 연구들을 포함시키려 노력하였고, 이것은 우리에게 일반적으로 뇌에 무슨 일이 일어나는지 더 잘 알 수 있게 해준다.

## 부록 B
# 신경영상 기법에 대한 간략한 검토

1990년대 전에는, 우리의 뇌에 대한 이해는 대부분이 지속적인 뇌 손상을 가지고 있는 사람들에 대한 연구로부터 왔었다. 논리는 다음과 같은 것이었는데, 뇌 전두엽을 포함하는 뇌졸중 혹은 뇌 외상을 가지고 있는 사람이 있는데, 이 사람이 이전보다 더 충동적으로 되고 예민해졌다면 전두엽은 우리 행동과 감정을 조절하는 것과 연관이 있어야 한다는 것이었다. 이런 뇌 손상 증례 연구들은 뇌가 어떻게 작동하는지에 대한 중요한 정보를 제공해 주었지만, 대부분이 뇌가 어떻게 고장이 날 수 있었는지에 대한 것이었다.

이제, 신경과학과 관련된 많은 연구들이 강력한 뇌 주사를 사용하거나 **신경영상**neuroimaging을 사용하는데, 이 기법은 뇌 손상을 가진 사람과 가지지 않은 사람에게서 뇌에 대한 상세한 시각적 결과를 제공해 준다.

뇌 영상에는 두 가지 중요 유형이 있는데, 하나는 **구조적 뇌영상**structural neuroimaging으로, 이것은 우리에게 뇌를 전체나 혹은 전두엽이나 해마와 같은 특정 부위(혹은 구조)를 볼 수 있는 사진을 찍을 수 있게 해 준다. 때로 신경영상 연구는 특별한 뇌 구조에 대한 의문에 대한 대답을 찾는 데 초점이 맞추어지는데, 예를 들어, 경도의 인지 손상을 가진 노인들의 해마는 이런 손상을 가지지 않은 노인들에 비해 작아져 있는지와 같은 것이 그것이다.

특정 부위를 볼 수 있게 하는 방법뿐만 아니라 그런 부위의 용적을 정량화하는 방법도 있다. 구조적 뇌자기 공명영상(Magnetic Resonance Imaging, MRI)은 용적의 측정과 같이 다른 목적으로 MRI를 사용하는 것인데, 이 경우에는 조직의 기능 및 기능부전에 대한 이해가 중요하다. 테니스 혹은 조깅 후에 무릎에 통증을 경험하고 있다고 해보자. 주치의는 지속적인 기저의 연골 혹은 힘줄 손상을 가지고 있는지를 알기 위해 MRI 찍기를 권고할 수 있다. 이와 유사하게, 구조적 뇌 MRI는 두개골 내에 있는 조직, 다른 말로 하면, 뇌에 대해 일련의 자세한 사진을 얻기 위해 사용이 된다. 구조적 뇌영상 기법에는 복셀[17]에 기반한 형태 측정법voxel-based morphometry과 유체 감쇠 반전 복구(Fluid-Attenuated Inversion Recovery, FLAIR) MRI도 포함되는데, 앞의 것은 특정 뇌 영역의 뇌 용적을 측정하는 데 사용되고, 뒤의 것은 연구자들로 하여금 다발성 경화증과 같은 신경학적 질환에서 뇌 병변의 용적을 측정할 수 있도록 도와준다.

**기능적 신경영상**functional neuroimaging은 엄지를 각각의 손가락에 닿게 한다든지(운동 과제) 혹은 일련의 단어 목록을 기억하게 하는 것(인지적 과

17) volume과 pixel(디스플레이상의 2차원 화상의 최소단위)로부터 만들어진 용어. 작은 직방체 요소의 집합체로 물체형상을 표현하는 경우 각각의 직교 격자를 이와 같이 부른다(역자 주).

제)과 같은 특정 유형의 작업을 수행하는 동안에 뇌가 어떻게 작동하는지를 이해하기 위해 사용된다. 대중 매체에서 우리가 보는 대부분의 신경과학 연구들은 기능적 신경영상을 이용한 것이다. 이것은 혁신적이고 최첨단 기술로, 일상생활에서 뇌 기능에 대한 우리의 이해를 엄청나게 발전시켜 주었다.

가장 흔한 유형의 기능적 신경영상은 기능적 MRI(fMRI)로, 1990년대 초부터 사용되어왔다. 그것은 명료한 원리에 의존하고 있는데, 우리가 특정한 활동을 하고 있을 때, 이 활동의 관련된 수행에 연관된 뇌 영역들은 산소가 풍부한 혈액(**산소 포화도가 높은**oxygenated 혈액이라고 불리는 것)으로 충혈이 된다는 것이다. fMRI는 산소포화도가 높은 혈액과 이것이 낮은 혈액 사이의 자기적 특성을 매우 효과적으로 구분할 수 있고, 이 둘 사이에 비교는 궁극적으로 특별한 컴퓨터 소프트웨어에 의해 시각화될 수 있다. 이 과정은 온라인이나 주요 신문에서 볼 수 있는 이미지로 나타나게 되고, 이것은 특정 유형의 과제를 하는 동안에 어떤 뇌 영역이 활성화되는지를 명확하게 보여준다. 비록 신경과학 기법들이 완벽하지는 않지만, 이들은 우리로 하여금 지난 25년 남짓에 걸쳐 우리의 뇌에 대한 이해가 비약적으로 발전할 수 있도록 도와주었다.

## 부록 C

# 뇌 건강에 도움을 주는 전문가들

사람들은 종종 어떤 의료서비스 제공자와 다른 전문가들이 그들의 업무에 뇌 건강과 관련된 정보를 사용하고 전해 주는지에 대해 궁금해한다. 예를 들어, 뇌 건강 원칙들 혹은 뇌 관련 문제를 의논하기 위해 누구를 만나야 하는 걸까?

임상 신경심리학자가 이런 범주에서 가장 지식이 많은 전문가 중 하나이다. 신경심리학자는 일반적으로 임상심리학에서 박사학위 혹은 응용심리학 박사학위를 취득한 사람으로, 뇌-행동 관계를 이해하는 것과 관련된 더한 전문적인 공부를 위해 임상 신경심리학에 대한 박사 후 펠로우십을 수료한 사람들이다. 이들은 다른 사람들이 그들의 행동을 긍정적인 방법으로 변경하도록 도와주는 데 전문적인 기술을 가진 사람들이고, 인지 장애를 진단하고(혹은 경우가 그렇다면, 진단을 내리지 않고), 많은 인지 능력을 측정하는 정교한 신경심리검사를 사용해서 인지적 강점과 어려움을 결정할 수 있는 능력을 갖춘 사람들이다.

좀 더 자세히 말하면, 신경심리학자들은 주의력과 집중력, 실행 기능(문제 해결, 조직화, 및 유연한 사고와 같은), 학습 및 기억력, 공간 및 지각 기능, 수용성 및 표현성 언어, 정교한 운동 능력 및 감정적 건강을 포함하는 일상생활에서 잘 기능하는 데 중요한 인지 기능을 평가한다. 그들은 일반적으로 어떤 사람의 과거사를 이해하기 위해 다양한 의학적 기록을 검토하고, 그 사람의 일상생활과 어려움에 대해 알고자 광범위한 면담을 진행한다. 평가 후에, 신경심리학자는 통상적으로 그 사람과 소견을 검토하고 자신에게 의뢰했던 임상가에게 결과를 알려주는데, 이들 의뢰자에는 신경과 의사, 정신건강의학과 의사, 신경외과 의사, 임상심리학자 혹은 교육하는 사람들이 포함될 수 있다. 어떤 사람은 인지 기능을 관찰하고, 필요하다면 새로운 치료를 생각하기 위해 신경심리학자를 오랜 시간에 걸쳐, 아마도 몇 년에 한 번, 만날 수 있다.

신경과 의사들은 신경과 수련을 마친 의사들이다. 그들은 광범위한 면담을 하고, 뇌 사진을 찍기 위해 MRI와 같은 진단검사를 이용하고, 다발성경화증 혹은 파킨슨씨병과 같은 뇌 기반 장애들을 진단한다. 신경과 의사와 신경심리학자는 뇌 손상 혹은 뇌 질병을 가진 사람들을 이해하고 치료하기 위해 종종 함께 작업한다. 신경과 의사는 기억 및 다른 기능을 아주 빠르게 평가하기 위해 인지 선별검사를 사용하고, 이들은 종종 뇌 관련 변화를 보여주는 것 같다고 여겨지면 인지 기능에 대한 좀 더 자세한 평가를 위해 신경심리학자에게 의뢰한다.

임상심리학자는 우울증과 불안증과 같은 심리적인 문제들을 진단하고 치료하기 위해 이에 대해 훈련을 받은 박사 수준의 임상가들을 이야기한다. 이들은 뇌 기반 문제를 가진 사람에게서 시간이 지남에 따른 기분과 행동의 호전을 돕기 위해 신경심리학자들과 협동한다. 이들은 인지행동치료와 대인관계치료를 포함하는 행동전략을 사용하는데, 이 치료법은 광범위하게 연구가 된 치료법이다. 정신건강의학과 의사도 기분에 있어 어려움을 진단하고 치료하는 의사들인데, 이들은 이런 문제들을 약물을 사용해서 치료하는 경향이 있다. 심리학자와 정신건강의학과 의사는 종종 행동치료와 약물치료 모두를 사용해서 기분을 호전시키기 위해 협동하기도 한다.

뇌 기능을 호전시키는 일에 종사하는 다른 전문가에는 경영기능코치가 있다. 이들은 흔히 대학졸업생이거나 교육학이나 다른 분야의 석사학위를 가지고 있는 경우도 있다. 코치의 핵심 역할 중 하나는 학업 요구를 지속적으로 관리하기 위한 전략을 수립하고 강화하는 것이다. 코치는 교육교사와는 다른데, 교육교사는 사람들이 학문적 주제 영역 전반에서 성과를 이상적으로 향상시키기 위해 중요한 조직화 및 기타 관리 기술을 개발할 수 있도록 돕는다. 실행 기능 코치는 모든 연령의 학생들과 작업을 하지만 주로는 아동기와 청소년기의 학생들과 작업한다.

작업 상황 혹은 경영자들과만 작업하는 코치는 경영코치이다. 경영코치는 자신들의 내담자들이 시간 관리와 계획하기와 같은 특정 인지능력을 호전시킬 수 있도록 도와주거나 아니면, 직장에서 대인관계기술을 증강시킬 수 있는 전략들을 강화시키는 것을 도와준다. 의학적 상황에서, 건강코치는 의사 및 다른 임상가들과 함께 일을 하는데, 이들은 시간이 지남에 따른 뇌와 신체에 도움을 줄 수 있는 건강한 행동변화를 강화시킨다.

# 감사의 글

수년에 걸쳐 책을 쓰는 일은 직접적으로나 간접적으로 많은 사람들의 도움이 필요한 일이다. 나는 이들 모두에게 아주 큰 감사를 전한다.

첫째로, 뇌 건강, 회복 탄력성 및 이와 연관된 주제에 대한 우리의 자극적인 토론과 협업 프로젝트에 대해 피터 아르네트Peter Arnett, 헤더 위샤트Heather Wishart, 제니퍼 란돌프Jennifer Randolph, 로렌 스트로버Lauren Strober, 크리스 히긴슨Chris Higginson, 모린 슈미터-에지콤베Maureen Schmitter-Edgecombe, 나오미 체이토르Naomi Chaytor, 로버트 로스Robert Roth, 페트리시아 피멘탈Patricia Pimental, 벤 힐Ben Hill, 모린 오코너Maureen O'Connor, 맬리사 크래프트Malissa Kraft, 브루스 레빈Bruce Levine, 아만다 라비로비츠Amanda Robinowitz, 스테펜 에이타Stephen Aita, 데데 우쿠에베루와Dede Ukueberuwa, 그레이 바르가스Gray Vargas, 로날드 러프Ronald Ruff, 루벤 에케멘디아Ruben Echemendia, 미셸 브라운Michelle Braun, 로버트 퍼거슨

Robert Ferguson, 빌 건Bill Gunn, 저스틴 밀러Justin Miller, 사라 뱅크Sarah Bank 및 다른 동료들과 친구들에게 큰 감사를 전한다.

전문적인 내용을 일반 독자들이 이해하기 쉽게 다듬데 있어 격려와 현명한 조언을 해 준 던 휴브너Dawn Huebner에게 깊은 감사를 드린다.

로버트 에몬스Robert Emmons에게도 감사gratitude에 관한 신경과학 문헌들을 소개해 준 것에 대해 감사드린다.

나는 이 책의 각 부분을 기꺼이 읽고, 유용한 제안을 아낌없이 제공해 준 관대한 친구들과 동료들에게 깊은 감사를 드린다. 트라비스 러브조이Travis Lovejoy, 폴 와거Paul Wager, 비키 드러커Vicky Drucker, 케이트 세인트 제임스Kate St. James, 마이클 캠포스Michael Campos, 폴 권Paul Kwon, 조앤 번스Joanne Burns, 폴 갤러거Paul Gallagher, 제인 톨피Jane Torpie 및 피터 쏜 Peter Thorne 모두에게 감사를 표한다.

또한, 친구인 브루스 레빈Bruce Levine과 토니 아바테Tony Abbate에게도 감사를 표한다. 이 둘은 라켓볼과 테니스 코드에서 싸우면서 신체적 · 사회적인 참여를 통해서 나의 뇌 건강을 지지하는 데 도움을 주었다.

나는 또한 나의 오랜 세월에 걸쳐 뇌 건강 증진에 대한 나의 관심과 가깝고 먼 공동체에 뇌 건강과 관련된 아이디어를 전달하고자 하는 나의 욕구를 더욱 자극해 준 다트머스 오셔 평생 교육연구소Osher@Dartmouth 학생들에게도 감사를 전한다.

안젤리나 리오네타Angelina Lionetta에게도 독자를 위한 질문의 목록에 포함되도록 도움이 되는 제안을 해 준 것에 대해 감사를 표한다.

나는 나의 편집자인 데보라 말머드Deborah Malmud에게 크게 신세를 졌는데, 그녀는 이 책 출간 계획에 대해 관심과 열정을 보여주었고, 중요한 제안을 해주고 이 책을 발간하는 과정 내내 지지해 주었다. 여기에 더해 사라 맥브라이드Sarah McBride, 마리아 엡스Mariah Eppes, 케빈 올센Kevin

Olsen, 메간 베델Megan Bedell, 니콜라스 푸엔잘리다Nicholas Fuenzalida 및 다른 노턴 출판사의 직원들에게 그들의 행정 및 물류 지원에 대해 감사드린다.

나의 멋진 아내인, 젠Jen에게 특별한 감사를 표하는데, 그녀는 이 여정 내내 격려와 과학적 자문 및 지지를 아끼지 않았다.

이 책은 나의 정신적으로 강하고, 다양한 재능을 가지고 있으며, 감정적인 지능을 가지고 있고, 그리고 전체적으로 놀라운 나의 딸, 카이아Kaia에게 사랑을 담아 헌정한다.

# 독자를 위한 질문

1. 이 책에서 가장 흥미로웠던 뇌 건강 관련 주제는 무엇이었는가?
2. 이 책에서 기술되었던 연구 중에 어떤 연구 결과가 가장 예상하지 못한 것이었는가?
3. 이 책을 읽기 전에 뇌와 신경과학에 대해 얼마나 많이 알고 있었는가?
4. 이 책의 내용 중, 활동이 뇌에 영향을 준다는 것과 관련된 증거에 대해 어떻게 생각하는가? 어떤 특정 활동에 대한 증거가 더 설득력이 있었는가?
5. 이전에는 몰랐지만 이 책에서 배우게 된 것 중 제일 상위의 2~3개는 무엇인가?
6. 새로운 변화를 촉진시키기 위해 이 책에서 '실질적 내용/부분'을 얼마나 많이 사용했는가?
7. 이 책에서 배운 것을 앞으로 어떻게 사용할 계획인가?

8. 이 책과 유사한 다른 책을 읽고 싶은가?
9. 이 책이 뇌와 신경과학에 대해 더 알고 싶게 만들었는가?

## 각 장에 대해

1. 당신의 삶에 정착시키기 위해 얻어가고 싶은 것 1~2개가 있다면, 무엇이 있는가?
2. 책을 통해 배운 것 중 놀라웠거나 예상하지 못했던 것이 있다면, 무엇이 있는가?
3. 조금 더 배우길 원하는 부분이 있었다면, 무엇이 있는가?
4. 각 장 마지막에 나오는 훈련연습지는 얼마나 유용했는가?

# 미주

## 1장: 뇌 건강의 네 가지 영역

1 그럴 뿐만 아니라, 50% 이상의 사람들이 그 이후 10년의 대부분 동안에도 치매에 걸리지 않은 채 유지된다: M,M, Corrada et al. (2008), Prevalence of dementia after age 90: Results from the 90+ study, Neurology, 71, 337-343.을 보아라.

2 그들은 또한 중년의 성인들과 견주어도 뒤지지 않는 기억력을 보여준다: '슈퍼 에이저' 연구의 예를 위해서는, T.M. Harrison et al. (2012), Superior memory and higher cortical volumes in unusually successful cognitive aging, Journal of the International Neuropsychological Society, 18, 1081-1085.를 보아라.

3 중년기 때 더 높은 체력이 20년 후의 더 나은 뇌 건강과 관련이 있다: 한 가지 예로, N.L. Spartano et al. (2016), Midlife exercise blood pressure, heart rate, and fitness related to brain volume 2 decades later, Neurology, 86,

1-7.을 보아라.

4 몇 년 전, 앉아서 생활하던 80대의 사람들이 운동 프로그램을 시작하면서 여러 뇌 영역 사이의 연결에 있어 상당한(그리고 긍정적인) 변화를 경험한 것을 밝힌 연구: Q. Tian et al. (2014), Physical activity predicts microstructural integrity in memory-related networks in very old adults, Journal of Gerontology: Medical Sciences, 69, 1284-1290.을 보아라.

## 2장: 신경과학과 뇌 건강의 연관성

1 BDNF는 신경세포에 대한 강력하고 양육적인 효과 때문에 뇌의 '기적의 성장물질(Miracle-Gro)'로 간주되어 왔다: 이 주제에 대한 쉽게 이해할 수 있는 토론을 위해서, 그리고 운동과 뇌에 과한 몇몇 이전의 연구에 대한 검토를 보기 위해서는, J. Ratey and E. Hagerman (2008), Spark: the Revolutionary New Science of Exercise and the Brain, New York, NY: Little, Brown.을 보아라.

2 H.M.에 대한 최근 책의 제목에서 언급되었듯이: H.M.의 삶과 기억력 문제에 대해 더 알고 싶으면, S. Corkin (2013), Permanent Present Tense: The Unforgettable Life of the Amnestic Patient, H.M., New York, NY: Basic Books를 보아라.

3 매년, MCI를 가진 사람의 약 10%가 치매로 '전환'된다: MCI에 대한 자세한 검토를 위해서는, R.C. Petersen (2011), Mild cognitive impairment, New England Journal of Medicine, 364, 2227-2234.를 보아라.

4 여러 가지 가능한 인지 '경로들'을 명확하게 할 수 있도록 도와주는 그림: C. Hertzog et al. (2009), Enrichment effects on adult cognitive development, Psychological Science in the Public Interest, 9, 1-65.를 보아라.

5 뇌의 가소성과 연관된 한 가지 매혹적인 연구는 런던의 택시 운전사를 대상으로 한 연구: E.A. Maguire et al. (2000), Navigation-related structural change on the hippocampi of taxi drivers, Proceedings of the National Academy of Sciences USA, 97, 4398-4403.을 보아라.

6 이와 연관된 개념이 인지 예비력(cognitive reserve)이다: 인지예비력 개념에

대한 추가적인 논의를 위해서는, Y. Stern(Ed.) (2007), Cognitive Reserve: Theory and Applications, New York, NY: Taylor & Francis.를 보아라.

7 초기 연구에서, 600명 이상의 수녀들이 몇 년마다 인지 검사를 하는 것에 동의하였고: 이 매혹적인 연구에 대한 자세한 기술을 보려면, D. Snowdon (2002), Aging with Grace: What the Nun Study Teaches Us about Leading Longer, Healthier, and More Meaningful Lives, New York, NY: Bantam Books.를 보아라.

8 연구 결과는 사회적 관점에서 능동적인 인지 예비력의 중요성을 입증해 주었다: D.A. Bennett et al. (2006), The effect of social networks on the relation between Alzheimer's disease pathology and level of cognitive function in old people: A longitudinal cohort study, Lancet Neurology, 5, 406-412.를 보아라.

## 3장: 가장 문제가 되는 인지 삼총사: 집중력, 기억력, 실행 기능

1 약 절반 정도의 사람들이 기억력 문제를 겪고 있으며, 적어도 1/3은 대화 시 사용하는 적절한 단어를 찾는 데 어려움을 겪고: 몇 개의 공공 설문 조사가 일반 인구에 있어 인지 문제를 호소하는 사람들의 유병률을 밝혀주었다. A. Singh-Manoux et al. (2014), Subjective cognitive complaints and mortality: Does the type of complaints matter? Journal of Psychiatric Research, 48, 73-78.을 보아라; 또한 W. Mittenberg et al. (1993), Recovery from mild head injury: A treatment manual for patients, Psychotherapy in Private Practice, 12, 37-52.을 보아라.

2 나와 동료들이 몇 년 전 실시한 연구에서 기억력 호소가 기억력이 아닌 다른 인지 능력과 연관이 있다는 것을 보여주었는데: J.J. Randolph et al. (2001), Metamemory and tested cognitive functioning in multiple sclerosis, Clinical Neuropsychologist, 15, 357-368.을 보아라.

3 노인을 대상으로 한 연구에서 신체적으로 더 건강한 사람들이 일상생활에서 건망증 증상을 덜 보고하였다는 결과: A.N. Szabo et al. (2011),

Cardiorespiratory fitness, hippocampal volume, and frequency of forgetting in older adults, Neuropsychology, 25, 545-553.을 보아라.

4 피크엔드 법칙은 과거의 경험을 기억할 때, 경험의 가장 고통스러웠던 '피크'와 경험의 끝을 경험의 나머지 부분과 비교해서 과대평가하는 경향이 있다는 법칙이다: D. Kahneman (2011), Thinking, Fast and Slow, New York, NY: Farrar, Straus and Giroux.를 보아라.

5 사람들에게 일상적으로 얼마나 자주 온라인 비디오나 TV를 보면서, 웹 서핑을 하고, 음악을 들으며, 이메일을 작성하는지를 물어보았고: E. Ophir et al. (2009), Cognitive control in media multitaskers, Proceeding of the National Academy of Sciences USA, 106, 15583-15587.을 보아라.

6 그는 영원히 짧은 기간의 작업 기억의 덫에 사로잡혀 거의 모든 새로운 정보를 몇 분 이상 간직하고 있을 수가: H.M.은 그가 알아차리지 못했지만, 몇몇 운동-지향적 정보들을 기억을 할 수 있었다. 예를 들어, 연구자들은 그로 하여금 거울을 통해서 본 별모양을 그리게 하였는데, 그는 이 거울에 비친 모습을 그리는 과제를 수행하는 데 어려움을 겪었는데, 연구자들은 이 어려움이 시간이 지남에 따라 빠르게 호전되는 것을 발견할 수 있었고, 그는 며칠 만에 이 과제를 잘 수행할 수 있게 되었다. 그러나, 그가 과제를 어떻게 수행해야 하는지에 대해 시간이 지남에 따라 학습을 하였고, 또 이와 관련되어 호전을 보였음에도 불구하고, 그는 이전에 과제를 수행한 것에 대해 의식적으로 기억을 할 수가 없었다. H.M.의 삶에 대한 더 자세한 기술을 위해서는, S. Corkin (2013), Permanent Present Tense: The Unforgettable Life of the Amnestic Patient, H.M., New York, NY: Basic Books.를 보아라.

7 다른 유형의 기억과 유사하게, 작업 기억은 연습에 의해 향상될 수 있는데: P.J. Olesen et al. (2004), Increased prefrontal and parietal activity after training of working memory, Nature Neuroscience, 7, 75-79.를 보아라.

8 한 연구는 작업 기억 향상이 핵심 가치, 즉 우리에게 특히 중요하고 우리가 누구인지를 정의할 때 신념이나 원칙들과 같은 가치를 확언할 때 일어날 수 있다는 사실을 발견하였다: C. Logel and G.L. Cohen (2012), The role of the self in physical health: Testing the effect of a values-affirmation intervention on weight loss, Psychological Science, 23, 53-55.를 보아라.

9 가치관을 명확하게 하는 것은 더 자주 운동하기와 같은 새로운 습관을 받아들이는 과정을 도와줄 수 있다: R. Cooke et al. (2014), Self-affirmation promotes physical activity, Journal of Sport & Exercise Psychology, 36, 217-223.을 보아라.

10 심리학자인 대니얼 골먼(Daniel Goleman)에 의해 이야기된 연관된 개념으로, 바로 편도체 납치(amygdala hijack)라는 것이 있다: D. Goleman (2005), Emotional Intelligence: Why it Can Matter More than IQ, New York, NY: Bantam Books.을 보아라.

11 지금 막 끝낸 이 훈련은 새로운 긍정적인 습관을 더 쉽게 적용할 수 있고 작업 기억이 향상되며, 일상생활에서 신체 활동이 늘어나고 전두엽 기능이 개선되는 등 많은 긍정적인 결과와 관련이 있다고 알려져 있다: 위에 주석을 단 C. Logel and G.L. Cohen (2012)과 R. Cooke et al. (2014)을 보아라; 또한 E.B. Falk et al. (2015), Self-affirmation alters the brain's response to health messages and subsequent behavior change, Proceeding of the National Academy of Sciences USA, 112, 1977-1982.를 보아라.

## 4장: 가장 큰 변화를 이끄는 전략은 무엇인가?

1 그런 사람 중 한 명이 차오 루(Chao Lu)인데: 좀 더 자세한 기술을 위해서는, Y. Hu and K.A. Ericsson (2012), Memorization an recall of very long lists accounted for within the long-term working memory framework, Cognitive Psychology, 64, 235-266.을 보아라.

2 일부 연구자들은 이에 대해 좀 더 알기 위해 부에노스아이레스를 방문하기로 결정했다: T. A. Bekinschtein et al. (2008), Strategies of Buenos Aires waiters to enhance memory capacity in a real-life setting, Behavioral Neurology, 20, 65-70.을 보아라.

3 심리학자인 대니얼 카너먼이 그의 연구에서 보여주었던 것처럼: D. Kahneman (2011), Thinking, Fast and Slow, New York, NY: Farrar, Straus and Giroux.를 보아라.

4 긍정 심리학 연구에서 우리가 알고 있는 것처럼, 만약 어떤 것을 사용할 때 긍정적인 감정을 경험한다면, 새로운 인지 전략을 사용하는 것과 같은 긍정적인 생활방식의 습관을 만들어 내는 것이 더 쉽게 이루어질 수 있다: 행동변화에 대한 긍정적인 감정의 역할에 관한 좀 더 자세한 논의를 위해서는, B.L. Fredrickson (2013), Chapter One – Positive emotions broaden and build, Advances in Experimental Social Psychology, 47, 1-53.을 보아라.

5 사람들은 일반적으로 다시 예전처럼 느낄 때, 기억력이나 다른 인지 문제를 더 적게 보고한다는 것이다: S.W. Kinsinger et al. (2010), Relationship between depression, fatigue, subjective cognitive impairment, and objective neuropsychological functioning in patients with multiple sclerosis, Neuropsychology, 24, 573-580.을 보아라.

6 주의력을 개선시키기 위한 특히 간단하고 근거에 기반한 내적 전략 중 하나가 작업을 말로 표현하거나 자신이 하고 있는 것을 단계에 따라 큰 소리로 이야기하는 것이다: 이 기법을 사용한 몇몇 최근 연구에 대한 요약은, S.K. Kucherer and R.J. Ferguson (2017), Cognitive behavioral therapy for cancer related cognitive dysfunction, Current Opinion in Supportive and Palliative Care, 11(1), 46-51.을 보아라.

7 이것은 주의산만 관리가 매우 중요한, ADHD 연구에서 왔다: S.A. Safran et al. (2005), Mastering Your Adult ADHD: A Cognitive-Behavioral Treatment Program, New York, NY: Oxford University Press.를 보아라.

8 특히, 심리학자인 미하이 칙센트미하이(Mihaly Csikszentmihalyi)에 의해 언급된, 몰입 상태(flow state)는: M. Csikszenmihalyi (1990), Flow: The Psychology of Optimal Experience, New York, NY: Harper Perennial.을 보아라.

9 피터 브라운(Peter Brown)과 그의 동료들이 쓴: P.C. Brown et al. (2014), Make It Stick: The Science of Successful Learning, Cambridge, MA: Belknap Press.를 보아라.

10 일부 혁신적인 연구들은 그리는 것을 다른 기억력 전략들과 비교하여 살펴보았고: J.D. Wammes et al. (2016), The drawing effect: Evidence for reliable and robust memory benefits in free recall, Quarterly Journal of

Experimental Psychology, 69(9), 175201776.을 보아라. 또 다른 연구는 젊거나 나이들은 참가자들에서 유사한 양상을 발견하였다; M.E. Meade et al. (2018), Drawing as an encoding tool: Memorial benefits in younger and older adults, Experimental Aging Research, 44(5), 369-396.을 보아라.

11 과학은 이런 호소가 아주 많은 사람들이 보고하는 유형의 문제라는 것을 보여주었는데: A. Singh-Manoux et al. (2014), Subjective cognitive complaints and mortality: Does the type of complaints matter? Journal of Psychiatric Research, 48, 73-78.을 보아라.

12 이전에 논의했던 것처럼, 몇 가지 일을 동시에 하는 다중작업처리는: E. Ophir et al. (2009), Cognitive control in media multitaskers, Proceeding of the National Academy of Sciences USA, 106, 15583-15587.을 보아라.

## 5장: 운동이 뇌에 미치는 영향

1 성인과 노인의 약 20%만이 미국 보건사회복지국과 미국 심장학회에서 권고한 수준(적어도 일주일에 5일 유산소 활동을 30분하고, 일주일에 2일 이상 근육 스트레칭을 하는 것)으로 활동하고 있다: 이점에 있어서 최근 통계에 대해서는, D.L. Blackwell and T.C. Clarke (2018), State Variation in Meeting the 2008 Federal Guidelines for both Aerobic and Muscle-Strengthening Activities through Leisure-Time Physical Activity among Adults Aged 18-64: United States 2010-2015, National Health Statistics Reports, No. 112, Hyattsville, MD: National Center for Health Statistics를 보아라; 또한 Center for Disease Control and Prevention (2013), Adult participation in aerobic and muscle-strengthening physical activities – United States, 2011, MMWR, 62(17), 326-330.을 보아라.

2 최근 연구는 전 세계에 걸쳐(54개 국가에서) 하루에 너무 지나치게 앉아 있는 것: L.F. Rezende et al. (2016), All cause mortality attributable to sitting time: Analysis of 54 countries worldwide, American Journal of Preventative Medicine, 51(2), 253-263.을 보아라.

3 하루에 앉아서 보내는 시간이 많을수록 내측 전두엽이 작아지는 경향이 있다는 것을 보여준 연구: P. Siddarth et al. (2018), Sedentary behavior associated with reduced medial temporal lobe thickness in middle-aged and older adults, PLOS ONE, 13(4), c0195549.를 보아라.

4 과학은 운동이 심혈관계에 직간접의 많은 영향을 미친다는 것을 보여주고 있다: 대단위의 최근 연구가 심혈관계 건강에 대한 30년 이상 동안의 운동의 중요성에 대해 명확히 하였고 중등도 운동의 특별한 이점을 발견하였다: M.F.H. Maessen et al. (2016), Lifelong exercise patterns and cardiovascular health, Mayo Clinic Proceedings, 91(6), 745-754.를 보아라.

5 이제 운동에 반응해서 아주 중요한 뇌 영역인 해마와 전두엽 피질에서 신경세포가 성장한다는 사실을 알게 되었는데: 이에 대한 한 예로서는, K.I. Erickson et al. (2010), Physical activity predicts gray matter volume in late adulthood, Neurology, 75, 1415-1422.를 보아라.

6 뇌가 운동에 어떻게 반응하는가를 보여준 초기 연구들 중 하나에서: 이에 대한 한 예로서는, K.I. Erickson et al. (2011), Exercise training increases size of hippocampus and improve memory, Proceeding of the National Academy of Sciences USA, 108(7), 3017-3022.를 보아라.

7 연구 기간 동안 그들의 운동능력이 더 개선될수록, 해마가 더 커져 있었다: L. Jonasson et al. (2017), Aerobic exercise intervention, cognitive performance, and brain structure: Results from the Physical Influences on Brain in Aging(PHIBRA) study, Frontiers in Aging Neuroscience, 8, 336, doi: 10.3389/fnagi.2016.00336.을 보아라.

8 많은 주목을 받는 분야 중 하나는 뇌유래신경영양인자[BDNF]와 같은 신경보호인자가: 수년 전, 이 주제에 대한 훌륭한 검토에 대해서는, C.W. Cotman et al. (2007), Exercise builds brain health: Key roles of growth factor cascades and inflammation, Trends in Neurosciences, 30(9), 464-472.를 보아라.

9 BDNF에 관한 흥미로운 것 중 하나는: K. Szuhany et al. (2015), A meta-analytic review of the effects of exercise on brain-derived neurotrophic factor, Journal of Psychiatric Research, 60, 56-64를 보아라.

10 일부 연구들은 염증과 알츠하이머병 사이의 연관성에 대해 집중하고 있기도 하다: M.T. Heneka et al. (2015), Neuroinflammation in Alzheimer's disease, Lancet Neurology, 14(4), 388-405.를 보아라; 또한 Q. Tao et al. (2018), Association of chronic low-grade inflammation with risk of Alzheimer's disease in APOE-ε4 carriers, JAMA Network Open, 1(6), e183597.을 보아라.

11 높은 체력과 운동이 염증을 줄여 주고: J. Hwang et al. (2017), The positive cognitive impact of aerobic fitness is associated with peripheral inflammatory and brain-derived neurotrophic biomarkers in young adults, Physiology & Behavior, 179, 75-89를 보아라; 또한 F. Lin et al. (2012), Effect of leisure activities on inflammation and cognitive function in an aging sample, Archives of Gerontology and Geriatrics, 54, e398-e404.와 위에서 언급한 C.W. Cotman et al. (2007)을 보아라.

12 신체 활동 부족은 미국의 경우 알츠하이머병에서 잠재적으로 조절할 수 있는 다른 어떤 요인들(당뇨병, 비만, 흡연 및 고혈압 등과 같은)보다 더 '수정 가능한 위험요인'이다: D.E. Barnes and K. Yaffe (2011), The projected impact of risk factor reduction on Alzheimer's disease prevalence, Lancet Neurology, 10(9), 819-828.을 보아라.

13 참여하고 있는 신체 활동의 유형이 많을수록 치매에 대한 위험성은 점차적으로 줄어든다는 것이다: 매우 창조적이고 흥미로운 연구가 5년의 기간에 걸쳐 4개+ 유형의 신체적 활동(걷기, 정원 가꾸기, 하이킹, 자전거 타기 혹은 춤추기와 같은 것을 포함하는)이 그냥 한 가지 유형의 활동보다는 치매를 예방하는 데 더 나았다고 보고하였다: L.J. Podewils et al. (2005), Physical activity, APOE genotype, and dementia risk: Findings from the Cardiovascular Health Cognition Study, American Journal of Epidemiology, 16(7), 639-651.을 보아라.

14 연구 결과 하루 매 1,000보의 걸음마다: V. Varma et al. (2015), Low-intensity daily walking activity is associated with hippocampal volume in older adults, Hippocampus, 25, 605-615.를 보아라.

15 다른 연구는 일주일에 10~15Km를 걷는 것: 위에서 언급한 K.I. Erickson et

al. (2010).을 보아라.

16 요가는 뇌 전반에 걸쳐 더 풍부한 연결을 촉진시켜 주고, 기억력을 개선시켜 주며: H.A. Eyre et al. (2016), Change in neural connectivity and memory following a yoga intervention for older adults: A pilot study, Journal of Alzheimer's Disease, 52, 673-684.를 보아라; 태극권에 관해서는, G. Zheng (2015), Tai Chi and protection of cognitive ability: A systematic review of protective studies in heathy adults, American Journal of Preventative Medicine, 49(1), 89-97.을 보아라.

17 아쿠아로빅이 작업 기억 및 특정 유형의 집중력을 개선시켜 주고, 자전거 타기는: C.T. Albinet et al. (2016), Executive function improvement following a 5-month aquaerobics program in older adults: Role of cardiac vagal control in inhibition performance, Biological Psychology, 115, 69-77.을 보아라; 또한 M. Roig et al. (2016), Time-dependent effects of cardiovascular exercise on memory, Exercise and Sports Sciences Reviews, 44(2), 81-88.을 보아라.

18 보통 강도의 운동이 심장과 연관된 이점에 가장 효과적이라는 것을 보여주고 있다: 위에서 언급한 M.F.H. Maessen et al. (2016).을 보아라.

19 한 연구는 걷기 혹은 조깅을 일주일에 75분 하는 것이 주의력과 시공간 능력을 호전시켜 주고: E.D. Vidoni et al. (2015), Dose-response of aerobic exercise on cognition: A community-based, pilot randomized controlled trial, PLOS ONE, 10(7), e0131647.을 보아라.

20 다른 연구는 십 대에서 칠십 대의 사람들이 일주일에 2시간까지 운동하는 것이 실행 기능에: B. Gaertner et al. (2018), Physical exercise and cognitive function across the lifespan: Results of a nationwide population-based study, Journal of Science and Medicine in Sport, 21, 489-494.를 보아라.

21 20개 나라의 100,000명 이상을 대상으로 한 광범위한 최근의 연구는: P. de Souto Barreto et al. (2016), Physical activity and cognitive function in middle-aged and older adults: An analysis of 104,909 people from 20 countries, Mayo Clinic Proceedings, 91, 1515-1524.를 보아라.

22 개별적인 운동시간들이 일시적으로 집중력과 실행 기능을 향상시켜 준다는

사실도 밝혀졌다: 신체적 활동이 인지에 대해 가지는 급성 효과를 시험한 최근 연구에 대해서는, A. Dunsky et al. (2017), The effects of a resistance vs. an aerobic single session on attention and executive functioning in adults, PLOS ONE, 12(4), e0176092.를 보아라; 또한 J.C. Basso et al. (2015), Acute exercise improves prefrontal cortex but not hippocampal function in healthy adults, Journal of International Neuropsychological Society, 21, 791-801.을 보아라.

23 합리적인 대답은 60세 이상의 성인들을 대상으로 한 약 100개의 임상적인 시험들을 검토한 연구에서 나왔다: J. Gomes-Osman et al. (2018), Exercise for cognitive brain health in aging: A systematic review for an evaluation of dose, Neurology: Clinical Practice, 8(3), 1-9.를 보아라.

24 HIIT 운동을 하고 난 뒤에 사람들은 정보를 더 효율적으로 처리하고 오류를 덜 저지르는 경향을 보였다: C.R.R. Alves et al. (2014), Influence of acute high-intensity aerobic interval exercise bout on selective attention and short-term memory tasks, Perceptual and Motor Sills, 118(1), 63-72.를 보아라; 또한 S.C. Kao et al. (2017), Comparison of the acute effects of high-intensity interval training and continuous aerobic walking on inhibitory control, Psychophysiology, 54, 1335-1345.를 보아라.

25 HIIT는 또한 한 번의 운동 시간을 가진 후에 보통 강도 운동에 비해 실행 기능을 더 길게 개선시켜 주었다: H. Tsukamoto et al. (2016), Greater impact of acute high-intensity interval exercise on post-exercise executive function compared to moderate-intensity continuous exercise, Physiology & Behavior, 155, 224-230.을 보아라; 또한 J. Whang et al. (2016), Acute high-intensity exercise-induced cognitive enhancement and brain-derived neurothrophic factor in young, healthy adults, Neuroscience Letters, 630, 247-253.을 보아라.

26 HIIT는 보통 강도의 운동에 비해 신체적 건강을 증강시켜 준다는 것도 밝혀졌다: K. Weston et al. (2014), High-intensity interval training in patients with lifestyle-induced cardiometabolic disease: A systematic review and meta-analysis, British Journal of Sports Medicine, 48, 1227-1234.를 보아라.

27 우리는 삶의 어떤 시점에서든 운동을 시작하는 것은 아주 가치 있는 일이라는 것을 잘 알고 있다: Q. Tian et al. (2014), Physical activity predicts microstructural integrity in memory-related networks in very old adults, Journal of Gerontology, Series A: Biological Sciences and Medical Sciences, 69(10), 1284-1290.을 보아라; 또한 S.J. Colcombe et al. (2006), Aerobic exercise training increases brain volume in aging humans, Journal of Gerontology, Series A: Biological Sciences and Medical Sciences, 61(11), 1166-1170.을 보아라.

28 다수의 연구들이 중년기에 더 건강할수록: J. Kulmala et al. (2014), Association between mid- to late life physical fitness and dementia: Evidence from the CAIDE study, Journal of Internal Medicine, 276, 296-307.을 보아라; 또한 S. Rovio et al. (2005), Leisure-time physical activity at midlife and the risk of dementia and Alzheimer's disease, Lancet Neurology, 4, 705-711.을 보아라; 이외에 N.L. Spartano et al. (2016), Midlife exercise blood pressure, heart rate, and fitness related to brain volume 2 decades later, Neurology, 86, 1-7.을 보아라.

29 어떤 수준의 신체적 활동이든 앞으로의 인지 손상의 위험성을 낮추어준다: F. Sofi et al. (2011), Physical activity and risk of cognitive decline: A meta-analysis of prospective studies, Journal of Internal Medicine, 269, 107-117.을 보아라.

30 단기적으로 보더라도 중년기의 더 강한 심혈관 건강상태는 5년 후의 더 큰 뇌 부피와 뇌 전반에 걸친 더 강한 연결성과 연관이 있다: N. Zhu et al. (2015), Cardiorespiratory fitness and brain volume and white matter integrity, Neurology, 84, 1-7.을 보아라.

31 운동과 뇌의 관계를 살펴본 가장 긴 기간의 연구 중 하나(최대 44년)가: H. Horder et al. (2018), Midlife cardiovascular fitness and dementia. Neurology, 90(15), e1298-e1305, doi:10.1212/WNL.0000000000005290.을 보아라.

32 3,000명의 아동과 청소년을 대상으로 31년 동안 추적 조사한 최근 연구: S. Rovio et al. (2017), Cardiovascular risk factors from childhood and midlife cognitive performance: The Young Fitness Study, Journal of

American College of Cardiology, 69, 2279-2289.를 보아라.

33 뇌의 실행 기능 또한 초기 및 중기 성인을 포함하는 일생을 통해서 확실히 운동에 반응한다: E. Cox et al. (2016), Relationship between physical activity and cognitive function in apparently healthy young to middle-aged adults: A systematic review, Journal of Science and Medicine in Sport, 19, 616-628.을 보아라.

34 이런 생물학적 프로필은 저하된 실행 기능과 연관되어 있다: S. Kaur et al. (2016), Serum Brain-derived neurotrophic factor mediates the relationship between abdominal adiposity and executive function in middle age, Journal of International Neuropsychological Society, 22, 1-8.을 보아라.

35 꾸준히 운동 습관을 유지하는 사람들은 대개 내적 동기를 가지고 있지만, 상당히 활동적인 친구들을 옆에 두고 있는 경향도 있다: E. Burton et al. (2018), Effectiveness of peers in delivering programs or motivating older people to increase their participation in physical activity: Systematic review and meta-analysis, Journal of Sports Sciences, 36(6), 666-678.을 보아라; 또한 J. Janssen et al. (2014), Correlates of 15-year maintenance of physical activity in middle-aged women, International Journal of Behavioral Medicine, 21, 511-518.을 보아라.

36 운동하면서 무엇을 보는지가 정말 중요해 보인다: M. Rogerson et al. (2016), Influences of green outdoors versus indoors environmental settings on psychological and social outcomes of controlled exercise, International Journal of Environmental Research and Public Health, 13(4), 363, doi:10.3390/ijerph13040363.을 보아라; 또한 J. Kowal and M.S. Fortier (2007), Physical activity behavior change in middle-aged and older women: The role of barriers and of environmental characteristics, Journal of Behavioral Medicine, 30, 233-242.를 보아라.

37 이런 경우처럼 신체 활동이 확실한 우선순위를 가질 때: W. Miller and P.R. Brown (2017), Motivators, facilitators, and barriers to physical activity in older adults, Holistic Nurse Practitioner, 31, 216-224.를 보아라.

## 6장: 사회화와 뇌 건강: 관계를 지속하라

1 또한 전반적인 건강을 개선시키고 일생을 통해 기본적인 생리 상태에 영향을 준다: Y.C. Yang et al. (2016), Social relationships and physiological determinants of longevity across the human life span, Proceedings of the National Academy of Sciences USA, 113(3), 578-583.을 보아라.

2 자신이 더 지지받고 있다고 느끼는 사람은 더 낮은 혈압: B.N. Uchino et al. (1996), The relationship between social support and physiological processes: A review with emphasis on underlying mechanisms and implications for health, Psychological Bulletin, 119, 488-531.을 보아라; 또한 위에서 언급한 Y.C. Yang et al. (2016).을 보아라.

3 사회망 크기는 또한 건강과 연관이 있고: S. Cohen and D. Janicki-Devert (2009), Can we improve our physical health by altering our social networks? Perspectives on Psychological Science, 4, 375-378.을 보아라.

4 부정적인 만남은 신체적 통증을 경험할 때 활성화되는 뇌의 영역을 각성시키는 경향이 있다: N.I. Eisenberger (2012), The pain of social disconnection: Examining the shared neural underpinnings of physical and social pain, Nature Reviews Neuroscience, 13, 421-434.를 보아라.

5 다른 사람들로부터의 지지는 우리가 위협받는다고 느꼈을 때 발화되는 뇌의 부분들을 안정시키고: 이 연구 분야에 대한 훌륭한 검토를 위해서는, N.I. Eisenberger (2013), An empirical review of the neural underpinnings of receiving and giving social support: Implications for health, Psychosomatic Medicine, 75, 545-556.을 보아라.

6 신체적 활동 및 정신적 활동의 효과를 고려한 후에, 사회적으로 가장 활동적인 사람들이 : B.D. James et al. (2011), Late-life social activity and cognitive decline in old age, Journal of International Neuropsychological Society, 17, 998-1005.를 보아라.

7 다른 연구는 이미 인지 저하를 경험하고 있는 경우에도, 사회 활동이 작업 기억과 정신적 유연성을 포함한 실행 기능을 증강시킬 수 있음을 보여주었다: C.M. deFrias and R.A. Dixon (2014), Lifestyle engagement affects cognitive

status differences and trajectories on executive functions in older adults, Archives of Clinical Neuropsychology, 29, 16-25.를 보아라.

8 더 사회적으로 되는 것이 인지 검사에서 수행능력과는 별개로, 우리의 기억이 더 낫다고 느끼게 만들어준다는 것: H. Litwin and K.J. Stoeckel (2016), Social network, activity participation, and cognition: A complex relationship, Research on Aging, 28(1), 76-97.을 보아라.

9 사회적으로 좀 더 활동적인 직업을 가진 사람들이 나중에 치매와 같은 인지 문제가 발생할 가능성이 적다: E.A. Boots et al. (2015), Occupational complexity and cognitive reserve in middle-aged cohort at risk for Alzheimer's disease, Archives of Clinical Neuropsychology, 30(7), 634—642.를 보아라.

10 일 외에 더 사회적이 됨으로써 일에서의 비사회적인 부분을 보상하려 한다는 증거가 있다: R. Andel et al. (2014), The role of midlife occupational complexity and leisure activity in late life cognition, Journal of Gerontology, Series B: Psychological Sciences and Social Sciences, 70, 314-321.을 보아라.

11 과학자들은 사람들이 대면, 전화 혹은 편지(이메일을 포함해서)를 통해 얼마나 자주 친구들이나 가족들과 접촉을 하는지를 측정하였다: A.R. Teo et al. (2015), Does mode of contact with different types of social relationships predict depression in older adults? Evidence from a nationally representative survey, Journal of the American Geriatrics Society, 63, 2014-2022.를 보아라.

12 이 분야에 있어 초기 지식 중 일부는 소위 말하는 수녀 연구(Nun Study)에서 왔는데: 이 연구와 연구결과에 대한 자세한 기술을 위해서는, D. Snowdon (2001), Aging with Grace: What the Nun Study Teaches Us About Leading Longer, Healthier, and More Meaningful Lives, New York, NY: Bantam Books.를 보아라.

13 일부 더 강력한 연구들은 정기적으로 혹은 거의 정기적인 수준으로 더 많은 사람을 만날수록: 한 초기 연구를 예로 들면, R.E. Holtzman et al. (2004), Social network characteristics and cognition in middle-aged and older adults, Journal of Gerontology, Series B: Psychological Sciences and Social

Sciences, 59B(6), P278-P284.를 보아라.

14 인지 저하를 보일 가능성이 더 낮아질 것이고 더 오래 살게 되리라는 것을 보여주었다: J. Holt-Lunstad et al. (2010), Social relationships and mortality risk: A meta-analytic review, PLOS medicine, 7(7), e1000316, doi:10.1371/journal.pmed. 1000316.을 보아라.

15 더 큰 사회망이 더 적은 인지 문제와 연관이 있는지를 알기 위해 러쉬 알츠하이머병 센터(Rush Alzheimer's Disease Center)에서: L.L. Barnes et al. (2004), Social resources and cognitive decline in a population of older African Americans and white, Neurology, 63, 2322-2326.을 보아라.

16 다른 연구에서는 지속적인 사회적 접촉이 적거나 없는 사람들이 치매에 걸릴 위험도가 매우 높았다는 것을 보여주었고: L. Fratiglioni et al. (2000), Influence of social network on occurrence of dementia: A community-based longitudinal study, Lancet, 355, 1315-1319.을 보아라.

17 흥미로운 연구가 사회망이 뇌의 병리적 변화에 미치는 영향을 완충할 수 있는지를 결정하기 위해 시도되었다: D.A. Bennett et al. (2006), The effect of social networks on the relation between Alzheimer's disease pathology and level of cognitive function in old people: A longitudinal cohort study, Lancet Neurology, 5(5), 406-412.을 보아라.

18 어떤 연구는 사회망 안에서 다른 사람들에 대해 더 만족할수록: H. Amieva et al. (2010). What aspects of social network are protective for dementia? Not the quantity but the quality of social interactions is protective up to 15 years later, Psychosomatic Medicine, 72, 905-911.을 보아라.

19 이 분야에 있어 초기 연구는 대단위 노인 참가자들을 통해 사회적 지지가 인지 노화에 가지는 효과를 살펴보았다: T.E. Seeman et al. (2001), Social relationships, social support, and patterns of cognitive aging in healthy, high-functioning older adults: MacArthur studies of successful aging, Health Psychology, 20, 243-255.을 보아라.

20 비록 일부 연구에서 사회적 지지가 많을수록 전반적인 인지 기능이 향상되는 것을 보여주었지만: 다양한 연구들이 이 관계들을 명확히 보여주고 있다. K.R. Krueger et al. (2009), Social engagement and cognitive function

in old ages, Experimental Aging Research, 35, 45-60.을 보아라; 또한 T.E. Seeman et al. (2011), Histories of social engagement and adult cognition: Midlife in the U.S. study, Journal of Gerontology, Series B: Psychological Sciences and Social Sciences, 66B, i141-i152.를 보아라; 이 외에 L.B. Zahodne et al. (2014), Which psychosocial factors best predict cognitive performance in older adults? Journal of the International Neuropsychological Society, 20, 487-495.를 보아라; 그리고 M.L. Zuelsdorff et al. (2013), Stressful events, social support, and cognitive function in middle-aged adults with a family history of Alzheimer's disease, Journal of Aging Health, 25, 944-959.를 보아라.

21 어떤 연구는 다른 사람들로부터 지지를 잘 받고 있다는 느낌이: T.F. Hughes (2008), The association between social resources and cognitive change in older adults: Evidence from the Charlotte County Healthy Aging Study, Journal of Gerontology: Psychological Sciences, 63B(4), P241-P244.를 보아라.

22 스스로에게 유리한 쪽으로 사회적 호혜성(social reciprocity)의 저울이 기울어지는 것을 느끼는 것: 위에서 언급한 H. Amieva et al. (2010).을 보아라.

23 3,000명 이상의 멕시코계 미국인을 7년에 걸쳐 추적한 한 대단위 연구에서: T.D. Hill et al. (2006), Religious attendance and cognitive functioning among olde Mexican Americans, Journal of Gerontology, Series B: Psychological Sciences and Social Sciences, 61(1), P3-P9.를 보아라.

24 자원봉사는 인지 문제를 가지고 있는 사람들조차도 뇌가 더 잘 작동하도록 도와준다: S. Park et al. (2017), Life course trajectories of later-life cognitive functions: Does social engagement in old age matter? International Journal of Environmental Research and Public Health, 14(4), 393, doi:10.3390/ijerph14040393.을 보아라.

25 초등학교 아이들을 대상으로 한 자원봉사 프로그램에 참여한 사람들: M.C. Carlson et al. (2008), Exploring the effects of an "everyday" activity program on executive function and memory in older adults: Experience Corps, Gerontologist, 48(6), 793-801.을 보아라; 또한 M.C. Carlson et al.

(2009), Evidence for neurocognitive plasticity in at-risk older adults: The Experience Corps, Journal of Gerontology, Series B: Psychological Sciences and Social Sciences, 64, 1275-1282.를 보아라; 이외에 M.C. Carlson et al. (2015), Impact of the Baltimore Experience Corps Trial on cortical and hippocampal volumes, Alzheimer's & Dementia, 11, 1340-1348.을 보아라.

26 지속적으로 부정적인 상호작용을 가진 사람들은 스트레스 및 질병과 연결되어 있는 호르몬인 코티솔을 더 잘 조절하지 못한다는 것을 알고 있다: K.S. Rook (2015), Social networks in later life: Weighing positive and negative effects on health and well-being, Current Directions in Psychological Science, 24(1), 45-51.을 보아라.

27 한 연구는 중년의 사람들을 10년에 걸쳐 추적하였다: J. Liao et al. (2014), Negative aspects of close relationships as risk factors for cognitive aging, American Journal of Epidemiology, 180, 1118-1125.를 보아라.

28 한 연구는 사회적 고립이 평생 면역계와 혈압계에 미치는 부정적인 영향을 밝혀냈다: 위에서 언급한 Y.C. Yang et al. (2016).을 보아라.

29 사회적 고립이 건강에 주는 영향은 만성 질병, 당뇨 및 고콜레스테롤증을 포함하는 비만 혹은 흡연 등이 미치는 영향과 다르지 않다: A. Richard et al. (2017), Loneliness is adversely associated with physical and mental health and lifestyle factors: Results from a Swiss national survey, PLOS ONE, 12(7), e0181442.을 보아라.

30 사회적으로 고립된 노인들은 더 사회적으로 연결이 되어있는 노인들에 비해 훨씬 높은 비율로 조기에 사망하는 경향이 있다: P.M. Eng et al. (2002), Social ties and change in social ties in relation to subsequent total and cause-specific mortality and coronary heart incidence in men, American Journal of Epidemiology, 155(8), 700-709.를 보아라.

31 외로움을 호소한 사람들이 다른 사회적 건강 요소를 고려한 후에도 다른 사람들에 비해 더 빠른 인지 저하를 보인다는 것을 발견하였다: N.J. Donovan et al. (2017), Loneliness, depression and cognitive function in older U.S. adults, International Journal of Geriatric Psychiatry, 32(5), 564-573.을

보아라; 또한 R.S. Wilson et al. (2007), Loneliness and risk of Alzheimer's disease, Archives of General Psychiatry, 64, 234-240.을 보아라.

32 제한적인 사회망을 가진 사람들이 인지 장애 혹은 본격적인 치매가 발생할 위험도가 크게 증가한다는 연구 결과: 위에서 언급한 L. Fratiglioni et al. (2000)을 보아라; 또한 S.S. Bassuk et al. (1999), Social disengagement and incident cognitive decline in community-dwelling elderly persons, Annuals of Internal Medicine, 31(3), 165-173.을 보아라.

## 7장: 뇌를 단련하는 정신 활동과 취미 활동

1 삶의 초기에 교육을 많이 받지 못했던 사람들이: M,E. Lachman et al. (2010), Frequent cognitive activity compensates for educational differences in episodic memory, American Journal of Geriatric Psychiatry, 18(1), 4-10.을 보아라.

2 유망한 초기 연구에서 1,700명 이상의 인지적으로 건강한 사람들이 시간이 지남에 따라: N. Scarmeas et al. (2001), Influence of leisure activity on the incidence of Alzheimer's disease, Neurology, 57, 2236-2242.를 보아라.

3 전통적인 수녀 연구의 확장 선에서 이루어진 시대의 획을 긋는 다른 연구는: R.S. Wilson et al. (2002), Participation in cognitively stimulating activities and risk of incident Alzheimer's disease, JAMA, 287(6), 742-748.을 보아라.

4 이 부분에서 많은 연구들에 대한 검토와 메타 분석은: L.A. Yates et al. (2016), Cognitive leisure activities and future risk of cognitive impairment and dementia: Systematic review and meta-analysis, International Psychogeriatrics, 28(11), 1791-1806.을 보아라.

5 흥미 있는 취미 생활을 하면 혈압 저하, 우울과 불안이 더 적고, 스트레스가 많은 사건들을 대응할 수 있는 능력을 개선시키며 낮은 코티솔 수치(핵심 스트레스 호르몬) 등을 포함한 더 나은 전반적인 건강 상태와 연관이 있다: S.D. Pressman et al. (2009), Association of enjoyable leisure activities with psychological and physical well-being, Psychosomatic Medicine, 71(7),

725-732.를 보아라.

6 정신 활동을 적게 하는 것은 가장 중요한 일부 기억 기능을 담당하는 내측 측두엽의 위축과 관련이 있다: D. Yoshida et al. (2012), The relationship between atrophy of the medial temporal area and daily activities in older adults with mild cognitive impairment, Aging Clinical and Experimental Research, 24(5), 423-429.를 보아라.

7 책, 신문 및 잡지 읽기는 치매의 위험도를 낮추는 데 특히 중요하다는 것이 밝혀져 왔다: 위에서 언급한 N. Scarmeas et al. (2001).을 보아라.

8 정기적으로 이런 것을 읽는 것이 어떤 사람이 수년간 교육을 받는 것보다 뇌에 더 보호적인 효과가 있을 수 있다: M.A. Lopes et al. (2012), High prevalence of dementia in a community-based survey of older people from Brazil: Association with intellectual activity rather than education, Journal of Alzheimer's Disease, 32(2), 307-316.을 보아라; 또한 위에서 언급한 M.E. Lachman et al. (2010).을 보아라.

9 다른 연구들은 읽기가 더 경도의 인지 문제가 발전할 수 있는 위험도는 줄여주고: Y.E. Geda et al. (2011), Engaging in cognitive activities, aging and mild cognitive impairment: A population-based study, Journal of Neuropsychiatry and Clinical Neurosciences, 23(2), 149-154.를 보아라.

10 다른 사람들의 관점을 이해할 수 있는 능력(특히 소설을 읽는 기능으로써)을 개선시켜 준다: 마음의 이론(다른 방식으로 다른 사람의 관점을 취할 수 있는 우리의 능력)에 대한 픽션과 논픽션을 읽는 것에 대한 역할을 실험한 연구에 대해서는, D.C. Kidd and E. Castano (2013), Reading literary fiction improves theory of mind, Science, 342(6156), 377-380.을 보아라.

11 십자말맞추기 애호가(cruciverbalist)(십자말맞추기를 하는 사람들에 대한 근사한 용어)가 되는 것이 뇌에 미치는 강력한 효과를 지지해 주는 연구 결과: J.A. Pillai et al. (2011), Association of crossword puzzle participation with memory decline in persons who develop dementia, Journal of the International Neuropsychological Society, 17, 1006-1013.을 보아라; 또한 T. Hughes et al. (2010), Engagement in reading and hobbies and risk of incident dementia: The MoVIES Project, American Journal of

Alzheimer's Disease and Other dementias, 25(5), 432-438.을 보아라.

12 카드놀이나 체스를 좋아하는가?: E. Joanitis et al. (2013), Cognitive activities and cognitive performance in middle-aged adults at risk for Alzheimer's disease, Psychology and Aging, 28(4), 1004-1014.를 보아라.

13 다른 연구는 읽기, 보드게임 하기 및 춤추기와 같은 흔한 여가 활동에 대해 조사하였다: J. Verghese et al. (2003), Leisure activities and the risk of dementia in the elderly, New England Journal of Medicine, 348(25), 2508-2516.을 보아라.

14 남가주 대학의 과학자들에 의해 이루어진 연구에서 악기 연주하는 것이 치매 발생의 확률을 낮추어 주는지를 보기 위해 쌍둥이를 살펴보았다: S.M. Balbag et al. (2014), Playing a musical instrument as a protective factor against dementia and cognitive impairment: A population-based twin study, International Journal of Alzheimer's Disease, 2014(8 suppl 4), article ID 836748, doi:10.1155/2014/836748.을 보아라.

15 다른 연구들은 평생 더 음악적으로 참여하고 있는 쌍둥이 중 한 명이: B. Hanna-Pladdy and A. McKay (2011), The relation between instrumental musical activity and cognitive aging, Neuropsychology, 25(3), 378-386.을 보아라; 또한 J.A. Bugos (2007), Individualized piano instruction enhances executive functioning and working memory in older adults, Aging & Mental Health, 11(4), 464-471.을 보아라.

16 한 연구에서 사람들에게 디지털 사진 찍기 기술, 퀼트, 혹은 둘 모두를 가르치고 훈련을 시켰다: D.C. Park et al. (2014), The impact of sustained engagement on cognitive function in older adults: The Synapse Project, Psychological Science, 25(1), 103-112.를 보아라; 또한 위에서 언급한 Y.E. Geda et al. (2011).을 보아라.

17 활동이 더 다양할수록 이들 여성이 얻을 수 있는 혜택은 더 컸다: M.C. Carlson et al. (2012), Lifestyle activities and memory: Variety may be the spice of life. The Women's Health and Aging Study II, Journal of the International Neuropsychological Society, 18, 286-294.를 보아라.

18 이 연구자들은 운동에서도 유사한 결과를 발견하였는데: L.J. Podewils et al.

(2005), Physical activity, APOE genotype, and dementia risk: Findings from the Cardiovascular Health Cognition Study, American Journal of Epidemiology, 161(7), 639-651.을 보아라.

19 한 연구는 시간이 지나면서, 새롭고 정신적으로 자극을 주는 활동을 규칙적으로 찾는 것이 치매의 발전 위험을 크게 낮추는 효과가 있다: T, Fritsch et al. (2005), Participation in novelty-seeking leisure activities and Alzheimer's disease, Journal of Geriatric Psychiatry & Neurology, 18, 134-141.을 보아라.

20 초기 성인기부터 중년기까지 지적인 취미 생활을 하는 시간이 감소하면 알츠하이머병의 위험도를 올린다고 보고: R.P. Friedland et al. (2001), Patients with Alzheimer's disease have reduced activities in midlife compared with healthy control-group members, Proceedings of the National Academy of Sciences USA, 98(6), 3440-3445.를 보아라.

21 가지 유형의 활동에 참가하는 것도 도움이 되지만 두 가지 이상의 활동 '용량(dose)'을 증가시키는 것이: A. Karp et al. (2006), Mental, Physical and social components in leisure activities equally contribute to decrease dementia risk, Dementia and Geriatric Cognitive Disorders, 21, 65-73.을 보아라.

22 하루에 최소한 1시간을 보내는 것이 특히 장래에 인지 문제의 위험도를 낮추는데 효과적이었다: 위에서 언급한 T. Hughes et al. (2010).을 보아라.

23 만약 당신이 40대라면, 다음 연구가 지금 즉시 뇌를 작동시키도록 동기부여 해 줄 수: M.C. Carlson et al. (2008), Midlife activity predicts risk of dementia in older male twin pairs, Alzheimer's & Dementia, 4, 324-331.을 보아라.

24 한 대단위 연구는 연구를 시작할 때 50대 후반의 대상들을 약 20년간 추적하였다: I. Kareholt et al. (2011), Baseline leisure activity and cognition more than two decades later, International Journal of Geriatric Psychiatry, 26, 65-74.를 보아라.

25 데이터, 사람, 사물의 세 가지 영역에서 직업의 복잡성을 살펴보는 연구가 수년 전에 시도되었다: E. Boots et al. (2015), Occupational complexity

and cognitive reserve in a middle-aged cohort at risk for Alzheimer's disease, Archives of Clinical Neuropsychology, 30, 634-642.를 보아라.

26 일부 연구에서 인지적으로 자극적이지 않은 일을 하고 있는 사람이 일 외에 이런 자극을 주는 것에 참여함으로써 이를 보상할 수 있다는 것을 밝혀주었다: R. Andel et al. (2014), The role of midlife occupational complexity and leisure activity in late-life cognition, Journals of Gerontology, Series B: Psychological Sciences and Social Sciences, 70(2), 314-321.을 보아라.

27 최근까지의 자료에 대해 과학적으로 포괄적인 검토를 통해: D.J. Simons et al. (2016), Do "brain-training" programs work? Psychological Science in the Public Interest, 17(3), 103-186.을 보아라.

28 이 분야의 300개 이상의 연구를 조사한 최근의 메타 분석은: G. Sala et al. (2018), Video game training does not enhance cognitive ability: A comprehensive meta-analytic investigation, Psychological Bulletin, 144(2), 111-139.를 보아라.

29 한 연구는 두 종류의 전단지를 사용하여 사람들을 모집했다: C.K. Foroughi et al. (2016), Placebo effects in cognitive training, Proceedings of the National Academy of Sciences USA, 113(27), 7470-7474, doi:10.1073/pnas.1601243113.을 보아라.

30 일부 과학자들은 두뇌 게임이 인지 기능을 증진시켜 줄 가능성에 대해서 보고하기도 하였다: 130명 이상의 과학자들이 뇌 훈련 게임을 비판하는 이전 과학자의 합의에 반응하여 편지를 보냈다. Cognitive Training Data (2015), Open letter response to the Stanford Center on Longevity, available at https://www.cognitivetrainingdata.org/the-controversy-does-brain-training-work/response-letter/.를 보아라. 이 입장을 70명 이상의 과학자들이 서명을 한 이전의 편지와 비교를 하였다: Stanford Center on Longevity (2014), A consensus on the brain training industry from the scientific community, available at http://longevity3.stanford.edu/blog/2014/10/15/the-consensus-on-the-brain-training-industry-from-the=scientific-community-2/.

## 8장: 먹는대로 따라가는 뇌: 영양과 인지

1 최신 연구는 체중을 줄이는 것이 전체 사망률 혹은 조기 사망의 위험도에 꼭 영향을 주는 것은 아니라는 것을 보여주고 있다: V.W. Barry et al. (2014), Fitness vs. fatness on all-cause mortality: A meta-analysis, Progress in Cardiovascular Disease, 56, 382-390.을 보아라.

2 2017년에, 전미퇴직자협회(American Association of Retired Persons, AARP)는 대집단, 그리고 다양한 인종으로 구성된 집단의 중년기와 노년기(40세 이상)의 미국인을 대상으로 식습관을 알아보기 위해: L. Mehegan et al. (2018), 2017 Brain Health and Nutrition Survey, Washington DC: AARP Research, https://doi.org/10.26419/res.00187.001.을 보아라.

3 흔한 장애물로는 비싼 가격: 위에서 언급한 AARP 연구에 더해서, 한 연구가 특별히 과일과 채소를 먹는 것에 대한 방해가 되는 것은 무엇이고, 이들의 소비를 촉진시키는 것은 무엇인지를 찾아보았다: M.C. Yeh et al. (2008), Understanding barriers and facilitators of fruit and vegetable consumption among a diverse multi-ethnic population in the USA, Health Promotion International, 23(1), 42-51.을 보아라.

4 식단은 대부분이 식물성이고 많은 양의 과일과 채소, 콩류, 견과류 및 통곡류 등으로 이루어져 있다: 무엇이 지중해식 식단의 주요 성분을 구성하는가에 대한 보다 최근의 과학적 합의에 대해서는, A. Bach-Faig et al. (2011), Mediterranean diet pyramid today. Science and cultural updates, Public Health Nutrition, 14(12A), 2264-2284.를 보아라.

5 영양에 대한 아주 다양한 연구들이 같은 결과를 보여주는데: I. Lourida et al. (2013), Mediterranean diet, cognitive function, and dementia: A systematic review, Epidemiology, 24, 479-489.를 보아라; 또한 B. Singh et al. (2014), Association of Mediterranean diet with mild cognitive impairment and Alzheimer's disease: A systematic review and meta-analysis, Journal of Alzheimer's Disease, 39(2), 271-282.를 보아라; 이외에 V. Solfrizzi et al. (2017), Relationships of dietary patterns, foods, and micro- and macronutrients with Alzheimer's disease and late-life cognitive disorders:

A systematic review, Journal of Alzheimer's Disease, 59, 815-849.를 보아라.

6 MCI가 치매로 바뀌는 위험도도 감소되었다: 위에서 언급한 B. Singh et al. (2014).를 보아라.

7 지중해식 식단을 좇은 사람들에서 뇌졸중과 우울증의 위험도도 낮았다는 사실: T. Psaltopoulou et al. (2013), Mediterranean diet, stroke, cognitive impairment, and depression: A meta-analysis, Annals of Neurology, 74, 580-591.을 보아라.

8 몇 년 전에 시행된 한 연구는 MeDi를 잘 지키는 것이 인지적 문제의 위험성을 낮추는지를 보기 위해 2,000명이 넘는 사람들의 식단을 평가하였다: N. Scarmeas et al. (2006), Mediterranean diet and risk of Alzheimer's disease, Annals of Neurology, 59(6), 912-921.을 보아라.

9 이 연구에서 큰 집단의 노인들에게 얼마나 운동을 하는지 그리고 얼마나 MeDi를 잘 준수하고 있는지에 대해 물었다: N. Scarmeas et al. (2009), Physical activity, diet, and risk of Alzheimer's disease, JAMA, 302(6), 627-637.을 보아라.

10 이 식단은 또한 항혈전 및 항동맥경화 특징을 가지고 있어: 위에서 언급한 T. Psaltopoulou et al. (2013).을 보아라.

11 MeDi를 잘 준수하는 사람들은 전두엽과 측두엽을 포함해서 뇌의 여러 영역에 더 밀도가 높은 뇌 실질을 가지고 있고: 다수의 최근 연구들이 MeDi가 가지는 뇌 관련 이점을 명확히 해주었다. S.C. Staubo et al. (2017), Mediterranean diet, micro- and macronutrients, and MRI measures of cortical thickness, Alzheimer's & Dementia, 13, 168-177,을 보아라; 또한 M. Luciano et al. (2017), Mediterranean-type diet and brain structural change from 73 to 76 years in a Scottish cohort, Neurology, 88, 449-455.을 보아라; 이외에 L. Mosconi et al. (2018), Lifestyle and vascular risk effects on MRI-based biomarkers of Alzheimer's disease: A cross-sectional study of middle-aged adults from the broader New York City areas, BMJ Open, 8, e091362.를 보아라.

12 붉은 살코기와 유제품을 덜 먹고, 생선을 더 섭취하는 것: Y. Gu et al. (2015), Mediterranean diet and brain structure in multiethnic elderly cohort,

Neurology, 85, 1744-1751.을 보아라.

13 MeDi를 먹는 사람들은 또한 더 나은 구조적 연결성(structural connectivity)을 보여주거나: A. Pelletier et al. (2015), Mediterranean diet and preserved brain structural connectivity in older subjects, Alzheimer's & Dementia, 11, 1023-1031.을 보아라.

14 DASH 식단을 먹은 사람들이 더 나은 전반적인 인지 기능과 더 빠른 사고 속도를 보여주었다고 보고한 연구들이 있다: P.J. Smith et al. (2010), Effects of the Dietary Approaches to Stop Hypertension diet and caloric restriction on neurocognition in overweight adults with high bloos pressure, Hypertension, 55, 1331-1338,을 보아라; 또한 H. Wengreen et al. (2013), Prospective study of Dietary Approaches to Stop Hypertension- and Mediterranean-style dietary patterns and age-related cognitive change: The Cache County Study on Memory, Health and Aging, American Journal of Clinical Nutrition, 98, 1263-1271.을 보아라.

15 이들은 또한 낮은 알츠하이머 치매의 발병 위험도를 보여주었다: M.C. Morris et al. (2015a), MIND diet associated with reduced incidence of Alzheimer's disease, Alzheimer's & Dementia, 11, 1007-1014.를 보아라.

16 또 다른 연구는 선강식이지수(a healthy eating index)라는 용어를 탄생시켰는데: A. Smyth et al. (2015), Healthy eating and reduced risk of cognitive decline, Neurology, 84, 2258-2265.를 보아라.

17 인지 건강과 연관이 있다고 알려진 부가적인 식단은 연구자들이 신중한 식단(prudent diet)라고 부르는 것: B. Shakersain et al, (2016), Prudent diet may attenuate the adverse effects of Western diet on cognitive decline, Alzheimer's & Dementia, 12, 100-109.를 보아라.

18 냉정하게 말하면, 많은 사람들이 햄버거도 즐겨 먹고 생선도 즐겨 먹는다: 앞에서 기술된 AARP 연구는 실제로 이것이 매우 흔한 식사 경향이라는 것을 발견하였다: 이 설문조사에 포함된 사람의 37%가 전형적인 주에 생선과 붉은 살코기 모두를 먹었고, 이것은 붉은 살코기만 먹거나(29%) 혹은 생선만을 먹는 것(15%)보다 더 흔했다.

19 몇몇 연구들은 포화지방과 정제된 설탕이 높은 이 식단이: H. Francis and R.

Stevenson (2013), The longer-term impacts of Western diet on human cognition and the brain, Appetite, 63, 119-128.을 보아라; 또한 A. Knight et al. (2016), Is the Mediterranean diet a feasible approach to preserving cognitive function and reducing risk of dementia for older adults in Western counties? New insights and future directions, Aging Research Review, 25, 85-101.을 보아라.

20 몇 년 전에 한 연구에서 대규모의 여성 노인을 대상으로 과일과 채소 섭취를 평가하였다: J.H. Kang et al. (2005), Fruit and vegetable consumption and cognitive decline in aging women, Annuals of Neurology, 57, 713-720.을 보아라.

21 다른 연구도 이와 유사한 결과를 보여주었는데, 잎이 무성한 채소를 먹는 것이 6년 동안에 걸쳐 더 늦은 인지 저하를 보여준 것과 연관이 있었다는 것: M.C. Morris et al. (2006), Associations of vegetable and fruit consumption with age-related cognitive change, Neurology, 67, 1370-1376.을 보아라.

22 몇몇 최근의 영양학적 연구들이 채소와 인지 기능의 연결에 대해 더 명확하게 해주었다: M.C. Morris et al. (2018), Nutrients and bioactives in green leafy vegetables and cognitive decline, Neurology, 90, e214-e222.을 보아라.

23 오직 약 10%의 사람들만이 매일 1인분(미국질병통제예방센터가 채소 2~3잔으로 정의함)의 양의 채소를 먹고 있다: S.H. Lee-Kwan et al. (2017), Disparities in state-specific adult fruit and vegetable consumption – United States, Morbidity and Mortality Weekly Report, 66(45), 1241-1247.을 보아라.

24 플라보노이드는 그것이 가지는 항산화 효과와 염증을 감소시키는 기능 때문에 뇌에 특히 중요하다고 생각되고 있다: E.E. Devore et al. (2012), Dietary intake of berries and flavonoids in relation to cognitive decline, Annals of Neurology, 72(1), 135-143.을 보아라.

25 임상 실험은 베리를 더 먹은 사람들이 인지 저하를 덜 보이고, 더 나은 작업 기억을 보여주며, 다수의 뇌 영역에서 혈류량이 증가한다는 것: J. L. Bowtell et al. (2017), Enhanced task-related brain activation and resting perfusion in healthy older adults after chronic blueberry supplementation,

Applied Physiology, Nutrition, and Metabolism, 42, 773-779.를 보아라.

26 그들은 또한 일상생활에서의 실행 기능에도 더 적은 문제를 보였다고 보고하였다: R.K. McNamara et al. (2018), Cognitive response to fish oil, blueberry, and combined supplementation in older adults with subjective cognitive impairment, Neurobiology of Aging, 64, 147-156.을 보아라.

27 블루베리와 인지 기능과의 관계를 살펴본 가장 큰 연구는 16,000명 이상의 여성을 대상으로 하였다: 위에서 언급한 E.E. Devore et al. (2012).을 보아라.

28 이런 식으로, 지중해식 식단을 기반으로 하며 베리와 녹색 잎채소 섭취를 강조하는 비교적 새로운 식단이 만들어졌다: A.M. Berendsen et al. (2018), Association of long-term adherence to the MIND diet with cognitive function and cognitive decline in American women, Journal of Nutrition, Health and Aging, 22(2), 222-229.를 보아라; 또한 위에서 언급한 M.C. Morris et al. (2015a).를 보아라.

29 이와 함께 이것은 인지적 노화과정을 느리게 해줄 수 있는데: M.C. Morris et al. (2015b), MIND diet slows cognitive decline with aging, Alzheimer's & Dementia, 11, 1015-1022.를 보아라.

30 연구자들은 노인 군에게 생선을 얼마나 많이 먹고 있는가를 물었고: C.A, Raji et al. (2014), Regular fish consumption and age-related brain gray matter loss, American Journal of Preventive Medicine, 47(4), 444-451.을 보아라.

31 다른 연구들은 굽거나 끓인 생선을 더 먹으면: 몇 개의 오래된 연구들이 생선 소비와 뇌에 대해 살펴보았다. Virtanen et al. (2008), Fish consumption and risk of subclinical brain abnormalities on MRI in older adults, Neurology, 71, 439-446.을 보아라; 또한 D. Mozaffarian et al. (2005), Fish consumption and stroke risk in elderly individuals: The Cardiovascular Health Study, Archives of Internal Medicine, 165(2), 200-206.을 보아라.

32 PUFAs는 뇌 건강을 촉진시키기 위해 많은 것을 하는데: C. Phillips (2017), Lifestyle modulators of neuroplasticity: How physical activity, mental engagement, and diet promote cognitive health during aging, Neural

Plasticity, article ID 3589271, doi:10.1155/2017/3589271.을 보아라.

33 체내에서 높은 PUFAs 수치는 해마와 대상회피질과 같이 기억과 실행 기능에 중요한 다수의 영역에서 더 큰 뇌 부피와 상관있다: 이 분야에서의 특별히 대단위의 인상적인 연구에 대해서는, J.V. Pottala et al. (2014), Higher RBC EPA + DHA corresponds with larger total brain and hippocampal volume, Neurology, 82, 435-442.을 보아라; 또한 S.M. Conklin et al. (2007), Long-chain omega-3 fatty acid intake is associated positively with corticolimic gray matter volume in heathy adults, Neuroscience Letters, 421, 209-212.을 보아라.

34 해양 PUFAs의 하나인 DHA의 더 높은 수치는 어떤 유형의 치매이든 위험도를 47%나 낮추는 것과 연관이 있었다: E.J. Schaefer et al. (2006), Plasma phosphatidylcholine docosahexaenoic acid content and risk of dementia and Alzheimer's disease, Archives of Neurology, 63, 1545-1550.을 보아라.

35 치매에 대한 관심을 넘어서, 중년기의 DHA 수치는 더 나은 정신적 유연성, 추론, 작업 기억 및 단어 지식 등과 상관관계를 보였다: M.F. Muldoon et al. (2010). Serum phospholipid docosahexaenoic acid is associated with cognitive functioning during middle adulthood, Journal of Nutrition, 140, 848-853.을 보아라.

36 현존하는 PUFA 연구들에 대한 광범위한 검토와 메타 분석은 주로 PUFA 보조제가: E. Sydenham et al. (2012), Omega 3 fatty acid for the prevention of cognitive decline and dementia, Cochrane Database of Systematic Review, 6, CD005379.를 보아라; 또한 J. Jiao et al. (2014), Effect of n-3 PUFA supplementation on cognitive function throughout the life span from infancy to old age: A systematic review and meta-analysis of randomized controlled trials, American Journal of Clinical Nutrition, 100, 1422-1436.을 보아라.

37 노인에서 PUFAs와 위약을 비교하는 최근의 몇 해 동안 수행된 무작위적 임상 연구: J. Baleztena et al. (2018), Association between cognitive function and supplementation with omega-3 PUFAs and other nutrients in ≥ 75

years old patients: A randomized multicenter study, PLOS ONE, 13(3), e0193568.을 보아라.

38 PUFAs는 또한 치매로 진단이 된 사람들에게도 도움이 되지 않는 것처럼 보인다: M. Burckhardt et al, (2016), Omega-3 fatty acids for the treatment of dementia, Cochrane Database of Systematic Review, 4, CD009002.를 보아라

39 몇몇 연구들이 PUFA 보조제를 복용함으로써 경도의 인지적 이점이 있다고 보고하였지만: 기억력 저하를 호소하는 성인에서 이득을 볼 수 있었던 한 가지 예로는(그러나 그렇지 않은 성인에서는 그런 이득을 볼 수 없었던), K. Yurko-Mauro et al. (2015), Docosahexaenoic acid and adult memory: A systematic review and meta-analysis, PLOS ONE, 10(3), e0120391.을 보아라.

40 이것은 심혈관 건강에 관해서도 마찬가지였는데: T. Aung et al. (2018), Association of omega-3 fatty acid supplement use with cardiovascular risks. JAMA Cardiology, 3(3), 225-234.를 보아라.

41 대단위 개별 연구들이나 이보다 작은 연구들에 대한 검토에서는 비록 비타민 C의 경우에는 몇몇 긍정적 소견이 관찰되기는 했어도, 전반적으로는 이들 항산화제들의 뇌에 대한 일관성 있는 이점을 발견할 수 없었다: 이 분야에 있어 몇몇 연구들에는 E.E. Devore et al. (2013), The association of antioxidants and cognition in the nurse's health study, American Journal of Epidemiology, 177(1), 33-41.과 G.E. Crichton et al. (2013), Dietary antioxidants, cognitive function and dementia–A systematic review, Plant Foods and Human Nutrition, 68, 279-292.이 포함이 된다.

42 동물 연구에서 커큐민이 신경학적 건강을 호전시키는 것과 관련이 있다는 일부 긍정적인 결과가 있었지만: 위에서 언급한 C. Phillips (2017).을 보아라.

43 징코 빌로바(ginkgo biloba)와 비타민 B군과 같은 화합물에 대한 40개의 개별 연구들에 대해 검토한 최근 연구: M. Butler et al. (2018), Over-the-counter supplement interventions to prevent cognitive decline, mild cognitive impairment, and clinical Alzheimer-type dementia: A systematic review, Annals of Internal Medicine, 168, 52-62.를 보아라.

44 치매에 대한 징코 빌로바의 효과를 검증하는 메타 분석에서 위약(placebo

pills)과 비교해서 어떤 이점도 발견할 수 없었는데: M. Hashiguchi et al. (2015), Meta-analysis of the efficacy and safety of Ginko biloba extract for the treatment of dementia, Journal of Pharmaceutical Health Care and Sciences, 1(4), doi:10.1186/s40780-015-0014-7.을 보아라.

## 9장: 수면과 충분한 휴식이 주는 뇌 건강의 이점

1 밤새 수면을 유지하는 데 있어 문제를 일컫는 일반적인 용어인 불면증이 치매나 다른 인지 문제에 대한: E. Fortier-Brochu et al. (2012), Insomnia and daytime cognitive performance: A meta-analysis, Sleep Medicine Review, 16, 83-94.를 보아라.

2 대부분의 사람들에게 가장 적당한 수면은 하룻밤에 7시간에서 8시간 자는 것이다: 이 주제에 대한 자세한 논의를 보려면, M.A. Grandner et al. (2010), Mortality associated with short sleep duration: The evidence, the possible mechanisms, the future, Sleep Medicine Review, 14, 191-203.을 보아라.

3 많은 사람들이 이상적인 7시간에서 8시간 범위의 수면을 취하지만, 30% 이상의 사람들이 더 자거나 혹은 덜 자거나 한다: 110,000명이상의 사람들을 대상으로 한 대단위 연구는 일생을 통한 수면 시간을 살펴보았다: P.M. Krueger and E.M. Friedman (2009), Sleep duration in the United States: A cross-sectional population-based study, American Journal of Epidemiology, 169(9), 1052-1063.을 보아라; 또한 Centers for Disease Control and Prevention (2012), Short sleep duration among workers - United States, 2010, Morbidity and Mortality Weekly Reports, 61(16), 281-285.를 보아라.

4 미국수면재단(the National Sleep Foundation)에서 실시한 최근 설문조사에서 미국 성인의 65%가 수면이 자신들의 생산성을 올려준다며 수면의 가치에 대해 믿고 있었으나: National Sleep Foundation, 2018 Sleep in American poll, http://sleepfoundaton.org.을 보아라.

5 이제 수면이 뇌에서 베타-아밀로이드를 씻어 내는 것처럼 보이고: L. Xie et al.

(2013), Sleep drives metabolic clearance from the adult brain, Science, 342, 373-377.을 보아라.

6 이것은 그림프 체계(glymphatic system)를 통해서 일어나는데: N.A. Jessen et al. (2015), The glymphatic system – A beginner's guide, Neurochemical Research, 40(12), 2583-2599.를 보아라.

7 몇몇 최근 연구들이 정곡을 찌르고 있는데, 즉 수면의 질이 나쁘다고 보고하고: K.E. Sprecher et al. (2017). Poor sleep is associated with CSF biomarkers of amyloid pathology in cognitively normal adults, Neurology, 89, 445-453.을 보아라; 또한 K.E. Sprecher et al. (2015). Amyloid burden is associated with self-reported sleep in non-demented late middle-aged adults, Neurology of Aging, 36(9), 2568-2576.을 보아라.

8 또한 시간이 지나면서, 낮 시간에 많은 졸음(야간 수면의 질이 좋지 않음을 보여주는 것)을 호소한 사람들의 뇌에서 베타-아밀로이드가 더 빨리 축적되는 것을 볼 수 있는데: D.Z. Carvalho et al. (2018), Association of excessive daytime sleepiness with longitudinal $\beta$-amyloid accumulation in elderly person without dementia, JAMA Neurology, 75(6), 672-680.을 보아라.

9 잠을 잘 자지 못한 사람들이 인지 장애나 알츠하이머병으로 발전할 수 있는 높은 위험도를 가지고 있다는 것: 지금까지 이 질문을 다룬 가장 큰 메타 분석 연구에는, 27개의 연구들이 포함이 되었는데, 여기에는 69,000명 이상의 표본이 포함되었다: O.M. Bubu et al. (2017), Sleep, cognitive impairment, and Alzheimer's disease: A systematic review and meta-analysis, Sleep, 40(1), 1-18.을 보아라.

10 다른 증거는 수면 장애가 전두엽 기능을 방해해서: J.S. Randolph and J.J. Randolph (2013), Modifiable lifestyle factors and cognition through midlife, in J.J. Randolph(Ed.), Positive Neuropsychology: Evidence-Based Perspectives on Promoting Cognitive Health (pp. 25-55), New York, NY: Springer Science+Business Media, LLC.를 보아라.

11 잘 수행된 한 연구에서 2주 동안 하룻밤에 4시간에서 6시간까지 수면을 제한한 것: H.P.A. Van Dongen et al. (2003), The cumulative cost of additional wakefulness: Dose-response effects on neurobehavioral functions

and sleep physiology from chronic sleep restriction and total sleep deprivation, Sleep, 2, 117-126.을 보아라.

12 많은 연구들이 규칙적으로 하룻밤에 9시간 이상씩 자는 것: 위에서 언급한 J.S. Randolph and J.J. Randolph (2013).를 보아라.

13 짧게 자기, 특히 하룻밤에 6시간보다 적게 자는 것은 당뇨병, 고혈압, 심장 질환 및 비만 위험도 증가를 포함하는 많은 건강 문제와 연관되어 있다: 5백만 명 이상을 포함하고 있는 150개 이상의 연구를 살펴본 대단위 검토 및 메타 분석의 가장 확실한 결과를 여기에서 확인할 수 있다: O. Itani et al. (2017), Short sleep duration and health outcomes: A systematic review, meta-analysis, and meta-regression, Sleep Medicine, 32, 246-256.을 보아라; 같은 연구 집단에 의해 길게 수면하기의 건강효과를 평가하는 유사한 연구도 수행이 되었다: M. Jike et al. (2018), Long sleep duration and health outcomes: A systematic review, meta-analysis, and meta-regression, Sleep Medicine Reviews, 39, 25-36.을 보아라.

14 일부 연구는 낮잠이 실행 기능, 특히 작업 기억을 호전시킬 수 있다는 것을 보여주었다: J. Mantua and R.M.C. Spencer (2017), Exploring the nap paradox: Are mid-day sleep bouts a friend or foe? Sleep Medicine, 37, 88-97.을 보아라; 또한 B. Faraut et al. (2017), Napping: A public health issue. From epidemiological to laboratory studies, Sleep Medicine Reviews, 35, 85-100.을 보아라.

15 낮잠이 뇌에서 낮 동안에 만들어져서 졸린 감각을 증가시켜 주는 물질이며, 소위 신경조정물질이라고 불리는 아데노신(adenosine)을 처리하는 데 특히 도움을 주는 것처럼 여겨진다는 것: 위에서 언급한 J. Mantua and R.M.C. Spencer (2017).를 보아라.

16 만약 커피를 많이 마시는 사람이라면, 이미 아데노신의 효과에 익숙해져 있을 것이다: C.F. Reichert et al. (2016), Sleep-wake regulation and its impact on working memory performance: The role of adenosine, Biology, 5, 11, doi:10.3390/biology5010011.을 보아라.

17 낮잠이 신체의 면역체계에 의해 유발된 염증을 줄여준다는 증거도 있다: B. Faraut et al. (2015), Napping reverse the salivary interleukin-6 and

urinary norepinephrine change induced by sleep restriction, Journal of Clinical Endocrinology and Metabolism, 100(3), E416-E426.을 보아라.

18 연구들은 낮잠을 30분 이하로 자는 것: C.J. Hilditch et al. (2017), A review of short naps and sleep inertia: Do naps of 30 min or less really avoid sleep inertia and slow-wave sleep? Progress in Brain Research, 185, 155-166.을 보아라.

19 오후, 특히 이른 오후의 낮잠이: N. Lovato and L. Lack (2010), The effects of napping on cognitive functioning, Progress in Brain Research, 32, 176-190.을 보아라.

20 더 자주 낮잠을 자야 할 필요를 느낀다면, 밤 수면의 문제를 나타내 주는 명백한 신호일 수 있다: S.E. Goldman et al. (2015), Association between nighttime sleep and napping in older adults, Sleep, 31(5), 733-740.을 보아라.

21 30분 이상(특히 60분 이상) 계속해서 낮잠을 자는 사람들은: K.I. Jung et al. (2012), Gender differences in nighttime sleep and daytime napping as predictors of mortality in older adults: The Rancho Bernardo Study, Sleep Medicine, 14, 12-19.을 보아라.

22 삶의 뚜렷한 목적을 가진 사람들은: P.A. Boyle et al. (2010), Effect of a purpose in life on risk of incident Alzheimer's disease and mild cognitive impairment in community-dwelling older persons, Archives of General Psychiatry, 67(3), 304-310.을 보아라.

23 4년에 걸쳐 진행된 한 연구는 4,000명 이상의 군을 대상으로 수면 문제와 삶의 목적에 대해 살펴보았다: E.S. Kim et al. (2015), Purpose in life and incidence of sleep disturbances, Journal of Behavioral Medicine, 38, 590-597.을 보아라.

24 다른 연구도 목적이 있는 삶이 수면 무호흡증 혹은 하지불안 증후군과 같은 수면관련 장애의 위험도를 줄여준다고 보고하였다: A.D. Turner et al. (2017), Is purpose in life associated with less sleep disturbance in older adults? Sleep Science and Practice, 1, 14, doi:10.1186/s41606-017-0015-6.을 보아라.

25 사람들이 일기에 자신들이 얼마나 감사한지를 규칙적으로 적고 있는 것과 같

이 감사 훈련을 하고 있을 때: M. Jackowska et al. (2016), The impact of a brief gratitude intervention on subjective well-being, biology and sleep, Journal of Health Psychology, 21(10), 2207-2217, doi:10.1177/1359105315572455.를 보아라.

26 왜 감사를 보이는 것이 수면의 질을 개선시키는지는 불명확하지만, 감사의 행동을 했을 때 밤에 문제가 되는 생각을 덜 한다는 증거가 있다: A.M. Wood et al. (2009), Gratitude influences sleep through the mechanism of pre-sleep cognition, Journal of Psychosomatic Research, 66, 43-48.을 보아라.

27 기억력에 중요한 해마를 포함하는 일부 뇌 구조들은 특히 산소결핍에 취약하다: R.S. Bucks et al. (2017), Reviewing the relationship between OSA and cognition: Where do we go from here? Respirology, 22, 1253-1261.을 보아라.

28 만약 문제를 가지고 있다면, 집중력과 기억력이 흔히 영향을 받는다: 수면 무호흡증을 가진 사람에 있어 인지적인 문제를 조사한 최근 연구들을 위해서는, M. Olaithe et al. (2018), Cognitive deficits in obstructive sleep apnea: Insights from a meta-review and comparison with deficits observed in COPD, insomnia, and sleep deprivation, Sleep Medicine Reviews, 38, 39-49.를 보아라; 또한 Y. Leng et al. (2017), Association of sleep-disordered breathing with cognitive function and risk of cognitive impairment: A systematic review and meta-analysis, JAMA Neurology, 74(10), 1237-1245.를 보아라; 이외에 위에서 언급한 R.S. Bucks et al. (2017).을 보아라.

29 수면 연구자들은 또한 수면과 관련된 호흡장애를 가진 사람들이 다른 사람들에 비해 인지 변화(치매를 포함해서)를 더 빠르게 경험한다는 것을 발견하였다: R.S. Osorio et al. (2015), Sleep-disordered breathing advances cognitive decline in the elderly, Neurology, 84, 1964-1971.을 보아라.

30 CPAP를 지속적으로 사용하는 사람들은 기억력, 집중력 및 실행 기능을 포함하는 다양한 영역에서 향상된 사고 기능을 보여준다: CPAP 치료로 호전된 실행기능을 보여주는 연구의 예를 보려면, M. Olaithe and R.S. Bucks (2013), Executive dysfunction in OSA before and after treatment: A meta-

analysis, Sleep, 36(9), 1297-1305.를 보아라.

31 이렇게 일찍 시작하는 학군의 십 대 운전자들은: K. Wahlstrom et al. (2014), Examining the Impact of Later School Start Times on the Health and Academic Performance of High School Students: A Multi-Site Study, St. Paul, MN: Center for Applied Research and Educational Improvement, University of Minnesota.를 보아라; 또한 J.A. Owens et al. (2010), Impact of delaying school start time on adolescent sleep, mood, and behavior, Archives of Pediatric and Adolescent Medicine, 164(7), 608-614.를 보아라.

32 이것은 정보처리 속도에 대한 수면 박탈의 부정적인 효과에 기인하는 것으로 보여지는데: M. Cohen-Zion et al. (2016), Effects of partial sleep deprivation on information processing speed in adolescence, Journal of the International Neuropsychological Society, 22, 1-11.을 보아라.

33 연구들은 또한 등교를 늦게 하는 학교는 더 잠을 잘 수 있기 때문에: 수면과 각성 시간을 정확하게 측정하기 위해 손목 활동 측정기를 사용한 이런 관점에서의 최근 연구를 보려면, G.P. Dunster et al. (2018), Sleepmore in Seattle: Later school start times are associated with more sleep and better performance in high school students, Science Advances, 4, eaau6200.을 보아라.

34 늦게 등교하는 학군의 아이들은 그들의 가족과 더 잘 지내고 감정 및 행동 문제도 더 적었다는 증거 또한 있었다: 등교를 45분 늦게 시작하는 것을 적용하였을 때 줄어든 훈육 문제에 대한 최근 예를 보려면, P.V. Thacher and S.V. Onyper (2016), Longitudinal outcomes of start time delay on sleep, behavior, and achievements in high school, Sleep, 39(2), 271-281.을 보아라.

## 10장: 스트레스를 받는 뇌를 달래는 방법

1 스트레스에 관한 고전적인 여키스-도슨 법칙(Yerkes-Dodson law): R.M. Yerke and J.D. Dodson (1908), The relation of strength of stimulus to rapidity of habit-formation, Journal of Comparative Neurology and

Psychology, 18, 459-482.를 보아라; 이 법칙이 몇 년 동안 어떻게 고려되어 왔는지에 대한 최근의 논의를 위해서는, K.H. Teigen (1994), Yerke-Dodson: A law for all seasons, Theory & Psychology, 4(4), 525-547.을 보아라.

2 심리학자인 대니얼 골먼은 이런 부정적인 상태에 편도체 납치(amygdala hijack)라는 기발하지만 기술적인 새로운 용어: 감정적 지능에 관한 그의 책에서, 골먼은 이 개념을 좀 더 자세하게 기술을 하였다: D. Goleman (2005), Emotional Intelligence: Why It Can Matter More than IQ, New York, NY: Bantam Books.를 보아라.

3 몇몇 연구는 편도체와 전두엽 사이의 연결이 스트레스 상태 동안에 본질적으로 단절되어서: H. Jovanovic et al. (2011), Chronic stress is linked to 5-HT1A receptor change and functional disintegration of the limbic networks, Neuroimage, 55, 1178-1188.을 보아라.

4 너무 많은 코티솔은 처리 속도, 기억력 및 실행 기능과 같은 다양한 인지 기능에 부정적으로 영향을 미칠 수 있다: 이 연구의 한 예로서, C.E. Franz et al. (2011), Cross-sectional and 35-year longitudinal assessment of salivary cortisol and cognitive functioning: The Vietnam Era Twin Study of Aging, Psychoendocrinology, 36, 1040-1052.을 보아라.

5 해마는 스트레스에 의해 가장 영향을 받는 부분 중 하나이기 때문에: M.K. Sun and D.L. Alkon (2014), Stress: Perspectives on its impact on cognition and Pharmacological treatment, Behavioural Pharmacology, 25, 410-424.를 보아라; 또한 위에서 언급한 H. Jovanovic et al. (2011).을 보아라.

6 해마는 많은 글루코코티코이드 수용체를 가지고 있어서 특히 스트레스에 취약한데: J.C. Pruessner et al. (2005), Self-esteem, locus of control, hippocampal volume, and cortisol regulation in young and old adulthood, Neuroimage, 28, 815-826.을 보아라.

7 일상생활에서 의지하고 있는 핵심 실행 기능 중 하나가 정신적 유연성: G.S. Shields et al. (2016), The effects of acute stress on core executive functions: A meta-analysis and comparison with cortisol, Neuroscience and Behavioral Reviews, 68, 651-668.을 보아라.

8 한 연구는 많은 사람들이 스트레스라고 생각하는 두 가지 활동에 연구 대

상을 참여하도록 하였다: J.K. Alexander et al. (2007), Beta-adrenergic modulation of cognitive flexibility during stress, Journal of Cognitive Neuroscience, 19(3), 468-478.을 보아라.

9 몇몇 연구들은 스트레스가 짧은 기간 동안 정보를 기억하는 것을 방해하지만: M. Luethi et al. (2009), Stress effects on working memory, explicit memory, and implicit memory for neutral and emotional stimuli in healthy men, Frontiers in Behavioral Neuroscience, 2, article 5, doi:10.3389/neuro.08.005.2008.을 보아라.

10 문제는 또한 우리가 스트레스 하에 있을 때 더 충동적으로 반응하는 형태를 취할 수 있다: A.F.T. Arnstern (2009), Stress signaling pathways that impair prefrontal cortex structure and function, Nature Reviews Neuroscience, 10(6), 410-422.를 보아라.

11 도파민과 노르에피네프린, 두 가지 신경전달물질의 수준이 스트레스가 인지 능력에 영향을 주는 정도를 결정하는 데 도움을 주는 것처럼 보인다: 위에서 언급한 A.F.T. Arnstern (2009).을 보아라.

12 한 연구에서, 많은 사람들이 정말로 스트레스가 심하다고 느끼는 상황, 즉 중요한 시험을 준비하는 상황에 대해 연구하였다: C. Liston et al. (2009), Psychosocial stress reversibly disrupts prefrontal processing and attentional control, Proceedings of the National Academy of Sciences USA, 106(3), 912-917.을 보아라.

13 몇몇 연구들은 수개월에 걸쳐 재정적 문제, 직업을 잃는 것, 혹은 중요한 관계가 끝나는 것과 같은 스트레스가 되는 생활 사건들의 빈도: S.A. Papagni et al. (2011), Effects of stressful life events on human brain structure: A longitudinal voxel-based morphometry study, Stress, 14(2), 227-232.를 보아라.

14 뇌에 대한 스트레스 효과를 20년 넘게 지켜본 종단 연구가 있었다: P.J. Gianaros et al. (2007), Prospective reports of chronic life stress predict decreased gray matter volume in the hippocampus, Neuroimage, 35, 795-803.을 보아라.

15 다른 연구는 특히 전전두엽 피질 내의 여러 영역에 대한 만성 스트레스의 해

로운 영향에 대해 본질적으로 같은 결론을 내렸다: E.B. Ansell et al. (2012), Cumulative adversity and smaller gray matter volume in medial prefrontal, anterior cingulate, and insula regions, Biological Psychiatry, 72, 57-64.를 보아라.

16 10년 동안에 높은 수준의 스트레스를 보고하고 있는 사람들은; R.S. Wilson et al. (2007), Chronic distress and incidence of mild cognitive impairment, Neurology, 68, 2085-2092.를 보아라.

17 9.11 세계 무역센터 테러 공격 때 2.5km 안에 있었던 사람들을 살펴본 연구가 있었다: B.L. Ganzel et al. (2008), Resilience after 9/11: Multimodal neuroimaging evidence for stress-related change in the healthy adult brain, Neuroimage, 40, 788-795.를 보아라.

18 특정한 감각에 집중하는 것도, 애쓰지 않는 알아차림(effortless awareness)이라고 하는 것의 일부분으로: 뇌 활동 맥락 하에서 이런 유형의 마음 챙김을 이용한 연구의 한 예로는, R. van Lutterveld et al. (2017), Meditation is associated with increased brain network integration, Neuroimage, 158, 18-25.를 보아라.

19 넓게 이야기해서 명상은 뇌의 각 반구 전체 그리고 이 둘을 가로지르는 더 풍부한 연결을 촉진시키도록 돕고: K.C.R. Fox et al. (2014), Is meditation associated with altered brain structure? A systematic review and meta-analysis of morphometric neuroimaging in meditation practitioners, Neuroscience and Biobehavioural Reviews, 43, 48-73.을 보아라.

20 특정한 유형의 마음챙김, 즉 감정 상태에 라벨을 붙이는 것과 같은 마음챙김이: J.D. Creswell et al. (2007), Neural correlates of dispositional mindfulness during affect labeling, Psychosomatic Medicine, 69, 560-565.를 보아라.

21 한 연구는 사람들을 MBSR에 8주간 참여하도록 하였다: B.K. Holzel et al. (2011), Mindfulness practice leads to increase in regional brain gray matter density, Psychiatric Research: Neuroimaging, 191, 36-43.을 보아라.

22 숙련된 명상가는 뇌 전반에 걸쳐서 더 통합되었다는 것을 보여주었다: 위에서 언급한 R. van Lutterveld et al. (2017).을 보아라.

23 명상이 참가자들의 주의력을 장기간에 걸쳐서 유지하도록 하는 데 효과적인 경향이 있다는 것: P. Sedlmeier et al. (2012), The psychological effects of meditation: A meta-analysis, Psychological Bulletin, 1386, 1139-1171.을 보아라.

24 최근 한 연구는 3년 이상 꾸준하게 요가 연습을 해온 사람들을 대상으로 조사하였다: N.P. Goethe et al. (2018), Differences in brain structure and function among yoga practitioners and controls, Frontiers in Integrative Neuroscience, 12, 26.을 보아라.

25 요가 연습은 주의력, 처리 속도, 일화 기억 및 실행 기능과 같은 인지 기능에 대한 이점이 있다: N.P. Goethe et al. (2015), Yoga and cognition: A meta-analysis of chronic and acute effects, Psychosomatic Medicine, 77, 784-797.을 보아라.

26 몇 년 전, 일 군의 대학생들을 대상으로 개인적인 가치와 우선 사항(독립심, 창조성, 혹은 다른 사람들과의 관계와 같은)의 상위 2개를 결정하고, 이들이 왜 자신들에게 중요한지에 대해 보고서를 쓰도록 요청한 강력한 연구가 시행되었다: D.K. Sherman et al. (2009), Psychological vulnerability and stress: The effects of self-affirmation on sympathetic nervous system responses to naturalistic stressors, Health Psychology, 28(5), 554-562.을 보아라.

27 사람들로 하여금 2주 동안 일주일에 3번씩 감사했던 일에 대해 일기를 쓰도록 요청하였다: M. Jackowska et al. (2016), The impact of a brief gratitude intervention on subjective well-being, biology abd sleep, Journal of Health Psychology, 21(10), 2207-2217, doi:10.1177/1359105315572455.을 보아라.

28 좀 더 신체적으로 활발한 사람들(유산소 운동 혹은 근력 운동 둘 다 이거나 둘 중 하나를 통해서)은 더 적은 스트레스와 우울증 문제를 포함해서 더 나은 감정적 기능을 보고하는 경향이 있다: 두 대단위 최근 연구들이 운동이 정신적 건강에 미치는 이점을 더 명확히 하였다: S. Chekroud et al. (2018), Association between physical exercise and mental health in 1.2 million individuals in the USA between 2011 and 2015: A cross-sectional study, Lancet Psychiatry, 5, 739-746.을 보아라; 또한 B.R. Gordon et al. (2018),

Association of efficacy of resistance exercise training with depressive symptoms: Meta-analysis and meta-regression analysis of randomized clinical trials, JAMA Psychiatry, 75(6), 566-576.을 보아라.

## 11장: 의학적 문제와 흡연이 뇌에 미치는 영향

1 당뇨병이 몇 가지 핵심적인 사고 기능에 문제를 일으킬 수 있다는 것이 밝혀졌다: P. Palta et al. (2014), Magnitude of cognitive dysfunction in adults with type 2 diabetes: A meta-analysis of six cognitive domains and the most frequently reported neuropsychological tests within domains, Journal of the International Neuropsychological Society, 20, 278-291.을 보아라; 또한 E. Pelimanni and M. Jehkonen (2019), Type 2 diabetes and cognitive functions in middle age: A meta-analysis, Journal of the International Neuropsychological Society, 25(2), 215-229.를 보아라.

2 당뇨병을 가진 사람들은 대화를 할 때 단어를 찾는 것에 있어 점점 더 어려움을 보여주는 경향이 있다: P. Palta et al. (2018), Diabetes and cognitive decline in older adults: The Ginko Evaluation of Memory Study, Journal of Gerontology, Series A: Biological Sciences and Medical Sciences, 73(1), 123-130.을 보아라.

3 약 10년에 걸쳐 수천 명의 당뇨병 환자들을 추적한 최근 연구에서: F. Zheng et al. (2018), HbA1c, diabetes and cognitive decline: The English Longitudinal Study of Aging, Diabetologica, 61, 839-848.을 보아라.

4 제1형 당뇨병은 대부분 어릴 때 진단되는데: C.M. Ryan et al. (2016), Neuro-cognitive consequences of diabetes, American Psychologist, 71(7), 563-576.을 보아라.

5 과학자들은 이런 변화들이 서로 다른 몇 가지 경로를 통해서 일어난다고 믿고 있다: 이 주제에 대해 뛰어난 검토를 보려면, 위에서 언급한 C.M. Ryan et al. (2016).을 보아라.

6 몇몇 뇌 영역은 당뇨병 환자들에서 위축될 수 있는데: C. Moran et al. (2013),

Brain atropy in type 2 diabetes: Regional distribution and influence on cognition, Diabetes Care, 36, 4036-4042.를 보아라.

7 뇌의 서로 다른 구조들 사이에 연결이 약해져 있을 수 있는데: Y.D. Reijmer et al. (2013), Disruption of the cerebral white matter network is related to slowing of information processing speed in patients with type 2 diabetes, Diabetes, 62, 2112-2115.를 보아라; 유사한 문제를 살펴본 다른 연구로는, C. Qiu et al. (2014), Diabetes, markers of brain pathology and cognitive function: The Agem Gene/Environment susceptibility-Reykjavik Study, Annals of Neurology, 75, 138-146.을 보아라.

8 특히, 당뇨병은 치매의 위험 요인이 될 수 있는데, 중년기에 진단이 되었을 때 더욱더 그렇다: A.M. Tolppanen et al. (2012), Midlife vascular risk factors and Alzheimer's disease: Evidence from epidemiological studies, Journal of Alzheimer's Disease, 32, 531-540.을 보아라.

9 MeDi 식단을 잘 준수하는 것이 2형 당뇨병을 예방해 줄 수 있다는 것을 보여주는 몇몇 관련 연구들이 있다: L. Schwingshackl et al. (2014), Adherence to a Mediterranean diet and risk of diabetes: A systematic review and meta-analysis, Public Health Nutrition, 18(7), 1292-1299.를 보아라.

10 혈당 수치를 더 잘 조절하는 것이 더 큰 전체적인 뇌 크기 및 특히 작업 기억과 관련된 인지 기능의 호전과 상관있다: L.L. Launer et al. (2011), Effects of randomization to intensive glucose loweing on brain structure and function in type 2 diabetes ACCORD Memory in Diabetes Study, Lancet Neurology, 10(11), 969-977.을 보아라; 또한 C.M. Ryan et al. (2006), Improving metabolic control leads to better working memory in adults with type 2 diabetes, Diabetes Care, 29, 345-351.을 보아라.

11 신체적 건강을 증진시키는 것이 전체적인 건강을 향상시키는 추가적인 이점을 가져다준다: 대단위 최근 연구가 적당한 수준의 신체적 활동을 하고 있는 사람들에서 당뇨병, 암 및 폐질환과 같은 상태들의 의미 있을 정도로 낮은 위험을 보이는 것을 발견하였다: A. Marques et al. (2019), Cross-sectional and prospective relationship between low-to-moderate-intensity physical activity and chronic diseases in older adults from 13 European

countries, Journal of Aging and Physical Activity, 27, 93-101.을 보아라.

12 최근의 설문조사는 미국 성인의 약 1/3이 고혈압(만약 궁금하다면, 최소 수축기 혈압 140mmHg/이완기 혈압 90mmHg 이상의 수치를 이야기한다)을 가지고 있고: 이 주제에 대한 최근 설문조사는 미국에서의 고혈압에 대해 많은 자세한 자료들을 포함하고 있다: C.D. Fryar et al. (2017), Hypertension Prevalence and Control among Adults: United States, 2015-2016, NCHS Data Brief, no. 289, Hyattsville, MD: National Center for Health Statistics.를 보아라.

13 고혈압으로 인해 명백하게 뇌와 연관된 위험은 뇌졸중이지만, 이것은 경도 인지 손상, 치매 및 다른 인지적 어려움 등과 관련되어 있다: 다양한 연구들이 이와 연관된 쟁점에 대해 조사를 하였다: T.W. Budford (2016), Hypertension and aging, Aging Research Reviews, 26, 96-111.을 보아라; 또한 L.J. Launer et al. (2000), Midlife blood pressure and dementia: The Honolulu-Asia aging study, Neurology of Aging, 21(1), 49-55.를 보아라.

14 고혈압은 다양한 인지 기능을 저하시킨다고 알려져 있는데: 최근 메타 분석은 당뇨병 및 고콜레스테롤증과 같은 다른 요소들을 고려한 후에, 고혈압은 기억력과 전반적인 인지 능력에 영향을 준다는 것을 발견하였다: K.A. Gifford et al. (2013), Blood pressure and cognition among older adults: A meta-analysis, Archives of Clinical Neuropsychology, 28, 649-664.를 보아라.

15 몇몇 최근 연구들은 고혈압이 여성에서 치매 위험을 65% 증가시켜 줄 수 있음을 밝힌 바 있다: P. Gilsanz et al. (2017), Female sex, early-onset hypertension, and risk of dementia, Neurology, 89, 1886-1893.을 보아라.

16 남성에서 중년기의 고혈압이 궁극적으로는 치매로 연결되었는데: 위에서 언급한 Launer et al. (2000).을 보아라.

17 성공적으로 혈압을 줄이면 이런 인지 문제의 위험을 최소화시킬 수 있었다는 증거도 있다: The SPRINT MIND Investigators (2019), Effect of intensive vs. standard blood pressure control on probable dementia: A randomized clinical trial, JAMA, 321(6), 553-561, doi:10.1001/jama.2018.21442.을 보아라.

18 최근의 한 연구는 심혈관계 문제를 가지고 있는 사람들에서 운동이 어떻게 인지 기능에 영향을 주는가를 특별히 살펴보았는데: J.A. Blumenthal et al. (2019),

Lifestyle and neurocognition in older adults with cognitive impairments, Neurology, 92, e1-e12, doi:10.1212/WNL.0000000000006784.를 보아라.

19 몇몇 이전 연구들이 운동과 같은 다른 요소와 상관없이 DASH 식단이 특정한 인지 이점이 있었다고 보고한 것을 감안한다면: 한 연구가 DASH 식단이 단독으로 처리 속도를 호전시킨다는 것을 밝혔는데, 운동과 함께 이루어지는 경우에는, 뇌에 더 도움이 되었다: P.J. Smith et al. (2010), Effects of the Dietary Approaches to Stop Hypertension diet, exercise, and caloric restriction on neurocognition in overweight adults with high blood pressure, Hypertension, 55, 1331-1338.을 보아라; 또한 H. Wengreen et al. (2013), Prospective study of Dietary Approaches to Stop Hypertension ad Mediterranean-style dietary patterns and age-related cognitive changes: The Cache County study on memory, health and aging, American Journal of Clinical Nutrition, 98, 1263-1271.을 보아라.

20 이 시점에, 미국 성인의 1/3 이상이 비만이고: C.L. Ogden et al. (2015), Prevalence of Obesity among Adults and Youth: Untied States, 2011-2014, NCHS Data Brief, no. 219, Hyattsville, MD, National Center for Heath Statistics.를 보아라.

21 다른 선강상의 문제가 없이 비만한 것은 뇌의 특정 부위의 부피가 작은 것과 연관이 있었다: C.A. Raji et al. (2010), Brain structure and obesity, Human Brain Mapping, 31(3), 353-364.를 보아라.

22 몇몇 연구들이 과체중이 결정내리는 것, 계획세우는 것 및 생각을 유연하게 하는 능력을 방해할 수 있다는 것을 보여주었다: S. Fitzpatirck et al. (2013), Systematic review: Are overweight and obese individuals impaired on behavioural tasks of executive functioning? Neuropsychology Review, 23, 138-156.을 보아라.

23 중년기에 비만해지는 것은 몇 년 후에 인지 문제를 가질 수 있는 위험을 상당히 증가시킨다: D.S. Knopman et al. (2018), Midlife vascular risk factors and midlife cognitive status in relation to prevalence of mild cognitive impairment and dementia in later life: The Atherosclerosis Risk in Communities Study, Alzheimer's & Dementia, 14, 1406-1415.를 보아라;

또한 W.L. Xu et al. (2011), Midlife overweight and obesity increase late-life dementia risk, Neurology, 76, 1568-1574.를 보아라.

24 엎친 데 덮친 격으로, 비만에서 흔한, 높은 총콜레스테롤 수치: K.J. Anstey et al. (2008), Cholesterol as a risk factor for dementia and cognitive decline: A systematic review of prospective studies with meta-analysis, American Journal of Geriatric Psychiatry, 16(5), 343-354.를 보아라.

25 몇몇 과학적 연구들은 단지 살을 빼는 것보다는 신체적으로 더 활동적으로 되는 것이 더 중요하다는 것을 보여주고 있다: V.W. Barry et al. (2014), Fitness vs. Fatness on all-cause mortality: A meta-analysis, Progress in Cardiovascular Diseases, 56, 382-390.을 보아라.

26 체중을 줄이는 것이 더 나은 기억력을 포함해서 사고 기능을 호전시킬 수 있다는 증거 또한 있다: S. Masi et al. (2018), Patterns of adiposity, vascular phenotypes, and cognitive function in the 1946 British Birth Cohort, BMC Medicine, 16, 75.을 보아라.

27 지중해식 식단이 체중을 줄여주고: K. Esposito et al. (2004), Effect of a Mediterranean-style diet on endothelial dysfunction and markers of vascular inflammation in the metabolic syndrome, JAMA, 292(12), 1440-1446.을 보아라; 또한 A. Jula et al. (2002), Effects of diet and simvastatin on serum lipids, insulin, and antioxidants in hypercholesterolemic men, JAMA, 287(5), 598-605.를 보아라.

28 최근 담배에 중독되는 사람들의 수를 잠재적으로 줄이기 위해 담배의 니코틴 수치를 낮추라는 요구가 있었지만: B.J. Apelberg et al. (2018), Potential public health effects of reducing nicotinic levels in cigarettes in the United States, New England Journal of Medicine, 378(18), 1725-1733.을 보아라.

29 흡연은 크고 작은 수준에서 뇌에 영향을 주는 것처럼 보인다: T.C. Durazzo et al. (2010), Chronic cigarette smoking: Implications for neurocognition and brain neurobiology, International Journal of Environmental Research and Public Health, 7, 3760-3791.을 보아라; 또한 J. Gallinat et al. (2006), Smoking and structural brain deficits: A volumetric MR investigation,

European Journal of Neuroscience, 24, 1744-1750.을 보아라.

30 흡연은 보고 들은 새로운 정보를 학습하고 기억하는 우리의 노력, 즉 언어적 기억 및 비언어적 기억 그리고 빠르게 생각하고 추론하는 능력을 손상시킬 수 있다: T.C. Durazzo et al. (2012), A comprehensive assessment of neurocognition in middle-aged chronic cigarette smokers, Drug and Alcohol Dependence, 122, 105-111.을 보아라; 이외에 위에서 언급한 T.C. Durazzo et al. (2010)을 보아라.

31 많은 연구들이 또한 비흡연자들에 비해 흡연자들의 사고력이 시간이 지남에 따라 빠르게 저하된다는 것을 보여 준 바 있다: A.C.J. Nooyens et al. (2008). Smoking and cognitive decline among middle-aged men and women: The Doetinchem Cohort Study, American Journal of Public Health, 98(12), 2244-2250.을 보아라; 또한 S. Sabia et al. (2012), Impact of smoking on cognitive decline in early old age: The Whitehall II Cohort Study, Archives of General Psychiatry, 69(6), 627-635.를 보아라.

32 전문가들은 서로 다른 유형의 치매를 예방하는 전략으로서 금연이 확실히 중요하다는 것에 동의하고 있다: K. Deckers et al. (2014), Target risk factors for dementia prevention: A systematic review and Delphi consensus study on the evidence from observational studies, International Journal of Geriatric Psychiatry, 30, 234-246.을 보아라.

33 거의 9,000명을 대상으로 40대 초부터 약 25년간 추적한 대단위 연구가 있었는데: R.A. Whitmer et al. (2005), Midlife cardiovascular risk factors and risk of dementia in late life, Neurology, 64, 277-281.을 보아라.

34 다른 과학자들은 금연을 함으로써 전 세계적으로 수백만 명의 사람들이 잠재적으로 알츠하이머병을 예방할 수 있다고 제안한 바 있다: D.E. Barnes and K. Yaffe (2011), The projected impact of risk factor reduction on Alzheimer's disease prevalence, Lancet Neurology, 10(9), 819-828.을 보아라.

35 과학은 흡연 습관을 중단하는 것이 시간이 지나면서, 아마도 수년 안에, 기억력과 실행 기능을 호전시켜줄 수 있다는 것을 보여주고 있다: 위에서 언급한 A.C.J. Nooyens et al. (2008)을 보아라.

36 금연하고 10년 정도 후에는, 이전에 흡연을 했던 사람들은 비흡연자인 사람들

과 비슷한 속도로 연령에 적합하다고 예측된 인지 변화를 보여준다: 위에서 언급한 S. Sabia et al. (2012).을 보아라.

## 12장: 뇌를 건강하게 만드는 생활방식 변화하기

1 자신의 행동을 변화시키려 시도하는 사람들의 약 50% 정도가 그렇게 하는 것에 실패한다: 의도-행동 간극이라고 물리는 것에 대한 자세한 검토를 위해서는, P. Sheeran (2002), Intention-behavior relations: A conceptual and empirical review, European Review of Social Psychology, 21(1), 1-36.을 보아라.

2 일 군의 젊은 성인들에게 어떤 유형의 행동을 그들의 삶에 더하기를 원하는지를 물어보았는데: P. Lally et al. (2010), How are habits formed: Modelling habit formation in the real world, European Journal of Social Psychology, 40, 998-1009.를 보아라.

3 새로운 운동 습관을 만드는 데 얼마나 오랜 시간이 걸리는지를 특별하게 살펴본 흥미로운 연구가 있었다: C.J. Armitage (2005), Can the theory of planned behavior predict the maintenance of physical activity? Health Psychology, 24(3), 235-245.를 보아라.

4 어떻게 습관이 형성되는지에 대해 생각할 때, 연구 결과는 4개의 핵심 단계가 있음을 보여준다: 새로운 습관을 촉진시키는 것에 관한 연구들에 대한 훌륭한 요약에 대해서는, P Lally and B. Gardner (2013), Promoting habit formation, Health Psychology Review, 7(1), S137-S158.을 보아라.

5 뇌에 기반 한 관점에서 보면, 무엇을 할 때 그것에 더해 더 이상 의도적으로 생각할 필요(전두엽 우세)가 없게 되어: 습관의 신경해부학에 대한 자세한 기술적인 논의에 대해서는, H.H. Yin and B.J. Knowlton (2006), Th role of the basal ganglia in habit formation, Nature Reviews Neuroscience, 7, 464-476.을 보아라.

6 새로운 생활방식 변화를 성공적으로 정착시킬 수 있는 확률을 높일 수 있는 한 가지 방법은 내장된 알림(built-in reminder) 혹은 신호를 가지는 것이다: 위에

서 언급한 P Lally and B. Gardner (2013).을 보아라.

7 새로운 활동을 즐기는 것은 우리가 이것을 지속하게 할 확률을 확실히 증가시켜 주는데: P. Van Cappellen et al. (2018), Positive affective processes underlie positive health behavior change, Psychology and Health, 33(1), 77-97.을 보아라.

8 한 연구는 사람들이 자신의 식단을 얼마나 잘 개선하고 운동을 정기적으로 하도록 만들 수 있는지, 이와 연관된 요인들을 살펴보았다: 이것은 영양과 신체적 활동에 영향을 주는 특정 전략들에 대한 분석을 가능하게 해주는 대단위 메타 회귀 연구였다: S. Michie et al. (2009), Effective techniques in healthy eating and physical activity interventions: A meta-regression, Health Psychology, 28(6), 690-701.을 보아라.

9 연구는 다른 사람들에게 자신이 하고 있는 것이 무엇인지 알려줄 때 목표를 더 잘 달성한다는 것을 보여주고 있다: 관련 연구의 예를 보려면, B. Harkin et al. (2016), Does monitoring goal progress promote goal attainment? A meta-analysis of the experimental evidence, Psychological Bulletin, 142(2), 198-229.를 보아라.

10 우리가 목표를 가지고 어떻게 하고 있는가에 대해 물리적으로 기록하는 것이다: 위에서 언급한 B. Harkin et al. (2016).을 보아라.

11 소위 경계 관찰(vigilant monitoring)이라고 불리는 것은: J.M. Quinn et al. (2010), Can't control yourself? Monitor those bad habits, Personality and Social Psychology Bulletin, 36(4), 499-511.을 보아라.

# 찾아보기

## (ㄱ)

(ㄴ)



(ㄷ)

## (ㅇ)

## (ㅈ)



## (ㅊ)

**(ㅋ)**



**(ㅌ)**



**(ㅍ)**



**(ㅎ)**

# 건강한 뇌는 어떻게 만들어지는가

**초판 1쇄 인쇄** 2025년 1월 20일
**초판 1쇄 발행** 2025년 1월 27일

**지은이** | 존 랜돌프
**옮긴이** | 이영호
**펴낸이** | 소정영

**펴낸곳** | 도서출판 하나의학사
**출판신고** | 1988년 4월 1일 제2022-000082호

**주소** | 서울특별시 송파구 동남로 159, 302호(한홍빌딩)
**전화** | 02-730-2555, 2556 **팩스** | 02-730-2557
**이메일** | hanampc1@naver.com
**홈페이지** | www.hanampc.co.kr

ISBN 979-11-91658-55-2 03180